Maria-Anna Schoppmeyer

Innere Medizin

Maria-Anna Schoppmeyer

Innere Medizin

Kurzlehrbuch für Pflegeberufe

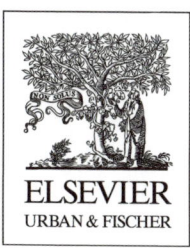

ELSEVIER
URBAN & FISCHER

URBAN & FISCHER

München · Jena

Zuschriften und Kritik an:
Elsevier GmbH, Urban & Fischer Verlag,
Lektorat Pflege, Karlstraße 45, 80333 München, pflege@elsevier.de

Wichtiger Hinweis für den Benutzer

Die Erkenntnisse in der Medizin unterliegen laufendem Wandel durch Forschung und klinische Erfahrungen. Herausgeber und Autoren dieses Werkes haben große Sorgfalt darauf verwendet, dass die in diesem Werk gemachten therapeutischen Angaben (insbesondere hinsichtlich Indikation, Dosierung und unerwünschten Wirkungen) dem derzeitigen Wissensstand entsprechen. Das entbindet den Nutzer dieses Werkes aber nicht von der Verpflichtung, anhand der Beipackzettel zu verschreibender Präparate zu überprüfen, ob die dort gemachten Angaben von denen in diesem Buch abweichen und seine Verordnung in eigener Verantwortung zu treffen.

Wie allgemein üblich wurden Warenzeichen bzw. Namen (z. B. bei Pharmapräparaten) nicht besonders gekennzeichnet.

Bibliografische Information der Deutschen Nationalbibliothek

Die Deutsche Nationalbibliothek verzeichnet diese Publikation in der Deutschen Nationalbibliografie; detaillierte bibliografische Daten sind im Internet über http://dnb.d-nb.de abrufbar.

Um den Textfluss nicht zu stören, wurde bei Patienten und Berufsbezeichnungen die grammatikalisch maskuline Form gewählt. Selbstverständlich sind in diesen Fällen immer Frauen und Männer gemeint.

Planung und Lektorat: Stephan Grunst, München
Korrektorat: Stephanie Voß, Münster
Herstellung: Kerstin Wilk, Markkleeberg
Satz: Kösel, Krugzell
Druck und Bindung: Krips b.v., Meppel
Umschlaggestaltung: SpieszDesign, Büro für Gestaltung, Neu-Ulm
Titelfotografie: medicalpicture GmbH, Köln
Gedruckt auf 90 g Tauro offset

Printed in Netherlands
ISBN 978-3-437-26462-7

Aktuelle Informationen finden Sie im Internet unter **www.elsevier.de** und **www.elsevier.com**

Vorwort

Die Innere Medizin ist sicherlich eines der wichtigsten und größten Teilgebiete der Medizin und kann ausführlich nur in umfangreichen Lehrbüchern dargestellt werden. Vor der Abschlussprüfung in der Gesundheits- und Krankenpflege wird die Zeit jedoch leider häufig knapp. Dieses Kurzlehrbuch soll allen Auszubildenden in der Gesundheits- und Krankenpflege helfen, die Vorbereitungszeit möglichst effektiv zu nutzen.

Die inhaltlichen Schwerpunkte des Buches richten sich nach der aktuellen Ausbildungs- und Prüfungsverordnung, alle Kapitel wurden erneut gründlich überarbeitet und aktualisiert. Die internistischen Krankheitsbilder sind mit Ursache, Symptomen, Diagnostik und Therapie in einer knappen und übersichtlichen Form dargestellt. Über Stichworte in der Randleiste können die wesentlichen Fakten rasch wiederholt werden. Übungsfragen am Ende einzelner Abschnitte helfen, Gelerntes aktiv wiederzugeben und sich so selbst zu prüfen. Darüber hinaus stellen Pflegehinweise zu einzelnen Krankheitsbildern den Bezug zur Pflegepraxis her.

Ein besonderer Dank gilt meinem Ehemann Konrad sowie meinen Kindern Simon, Lukas, Antonia und Georg, ohne deren Geduld und Unterstützung ich dieses Buch sicherlich nicht hätte schreiben können.

Allen zukünftigen Gesundheits- und Krankenpflegerinnen wünsche ich, dass das Arbeiten mit diesem Buch – trotz Prüfungsstress – Freude an der Inneren Medizin weckt und erhält und für die anstehenden Abschlussprüfungen die Sicherheit gibt, die für ein gutes Gelingen notwendig ist.

Leipzig, im April 2007   *Dr. Maria-Anna Schoppmeyer*

Wegweiser

Warum Sie mit diesem Buch effektiv lernen können

Alle Bände aus der Bunten Reihe werden speziell für die Vorbereitung auf die Abschlussprüfungen und andere Prüfungen innerhalb der Ausbildung in der Gesundheits- und Krankenpflege erstellt. Gleichzeitig eignen sie sich als Kurzlehrbuch für das Wiederholen wichtiger Inhalte.

Die Auswahl der Themen richtet sich nach der Ausbildungs- und Prüfungsverordnung für die Gesundheits- und Krankenpflege. Neben der kurzen und übersichtlichen Darstellung des jeweiligen Faches haben wir gezielte Hilfen für das Lernen und Wiederholen erarbeitet:

- Die Sprache des Textes ist klar und leicht verständlich
- Kurze Sätze und Stichworte in der Randleiste wiederholen wichtige Fakten und Definitionen aus dem Text
- Zahlreiche Abbildungen erhöhen die Anschaulichkeit und das Verständnis von schwierigen Zusammenhängen
- Übungsfragen am Ende der Abschnitte helfen Ihnen, das Verständnis des Gelesenen zu überprüfen. Die Antworten auf die Fragen finden Sie anhand der Ziffern (z.B. ❼) im Text
- Hinweise auf pflegerische Handlungen und Beobachtungen stellen die Verbindung von der Krankheitslehre zur Pflegepraxis her
- Wiederkehrende Symbole in der Randleiste erleichtern die Orientierung im Text.

Die Symbole und ihre Bedeutung

 kennzeichnet Symptome und Diagnostik

 steht für die Therapie eines Krankheitsbildes

Merke Diese Kästen enthalten besonders wichtige Hinweise

 hebt die Hinweise zur Pflege hervor

? kennzeichnet Übungsfragen am Ende der Kapitel

Das Lektorat Pflege des Urban & Fischer Verlages wünscht allen künftigen Gesundheits- und KrankenpflegerInnen viel Spaß und Erfolg beim Lernen mit der Bunten Reihe.

Abkürzungsverzeichnis

®	Handelsname
☞	Verweis (siehe)
↔	normal
↑	erhöht
↓	erniedrigt
→	daraus folgt
A. (Aa.)	Arteria(e)
Abb.	Abbildung
ACE	Angiotensin converting enzyme
AV-Knoten	Atrioventrikularknoten
BE	base excess (Wert für die Konzentration von Puffersubstanzen im Blut)
BGA	Blutgasanalyse
BSG	Blutsenkungsgeschwindigkeit
BZ	Blutzucker(spiegel)
Ca^{2+}	chemisches Zeichen für Kalzium
CK	Kreatinkinase (Enzym)
cm H_2O	Zentimeter Wassersäule (Maß für Druck)
CO_2	chemisches Zeichen für Kohlendioxid
CRP	C-reaktives Protein
CT	Computertomographie
dl	Deziliter
DNS	Desoxyribonukleinsäure (Erbsubstanz der Zelle)
EKG	Elektrokardiogramm
ERCP	endoskopische retrograde Cholangio-Pankreatikographie
fl	Femtoliter (= 1 Billiardstel Liter)
ggf.	gegebenenfalls
GOT	Glutamat-Oxalacetat-Transaminase (Enzym)
GPT	Glutamat-Pyruvat-Transaminase (Enzym)
γ-GT	γ-Glutamyl-Transferase (Enzym)
H_2	chemische Zeichen für Wasserstoff
HNO	Hals-Nasen-Ohren(-Heilkunde)
i.m.	intramuskulär
i.v.	intravenös
K^+	chemisches Zeichen für Kalium
LDH	Laktatdehydrogenase (Enzym)
M.	Morbus (Krankheit), Musculus (Muskel)
mg	Milligramm (= 1 Tausendstel Gramm)
ml	Milliliter (= 1 Tausendstel Liter)
mmHg	Millimeter Quecksilbersäule (Maß für Blutdruck)

mmol, μmol	Millimol, Mikromol (Maße für die Anzahl von Teilchen)
μg	Mikrogramm (1 Millionstel Gramm)
μl	Mikroliter (= 1 Millionstel Liter)
MRT	Magnetresonanztomographie (= Kernspintomographie)
N. (Nn.)	Nervus, Nervi
Na$^+$	chemisches Zeichen für Natrium
NaCl	chemisches Zeichen für Natriumchlorid (Kochsalz)
nl	Nanoliter (= 1Millardstel Liter)
O$_2$	chemisches Zeichen für Sauerstoff
pCO$_2$	Kohlendioxid-Partialdruck
pO$_2$	Sauerstoff-Partialdruck
sog.	so genannt
pg	Pikogramm (= 1 Billionstel Gramm)
pl	Pikoliter (= 1 Billionstel Liter)
RR	Blutdruck nach Riva-Rocci
s.c.	subcutan
V. (Vv.)	Vena(e)
ZNS	Zentralnervensystem

Weitere Abkürzungen sind an der betreffenden Textstelle genannt.

Abbildungsnachweis

Die Angaben in eckigen Klammern am Ende des Legendentextes verweisen auf die Abbildungsquelle.

A300 Reihe Klinik- und Praxisleitfaden, Urban & Fischer Verlag, München

A300-157 S. Adler, Lübeck, in Verbindung mit der Reihe Klinik- und Praxisleitfaden, Urban & Fischer Verlag, München

A300-190 G. Raichle, Ulm, in Verbindung mit der Reihe Klinik- und Praxisleitfaden, Urban & Fischer Verlag, München

A400 U. Bazlen, T. Kommerell, N. Menche und die Reihe Pflege konkret, Urban & Fischer Verlag, München

A400-190 G. Raichle, Ulm, in Verbindung mit U. Bazlen, T. Kommerell, N. Menche und der Reihe Pflege konkret, Urban & Fischer Verlag, München

L157 S. Adler, Lübeck

L190 G. Raichle, Ulm

L215 S. Weinert-Spieß, Neu-Ulm

V229 Medienkontor Lübeck GmbH, Lübeck

Inhaltsverzeichnis

1 Erkrankungen des Herzens

1.1 Leitsymptome

Zu typischen Leitsymptomen von Herzerkrankungen gehören retrosternale Schmerzen, Ödeme, Dyspnoe (☞ 4.1.1) und Zyanose (☞ 4.1.2).

1.1.1 Retrosternale Schmerzen

Retrosternale Schmerzen (Brustschmerzen) sind Schmerzen, die hinter dem Sternum liegen. Sie können vom Herzen ausgehen, aber auch von allen anderen Organen im Brustkorb, z.B. von der Lunge, der Speiseröhre oder von Erkrankungen des Magen-Darm-Traktes. Die Schmerzbeschreibung des Patienten kann bei der Suche nach der verursachenden Erkrankung oft weiterhelfen.

Schmerzen hinter dem Brustbein.

Ursachen
- Koronare Herzkrankheit und Herzinfarkt, entzündliche Herzerkrankungen
- Aortenaneurysma
- Lungenembolie
- Pleuritis (Rippenfellentzündung), Pneumothorax
- Refluxösophagitis, akute Pankreatitis, Gallenkolik
- Perforiertes (in die Bauchhöhle durchgebrochenes) Magenulkus
- Funktionelle Herzbeschwerden (Ausschlussdiagnose!).

Meist durch Erkrankungen der Thoraxorgane.

Merke

Akut auftretende, unklare retrosternale Schmerzen müssen immer ernst genommen werden, da sich dahinter eine lebensbedrohliche Ursache verbergen kann!

1.1.2 Ödeme

Ödeme sind Flüssigkeitsansammlungen im interstitiellen Raum. Sie treten generalisiert am ganzen Körper oder lokalisiert an einzelnen Körperpartien auf.

Flüssigkeitsansammlung im interstitiellen Raum.

4 verschiedene
Formen:
- Stauungsödem
- Entzündliches
  Ödem
- Eiweißmangelödem
- Lymphödem.

Ursachen und Einteilung

Ödeme werden abhängig von ihrer pathophysiologischen Ursache unterschieden:

Stauungsödem: Der hydrostatische Druck steigt in Venolen und Venen, z. B. bei Herzinsuffizienz durch Blutrückstau oder bei Thrombose (☞ 2.2.3) durch den lokal behinderten Blutabfluss. Folge ist jeweils das »Abpressen« von Flüssigkeit in den interstitiellen Raum.

Entzündliches Ödem: Die Durchlässigkeit der Kapillarwände nimmt zu durch Bakterientoxine, körpereigene Entzündungsvermittler wie z. B. Histamin oder Antigen-Antikörper-Reaktionen.

Eiweißmangelödem: Der kolloidosmotische Druck sinkt innerhalb der Blutgefäße durch Mangel an Albumin und anderen Bluteiweißen, z. B. bei Hungerzuständen, unzureichender Eiweißbildung in der Leber (meist infolge einer Leberzirrhose) oder bei Eiweißverlusten über die Niere (nephrotisches Syndrom ☞ 7.2.1) oder den Darm (Malassimilationssyndrom ☞ 5.4.1).

Lymphödem: Der Lymphabfluss ist gestört, z. B. nach operativer Entfernung von Lymphknoten wegen eines bösartigen Tumors (z. B. beim Mammakarzinom) oder durch Vernarbung der Lymphwege nach wiederholten Infekten.

Die Folgen eines Ödems zeigen sich vor allem in der mechanischen Behinderung der betroffenen Organe. So ist beim Lungenödem der Gasaustausch erschwert; Flüssigkeitsansammlungen in der Pleurahöhle oder im Herzbeutel engen die Lunge bzw. das Herz ein.

1.2 Koronare Herzerkrankung (KHK)

Ischämie des Herzmuskels.

❶ Bei der koronaren Herzerkrankung (KHK) werden die Koronarien (Herzkranzgefäße) unzureichend durchblutet und damit der Herzmuskel mit zu wenig O_2 (Sauerstoff) versorgt. Es besteht ein Missverhältnis zwischen O_2-Angebot und O_2-Bedarf. Es kommt zu einer **Ischämie** (Mangeldurchblutung) des Myokards. Die KHK mit ihren Folgen ist in den Industrieländern die häufigste Todesursache, Männer sind öfter betroffen als Frauen.

Ursachen

Arteriosklerose.

Bei der koronaren Herzerkrankung liegt eine **Arteriosklerose** der Koronarien vor.

Arteriosklerose

Bei der Arteriosklerose sind die Gefäßwände der großen Arterien durch arteriosklerotische Plaques unregelmäßig verdickt, verhärtet und weniger elastisch. Durch diese Veränderungen ist das Gefäßlumen eingeengt. Es kommt zu Durchblutungsstörungen. Je nachdem, welche Gefäße betroffen sind, kann es u. a. zu folgenden Krankheitsbildern kommen:

- Koronare Herzkrankheit
- Periphere arterielle Verschlusskrankheit
- Arteriosklerotische Aneurysmen
- Akute arterielle Verschlüsse von z. B. Bauch- oder Beinarterien
- Hirninfarkt.

Wichtige Risikofaktoren der Arteriosklerose sind:

- Hyperlipoproteinämie
- Arterielle Hypertonie
- Diabetes mellitus
- Nikotinabusus
- Myokardinfarkte von Familienmitgliedern (erbliche Belastung)
- Lebensalter (Männer über 45 Jahren und Frauen über 55 Jahren).

Risikofaktoren.

Symptome

Leitsymptom der KHK ist die **Angina pectoris.** Sie äußert sich durch anfallsartige, heftige Schmerzen hinter dem Sternum, häufig mit Ausstrahlung in den linken Arm und die linke, seltener in die rechte Schulter, den Unterkiefer oder den Oberbauch. Die Anfälle können ausgelöst werden durch körperliche Anstrengungen, durch Stress, Kälte oder durch reichliches Essen. Viele Patienten haben den Eindruck, dass »etwas auf die Brust drückt«. In Ruhe verschwinden die Schmerzen meist nach 10 bis 15 Minuten. Leichtere Angina-pectoris-Anfälle können mit Muskelverspannungen

Leitsymptom: Angina-pectoris-Anfall.

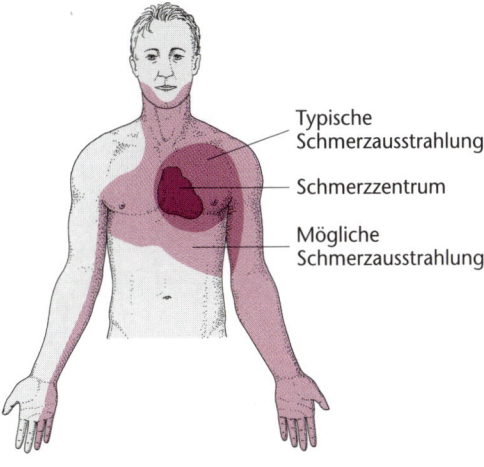

Typische
Schmerzausstrahlung

Schmerzzentrum

Mögliche
Schmerzausstrahlung

Abb. 1.1
Typische Schmerzausstrahlung beim Angina-pectoris-Anfall und beim Myokardinfarkt.
[A400-190]

verwechselt werden. Bei schweren Anfällen hat der Patient Todesangst. Eine KHK muss sich nicht immer durch die typischen Angina-pectoris-Anfälle äußern. Insbesondere bei Diabetikern können Ischämiephasen für den Patienten unbemerkt verlaufen.

Verlaufsformen der Angina pectoris

- **Stabile Angina pectoris:** Gleich bleibende Angina-pectoris-Anfälle, die sich durch Medikamente (Nitrolingual-Spray) und körperliche Ruhe innerhalb weniger Minuten bessern
- **Instabile Angina pectoris:** Jede Erstangina sowie Anfälle, die an Schwere, Dauer und Häufigkeit zunehmen oder bereits während körperlicher Ruhe auftreten (Ruheangina). Es besteht ein akutes Myokardinfarktrisiko.

Diagnostik

Eine Verdachtsdiagnose wird anhand der klinischen Symptome gestellt. Um die Diagnose zu sichern, sind weiterführende diagnostische Verfahren notwendig:

- **Ruhe-EKG** (Elektrokardiogramm): Der Patient liegt ruhig auf einer Liege, während seine Herzströme abgeleitet werden. Dabei werden gleichzeitig die bipolaren Extremitätenableitungen nach Einthoven (je eine Elektrode am rechten Arm, rechten Bein, linken Arm und linken Bein) und die unipolaren Brustwandableitungen nach Wilson (sechs Elektroden an der Brustwand) aufgezeichnet. Bei der KHK finden sich, solange kein Herzinfarkt abgelaufen ist, selten typische Veränderungen

- Klinik
- Ruhe-EKG
- Belastungs-EKG
- Myokardszintigraphie
- Linksherzkatheter.

Abb. 1.2
Lage der EKG-Elektroden bei den unipolaren Brustwandableitungen nach Wilson und den Extremitätenableitungen nach Einthoven. [A400]

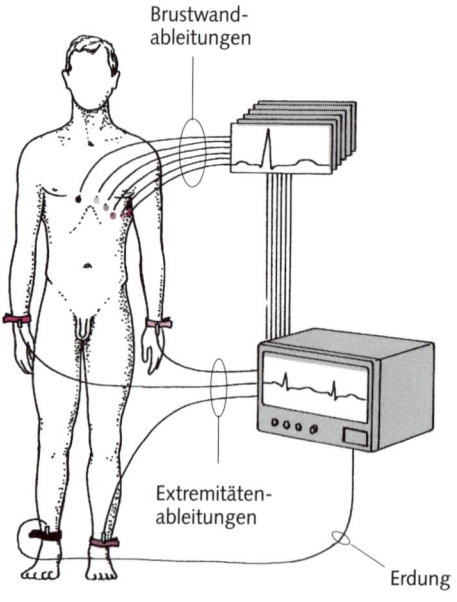

Brustwandableitungen

Extremitätenableitungen

Erdung

- **Belastungs-EKG** (Ergometrie): Der Patient wird körperlich zunehmend belastet, z. B. auf einem Fahrradergometer, gleichzeitig wird ein EKG abgeleitet. Treten hierbei Angina-pectoris-Anfälle und/oder entsprechende EKG-Veränderungen auf, liegt wahrscheinlich eine KHK vor
- **Belastungs-Echokardiographie:** Die Echokardiographie ist eine Ultraschalluntersuchung (Sonographie) des Herzens, bei der Ultraschallwellen von einem Schallkopf ausgesandt werden. Die Gewebe des Körpers reflektieren den Ultraschall unterschiedlich stark. Diese Reflexionen werden vom Schallkopf registriert und elektronisch in Bilder umgewandelt. Bei der Belastungs-Echokardiographie belastet sich der Patient entweder körperlich oder sein Herz wird medikamentös (z. B. mit Dipyridamol) belastet. Währenddessen wird eine Echokardiographie durchgeführt. Dabei können Wandbewegungsstörungen am Herzen als Zeichen einer Ischämie beobachtet werden
- **Myokardszintigraphie:** Bei weiterhin unklarer Diagnose kann eine Myokardszintigraphie durchgeführt werden. Dem Patienten wird während körperlicher Belastung eine radioaktive Substanz (z. B. ^{201}Thallium) injiziert. ^{201}Thallium reichert sich im normal durchbluteten Herzmuskel gut, in den schlecht durchbluteten Bereichen weniger intensiv an. So lassen sich infarktbedrohte oder bereits geschädigte Herzmuskelbezirke nachweisen
- **Linksherzkatheteruntersuchung:** Ein Katheter wird über die A. femoralis und Aorta gegen den Blutstrom zum Herzen vorgeschoben und Röntgenkontrastmittel in die Koronarien gespritzt. So lassen sich verengte Gefäßabschnitte darstellen (Koronarangiographie).
  Um Form, Größe, Wanddicke und Funktion der linken Kammer zu beurteilen, wird Kontrastmittel in die linke Herzkammer gegeben. Schlecht bewegliche Wandabschnitte zeigen das Gebiet eines Herzinfarktes an (Ventrikulographie).

Therapie

Die Risikofaktoren der Arteriosklerose müssen so weit wie möglich behoben werden durch Nikotinverzicht, Gewichtsabnahme, fett- und cholesterinarme Ernährung, Abbau von Stress, körperliches Training, optimale Einstellung von arterieller Hypertonie, Diabetes mellitus und Hyperlipidämie.

Ausschaltung von Risikofaktoren.

Therapie des akuten Angina-pectoris-Anfalls

- Arzt verständigen
- Patienten beruhigen, beengende Kleidung entfernen und mit erhöhtem Oberkörper bequem lagern
- Glyceroltrinitrat (Nitrolingual®) als Spray sublingual nach

ärztlicher Anordnung geben; die Wirkung setzt innerhalb weniger Minuten ein
- O_2-Gabe nach Anordnung.

Wenn sich die Symptome nach mehreren Minuten nicht bessern, hat der Patient eine instabile Angina pectoris oder einen Herzinfarkt. In beiden Fällen muss er weiter betreut werden, als hätte er einen Herzinfarkt.

Medikamentöse Therapie der stabilen Angina pectoris

Ziel der Therapie ist es zum einen, den O_2-Bedarf des Herzens zu senken, zum anderen, die O_2-Zufuhr zu verbessern:
- Acetylsalicylsäure (z. B. Aspirin 100®) oder Clopidogrel (Plavix®) hemmen die Thrombozytenaggregation (Verklumpung von Blutplättchen) innerhalb des Gefäßsystems, dadurch verbessern sich die Fließeigenschaften des Blutes
- β-Blocker (z. B. Beloc®) senken den O_2-Bedarf des Herzmuskels, indem sie die Herzfrequenz und den Blutdruck unter Belastung verringern. NW: Verengung der Bronchien
- Nitrate (z. B. Nitrolingual®, Isoket®) oder Molsidomin (z. B. Corvaton®) erweitern venöse Gefäße und senken damit die Vorlast. Zusätzlich erweitern sie arterielle Gefäße und senken so die Nachlast (geringerer Widerstand, gegen den das Herz anpumpen muss). Dadurch verringern sich Herzarbeit und O_2-Verbrauch des Herzmuskels. Ebenso erweitern Nitrate die großen Koronargefäße. NW: Vasomotorische Kopfschmerzen und Blutdruckabfall
- Kalziumantagonisten (z. B. Falicard®) senken die Nachlast
- Statine (Cholesterinsynthesehemmer, CSE-Hemmer, z. B. Zocor®) senken ein erhöhtes LDL-Cholesterin um 20 – 50%; Zielwerte liegen < 100 mg/dl.

Interventionelle Therapie

PTCA (**p**erkutane **t**ransluminale **c**oronare **A**ngioplastie): Die übliche Methode ist die Ballonkatheterdilatation im Rahmen einer Koronarangiographie. An der Spitze des Katheters befindet sich ein Ballon, der unter Röntgenkontrolle an der Engstelle des Herzkranzgefäßes aufgeblasen wird und diese so aufweitet. Komplikationen: Akuter Verschluss der Koronarie mit Herzinfarkt. Bei mehr als 30 % der Patienten verschließt sich das Gefäß innerhalb von sechs Monaten erneut (Restenosierung). Um einer Restenose vorzubeugen wird in der Regel ein **Stent** (Gefäßstütze aus Metall) implantiert.

Aortokoronare Bypass-Operation: Die verengten Koronarien werden mit körpereigenen Venen des Patienten (z. B. der V. saphena magna = aortocoronarer Venenbypass/ACVB) überbrückt. Eine solche Vene verbindet dann die Aorta mit dem Koronarabschnitt jenseits der Verengung. Zusätzliche Operations-

---

Medikamente senken den O_2-Bedarf bzw. verbessern die O_2-Ausnutzung.

- PTCA
- Bypass-Operation.

schritte ermöglichen eine Versorgung der Koronarien über die rechte oder linke A. thoracica (mammaria) interna (RIMA- oder LIMA-Bypass).

Komplikationen der KHK

Die Komplikationen der KHK können lebensbedrohlich sein:
- Myokardinfarkt, evtl. mit Folge eines plötzlichen Herztodes
- Herzrhythmusstörungen bis zum Kammerflimmern
- Linksherzinsuffizienz durch Schädigung des Herzmuskels.

Pflege

Nach einer Linksherzkatheteruntersuchung muss der Patient auf dem Rücken liegen; die Einstichstelle wird mit einem Druckverband (24 Stunden) versorgt, um Nachblutungen zu verhindern. Dabei muss anfangs der Druckverband halbstündlich, dann stündlich auf eine Nachblutung hin beobachtet werden. Zusätzlich müssen dabei Durchblutung (Puls, Hautfarbe), Motorik und Sensibilität des Fußes überprüft werden, um frühzeitig einen Verschluss der Arterie zu erkennen.

Glyceroltrinitrat (Nitrolingual®) muss im Angina-pectoris-Anfall immer sublingual bzw. als Spray verabreicht werden. Beim versehentlichen Schlucken wird es sonst aus dem Magen-Darm-Trakt resorbiert und in der Leber abgebaut, womit es zum Wirkungsverlust kommt.

1.3 Myokardinfarkt

Bei einem Myokardinfarkt (Herzinfarkt) verschließt sich akut ein Koronargefäß, so dass das von ihm abhängige Herzmuskelgewebe unterversorgt wird und es zur ischämischen Myokardnekrose kommt.

Verschluss eines Koronargefäßes → Untergang von Herzmuskelgewebe.

Ursachen und Formen

Bei den meisten Patienten ist das betroffene Koronargefäß durch eine Arteriosklerose bereits vorgeschädigt (KHK). Wenn eine arteriosklerotische Plaque aufbricht, bildet sich darauf ein Thrombus, der das Koronargefäß verschließt. Auslöser eines Myokardinfarktes sind häufig körperliche Anstrengungen oder Stresssituationen.

Infarkte betreffen meist die Muskulatur der linken Herzkammer. Ihre Größe hängt von der Lokalisation des Gefäßverschlusses ab: Je weiter proximal der Verschluss liegt, desto ausgedehnter ist in der Regel der Infarkt. Ein **transmuraler Infarkt** erfasst alle Wandschichten des Herzens. Im Gegensatz dazu betrifft der **nicht-transmurale Infarkt** nur einen Teil der Herzwand, wobei die Innenschicht am empfindlichsten ist.

Arteriosklerose.
- Transmuraler Infarkt: alle Wandschichten betroffen
- Nicht-transmuraler Infarkt: nur ein Teil der Wandschichten betroffen.

Abb. 1.3
Infarktbezirk beim
Verschluss eines
Astes der linken
Herzkranzarterie.
[A400]

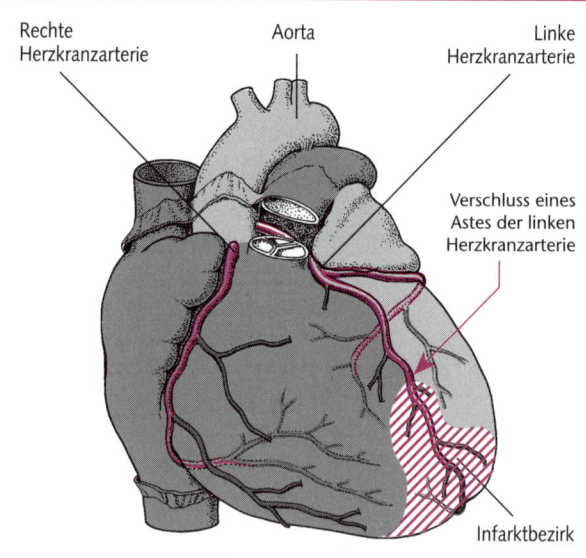

- Angina pectoris,
  die sich nicht auf
  Glyceroltrinitrat
  bessert
- Vegetative Sym-
  ptome
- Angst
- Herzrhythmus-
  störungen.

Symptome

- ❷ Intensive, langanhaltende Angina-pectoris-Schmerzen, die sich durch Ruhe oder Glyceroltrinitrat (Nitrolingual®) nicht bessern, Schmerzausstrahlung (☞ Abb. 1.1)
- Vegetative Symptome wie Schweißausbruch, Übelkeit, Erbrechen, Angst, Unruhe
- Herzrhythmusstörungen
- Blutdruckabfall
- Symptome einer Linksherzinsuffizienz: Dyspnoe, feuchte Rasselgeräusche über den basalen Lungenabschnitten.

Merke

15–25 % der Patienten erleiden einen *stummen* Herzinfarkt ohne die typischen Angina-pectoris-Schmerzen. Häufig betroffen sind Diabetiker, wenn durch den Diabetes mellitus die schmerzleitenden Nervenfasern geschädigt sind.

- EKG
- Blutuntersuchung
- Echokardiographie.

Diagnostik

Die Diagnose wird über EKG, Blutuntersuchung und ggf. Echokardiographie gesichert.

EKG

Hier sind meist typische Veränderungen der Herzströme zu erkennen. Damit können Hinweise auf Größe, Lokalisation und Alter des Infarktes erfasst werden.

Blutuntersuchung

- Kardiale Troponine I und T ↑ sind herzmuskelspezifisch und sehr sensitiv, steigen bereits 3 Stunden nach dem Infarkt an, Maximum nach 20 Stunden
- Die Spiegel der Muskelenzyme CK (Creatinkinase), CK-MB, GOT und LDH steigen in typischer Weise an:
  - CK-Anstieg spätestens nach 6 Stunden erkennbar, Maximum durchschnittlich nach 18 Stunden, CK-MB ist das herzmuskelspezifische Isoenzym der CK und liegt bei einem Herzinfarkt zwischen 6 und 20% der CK
  - GOT-Gipfel nach ca. 24 Stunden
  - LDH-Maximum nach 36 Stunden, Erhöhung bis etwa 10 Tage nach Infarktbeginn nachweisbar (zur Spätdiagnose geeignet)
- Leukozytose, BSG ↑, Blutzucker ↑
- Elektrolytstörungen, insbesondere K^+-Veränderungen.

Echokardiographie

Mit Hilfe der Echokardiographie können Herzklappen, Herzwände, Herzhöhlen sowie die Beweglichkeit und damit die Pumpfunktion des Herzens beurteilt werden.

Linksherzkatheteruntersuchung

Während der Linksherzkatheteruntersuchung kann eine Koronarangiographie durchgeführt werden, mit deren Hilfe Verschlüsse der Koronarien identifiziert werden. Daneben werden die Drücke in den verschiedenen Herzkammern sowie das Herzzeitvolumen und damit die Pumpfunktion des Herzen ermittelt. Weiterhin können wenig bewegliche Wandanteile identifiziert und so die Infarktgröße bestimmt werden.

Therapie und Komplikationen

Die Therapie des Myokardinfarktes erfolgt auf der Intensivstation, da es in der Akutphase des Herzinfarktes zu lebensbedrohlichen Komplikationen kommen kann, die sofort intensivmedizinisch behandelt werden müssen.

Erstmaßnahmen

- ❸ Patienten mit erhöhtem Oberkörper lagern und beruhigen
- Jeder Transport muss mit Arztbegleitung erfolgen
- Intensivüberwachung mit Vitalzeichen-Kontrolle und EKG-Monitoring, Defibrillationsbereitschaft
- O_2-Gabe über Nasensonde
- Venenzugang wird gelegt, keine i.m.-Injektionen (Kontraindikation für spätere Lyse-Therapie!)
- Schmerzbekämpfung, z.B. mit Opiaten (z.B. Fentanyl®)
- Bei Bedarf beruhigende Medikamente, z.B. Diazepam i.v. (Valium®)

Wichtige Erstmaßnahmen!

- Glyceroltrinitrat (z. B. Perlinganit®) über Perfusor bei Blutdruck > 100 mmHg, um O_2-Versorgung des Herzmuskels zu verbessern
- Vorsichtige Gabe von β-Blockern (z. B. Beloc®), diese senken das Risiko von Kammerflimmern; bei hämodynamisch stabilen Patienten Kombination mit ACE-Hemmern
- 5000 IE Heparin im Bolus i. v. und 500 mg Acetylsalicylsäure i. v. oder oral, evtl. zusätzlich Clopidogrel.

Reperfusionstherapie
Akut-PTCA

In kardiologischen Zentren wird eine PTCA (koronare Ballondilatation) durchgeführt (☞ 1.2).

Thrombolyse

Innerhalb der ersten 6 Stunden kann der Thrombus medikamentös aufgelöst werden. Da die Ursache des Infarktes meist ein thrombotischer Verschluss in einem arteriosklerotisch veränderten Gefäßabschnitt ist, wird versucht, diesen innerhalb der ersten 6 Stunden nach dem Infarkt aufzulösen und das Koronargefäß auf diese Weise wieder durchgängig zu machen. Dazu dienen verschiedene Medikamente, die die Fibrinolyse aktivieren: t-PA (tissue-type Plasminogen-Aktivator) oder gentechnologisch veränderte t-PA-Präparate (z. B. Reteplase, Lanoteplase), Streptokinase.

Kontraindikationen für eine Lysetherapie sind wegen der Blutungsgefahr u. a.:

- Z. n. frischen Operationen, i. m.-Injektionen, Arterienpunktionen
- Schädel-Hirn-Trauma, bekannter Hirntumor, Z. n. zerebraler Blutung
- Aortenaneurysma
- Erkrankungen mit erhöhtem Blutungsrisiko, z. B. schwere Hypertonie, Ösophagusvarizen, gastroduodenale Ulkuskrankheit, akute schwere Pankreatitis, M. Crohn
- Schwangerschaft
- Maligne Tumoren mit schlechter Prognose
- Gerinnungsstörungen (relative KI)
- Leber-, Niereninsuffizienz (relative KI, da Medikamente nicht genau steuerbar)
- Hohes Lebensalter (relative KI).

Im Anschluss an eine Lysetherapie sollten die Patienten an ein kardiologisches Zentrum verlegt werden, wo dann eine PTCA durchgeführt werden kann.

Innerhalb der ersten 6 Stunden kann der Thrombus medikamentös aufgelöst werden.

Zahlreiche Kontraindikationen.

Komplikationen

❹ Innerhalb der ersten 72 Stunden nach einem Myokardinfarkt treten häufig folgende Komplikationen auf:

- Linksherzinsuffizienz mit Lungenödem bis zum kardiogenen Schock
- Herzrhythmusstörungen: Ventrikuläre Tachykardien, Kammerflimmern, Vorhofflimmern, AV-Blockierungen
- Ruptur der Herzwand oder des Kammerseptums (Herzscheidewand), Papillarmuskelabriss mit akuter Mitralinsuffizienz.

Zu den Spätkomplikationen innerhalb von 6 Wochen nach dem Myokardinfarkt gehören:

- Herzwandaneurysma: Aussackung der Herzwand mit verminderter Beweglichkeit → Gefahr der Herzwandruptur oder der Thrombusabscheidung mit nachfolgenden Embolien
- Arterielle Embolien, Lungenembolie
- Perikarditis
- Weiter bestehende Angina pectoris, erneuter Myokardinfarkt.

<aside>Verschiedene Früh- und Spätkomplikationen.</aside>

Rehabilitation

Im direkten Anschluss an den Krankenhausaufenthalt (nach 1–2 Wochen) erhält der Patient in der Regel eine Anschlussheilbehandlung (AHB). Er lernt mit seiner Erkrankung umzugehen, auslösende Faktoren zu erkennen und ggf. zu vermeiden (Umgang mit Stress). Weitere Untersuchungen wie Belastungs-EKG oder Myokardszintigraphie erfolgen unter zunehmender Belastung des Patienten. Die Ergebnisse zeigen, wie stark sich der Patient belasten darf und ob weitere therapeutische Maßnahmen, z.B. eine Ballondilatation oder eine Bypass-Operation angezeigt sind. Alle Infarktpatienten sollten mit Acetylsalicylsäure in niedriger Dosierung (100 mg/Tag), evtl. Clopidogrel, β-Blocker und ACE-Hemmern nachbehandelt werden. Weiterhin sollten die Lipide medikamentös gesenkt werden (☞ 9.2).

<aside>Anschlussheilbehandlung.</aside>

1.4 Herzinsuffizienz

❺ Als Herzinsuffizienz (Insuffizienz = Unzulänglichkeit) bezeichnet man das Unvermögen des Herzens, das vom Körper benötigte Blutvolumen zu fördern.

<aside>Das vom Körper benötigte Blutvolumen kann nicht mehr befördert werden.</aside>

Ursachen und Einteilung

Die Herzinsuffizienz ist immer Folge einer anderen Grunderkrankung:

- Herzerkrankungen wie z.B. KHK, Myokarditis, dilatative Kardiomyopathie verursachen eine Kontraktionsschwäche des Herzmuskels

- Das zu befördernde Herzzeitvolumen ist zu groß, z. B. bei Herzklappeninsuffizienzen, Defekten im Kammer- oder Vorhofseptum
- Das Herz muss das Blut gegen einen zu hohen Druck pumpen, z. B. bei Klappenstenosen, arterieller Hypertonie, pulmonaler Hypertonie (Hochdruck im Lungenkreislauf)
- Die Herzkammern können sich nicht ausreichend mit Blut füllen, z. B. Herzbeuteltamponade, konstriktive Perikarditis
- Herzrhythmusstörungen.

Je nachdem, welche Herzkammer hauptsächlich betroffen ist, wird unterschieden:

Linksherzinsuffizienz: Die linke Herzkammer kann das Blut nicht mehr ausreichend in den Körper pumpen, weshalb dieser schlechter mit arteriellem Blut versorgt wird. Zusätzlich staut sich das Blut vor dem linken Herzen in die Lunge zurück.

Rechtsherzinsuffizienz: Die rechte Herzkammer kann das Blut nicht mehr ausreichend in die Lungen befördern. Es staut sich vor dem rechten Herzen in den Körper zurück.

Globalherzinsuffizienz: Linke und rechte Herzkammer sind betroffen. Häufig verursacht eine bereits bestehende Linksherzinsuffizienz eine Rechtsherzinsuffizienz.

Symptome

Der Organismus hat verschiedene Mechanismen, um die Pumpschwäche des Herzens auszugleichen:

- Tachykardie
- Herzmuskelhypertrophie: Die einzelnen Herzmuskelfasern werden aufgrund der Belastung länger und dicker, so dass das Herz eine größere Leistung erbringen kann. Dies ist jedoch nur bis zu einem Herzgewicht von maximal 500 g möglich (normal: 300 g), da ansonsten die O_2-Versorgung des Herzens nicht mehr gewährleistet ist. Dieser Wert wird daher auch **kritisches Herzgewicht** genannt
- Renin-Angiotensin-Aldosteron-Mechanismus: Sinkt das Herzzeitvolumen, werden zur Gefäßverengung Angiotensin und Aldosteron ausgeschüttet. Dies führt zu einer Wasser- und Natriumretention in den Nieren. Über beide Mechanismen wird der Blutdruck gesteigert. Bei zu starker Ausschüttung von Angiotensin und Aldosteron wird das Herz durch Erhöhung der venösen Vorlast (Flüssigkeitsretention) und der arteriellen Nachlast (Gefäßverengung) jedoch zusätzlich belastet.

Solange die Regulationsmechanismen ausreichen, die Pumpleistung so weit aufrecht zu erhalten, dass bei gewöhnlichen Belastungen keine oder nur geringe Beschwerden auftreten, liegt eine **kompensierte Herzinsuffizienz** vor. Reichen sie nicht mehr aus,

---

Einteilung:
- Linksherzinsuffizienz
- Rechtsherzinsuffizienz
- Globalherzinsuffizienz.

Ausgleich der Insuffizienz:
- Herzmuskelhypertrophie
- Tachykardie
- Renin-Angiotensin-Aldosteron-Mechanismus.

spricht man von einer **dekompensierten Herzinsuffizienz,** die sich klinisch bemerkbar macht.

Linksherzinsuffizienz

Da sich das Blut in die Lunge zurückstaut, wird Flüssigkeit aus den Blutgefäßen ins Lungeninterstitium und in die Alveolen abgepresst (Lungenödem) mit folgenden Symptomen:

- Dyspnoe: Der Patient ist bei Belastung, später auch in Ruhe, kurzatmig
- Orthopnoe: Dyspnoe, die auftritt, wenn der Patient flach liegt und die sich bessert, wenn er sich aufsetzt. Die Patienten schlafen mit mehreren Kissen, so dass der Oberkörper erhöht liegt
- Zyanose
- Nächtliche Hustenanfälle mit Atemnot (Asthma cardiale).

Gefahr eines Lungenödems.

Rechtsherzinsuffizienz

Das Blut staut sich in die unterschiedlichen Bereiche des Körperkreislaufes zurück. Dort kommt es zu:

- Venenstauungen:
  - Am Hals und Zungengrund
  - Gestaute Magenvenen führen zu Stauungsgastritis mit Appetitlosigkeit
  - Lebervergrößerung (Stauungsleber), oft mit schmerzhafter Kapselspannung
  - Stauungsniere mit Proteinurie
- Ödemen: Anfangs am Fußrücken und vor dem Schienbein; bei zunehmender Insuffizienz treten Ödeme auch im Sitzen und Liegen an der Rückseite des Körpers auf (Anasarka). Insgesamt kommt es durch die Ödembildung zur Gewichtszunahme.

Periphere Ödeme.

Gemeinsame Symptome

- Nykturie: Beim Liegen, v. a. nachts, werden Ödeme aus dem Interstitium ins Gefäßsystem rückresorbiert, die Patienten müssen nachts Wasser lassen
- Leistungsminderung, Schwäche durch die schlechtere O_2-Versorgung des Organismus
- Pleuraergüsse
- Tachykardie.

- Nykturie
- Zyanose
- Leistungsabfall
- Pleuraerguss.

Davon unabhängig werden die Symptome entsprechend ihrem Schweregrad nach NYHA-Stadien (New York Heart Association) eingeteilt.

NYHA-Stadien der Herzinsuffizienz

I   Beschwerdefreiheit
II   Beschwerden bei starker körperlicher Belastung
III Beschwerden bei leichter körperlicher Belastung
IV   Beschwerden in Ruhe

Diagnostik

- Symptomatik
- EKG
- Röntgen-Thorax
- Echokardiographie.

- Klinische Symptome
- Lungenauskultation: Bei einem Lungenödem Rasselgeräusche über der Lunge
- EKG weist evtl. auf die zugrunde liegende Herzerkrankung hin
- Im Röntgen-Thorax zeigen sich eine Lungenstauung und eine Herzvergrößerung. Das Röntgenbild des Thorax wird meist in zwei Ebenen (von hinten und von der Seite) angefertigt. Die erkennbaren Helligkeitsunterschiede ergeben sich aus der unterschiedlichen Abschwächung der Röntgenstrahlen durch die verschiedenen Gewebe. Dichte Gewebe bzw. pathologische Verdichtungen erscheinen im Röntgenbild hell, Gewebe von geringer (bzw. verringerter) Dichte erscheinen dunkel
- Die Echokardiographie gibt Aufschluss über Pumpfunktion, Herzgröße und Wanddicke der Herzkammern
- Mit der Farbdoppler-Sonographie können das Herzminutenvolumen bestimmt und die Blutströmung beurteilt werden. Mit Hilfe der Farbdoppler-Sonographie können Geschwindigkeit und Richtung des Blutstromes in verschiedenen Farben im Herzen und in Blutgefäßen dargestellt werden.

Therapie

Die ursächliche Grunderkrankung muss therapiert werden.

Allgemeinmaßnahmen

- Kochsalzarme Diät
- Gewicht ↓
- Körperliche Schonung.

Die Patienten sollen eine kochsalzarme, kaliumreiche Diät einhalten, mehrere kleine Mahlzeiten am Tag einnehmen und sich regelmäßig körperlich bewegen. Bei einer dekompensierten Herzinsuffizienz müssen sie sich körperlich schonen. Übergewicht sollte reduziert werden. Tägliches Wiegen ist erforderlich, um Flüssigkeitseinlagerungen festzustellen.

Medikamentöse Therapie

- ACE-Hemmer
- β-Blocker
- Herzglykoside
- Diuretika.

- **ACE-Hemmer** (z.B. Lopirin®) werden ab NYHA-Stadium I verordnet, da sie die Prognose der Herzinsuffizienz verbessern. Sie blockieren das **A**ngiotensin-**C**onverting-**E**nzym, erweitern so die Blutgefäße und vermindern die Blutmenge, die sich vor dem Herzen staut. NW: Blutdruckabfall bei Therapiebeginn, Reizhusten. Bestehen Kontraindikationen gegen ACE-Hemmer, können Angiotensin II-Rezeptorblocker (ATII-Blocker, Sartane) gegeben werden

- β-**Blocker** (z.B. Beloc®) werden ab NYHA-Stadium II hinzugefügt. Sie blockieren am Herzen die β_1-Rezeptoren, über die der Sympathikus seine Wirkung entfaltet. Es kommt zu einer Senkung der Herzfrequenz und des Schlagvolumens. Dadurch sinkt der O_2-Verbrauch des Herzens
- **Herzglykoside** (z.B. Lanicor®, Digimerck®) werden ab NYHA-Stadium II eingesetzt. Sie steigern die Pumpkraft und damit das Schlagvolumen des Herzens. Herzglykoside haben eine geringe therapeutische Breite. Zeichen einer Überdosierung sind Farbensehen, Übelkeit, Erbrechen und bradykarde Herzrhythmusstörungen
- **Diuretika** (harntreibende Medikamente) wie Thiazide (z.B. Esidrix®), Schleifendiuretika (z.B. Lasix®) oder kaliumsparende Diuretika (z.B. Aldactone®) werden ab NYHA-Stadium III verordnet. Sie steigern die Kochsalz- und Wasserausscheidung über die Nieren, so dass sich Ödeme und Lungenstauung zurückbilden. NW: Veränderungen des Elektrolyt-Haushaltes, Thromboseneigung.

Operative Therapie
Im NYHA-Stadium IV wird bei jüngeren Patienten eine Herztransplantation erwogen.

Komplikationen
- Herzrhythmusstörungen
- Kardiogener Schock
- Thrombose bei Bewegungsmangel und Diuretikatherapie
- **Lungenödem** (v.a. bei Linksherzinsuffizienz): Flüssigkeit tritt massiv aus den Lungenkapillaren in das Interstitium und die Alveolen aus. Die Patienten haben eine schwere Dyspnoe, sind zyanotisch und husten schaumiges Sputum. Über den Lungen sind Rasselgeräusche auskultierbar.

Erstmaßnahmen bei Lungenödem
- Patienten mit erhöhtem Oberkörper und abgesenkten Beinen lagern (Herzbettlage)
- O_2 über Nasensonde geben, Sekret absaugen
- Sedierung mit Diazepam oder Morphin
- Nitroglyzerin sublingual, als Spray oder i.v., Vorsicht bei Hypotonie
- Furosemid (z.B. Lasix®) i.v.
- Ggf. Patienten intubieren und beatmen.

Pflege
Nehmen Patienten **Diuretika** ein, ist auf Folgendes zu achten:
- Einnahme sollte morgens erfolgen, um den Schlaf durch die erhöhte Urinausscheidung nicht zu stören

- Patienten auf Zeichen von Kaliummangel beobachten: Muskelkrämpfe, Obstipation, Herzrhythmusstörungen
- Bei zu hoher Dosierung besteht die Gefahr der Exsikkose (RR↓, Kreislaufbeschwerden) und verstärkten Thromboseneigung
- Täglich Blutdruck, Puls und Gewicht kontrollieren.

1.5 Cor pulmonale

Ist der Widerstand im Lungenkreislauf erhöht, muss das rechte Herz einen größeren Druck zur Lungendurchblutung aufbringen. Die daraus entstehende Rechtsherzhypertrophie bzw. -insuffizienz wird als Cor pulmonale bezeichnet.

Erhöhter Widerstand im Lungenkreislauf → Rechtsherzhypertrophie bzw. -insuffizienz.

Ursachen
Ein Cor pulmonale kann akut oder chronisch auftreten. Zu einem **akuten Cor pulmonale** kommt es bei einer Lungenembolie oder einem Asthma-Anfall. Ein **chronisches Cor pulmonale** entwickelt sich langfristig bei pulmonaler Hypertonie (Blutdruck in der A. pulmonalis ≥ 20 mmHg). Ursachen können restriktive und obstruktive Lungenerkrankungen, Herzklappenfehler, Vaskulitiden, Kollagenosen, Sarkoidose, wiederholte Lungenembolien sowie die Einnahme von Appetitzüglern, Amphetaminen und »Crack« sein.

- Akutes Cor pulmonale: Lungenembolie, Asthma-Anfall.
- Chronisches Cor pulmonale: pulmonale Hypertonie.

Symptome und Diagnostik
Zu Beginn der Erkrankung sind die Symptome gering ausgeprägt: Rasche Ermüdbarkeit, Atemnot, Schwindel, Zyanose und Brustschmerzen. Dekompensiert die Erkrankung, treten Zeichen der Rechtsherzinsuffizienz auf.
Hypertrophie und Dilatation des rechten Herzens lassen sich mittels EKG und Echokardiographie nachweisen. Bei der Farbduplex-Sonographie können erhöhte Drücke im Lungenkreislauf und rechten Herzen gemessen werden. Im Röntgen-Thorax zeigen sich Veränderungen der Lungenstruktur.

- Atemnot
- Zyanose
- Rechtsherzinsuffizienz.

Therapie
Die Therapie des Cor pulmonale richtet sich nach der auslösenden Grunderkrankung. Es wird versucht, den erhöhten pulmonalen Druck durch die Inhalation von Prostazyklin-Analoga (Iloprost als Ilomedin®) zu senken. Bei chronischer Hypoxie sollte eine O₂-Dauertherapie durchgeführt werden, bei der die Patienten nachts und bei Bedarf auch tagsüber O₂ einatmen können. So können leichtere körperliche Anstrengungen, z.B. Umhergehen in der Wohnung, ohne schwere Atemnot bewältigt werden. Eine bestehende Herzinsuffizienz wird medikamentös therapiert.

- Therapie der Grunderkrankung
- Prostazyklin-Analoga
- O₂-Dauertherapie.

1.6 Herzrhythmusstörungen

Die Erregung des Herzens geht normalerweise vom Sinusknoten aus und gelangt von dort über die Vorhöfe, AV-Knoten, His-Bündel, Kammerschenkel und Purkinje-Fasern auf das Kammermyokard. Das Herz schlägt unter physiologischen Bedingungen mit einer Ruhefrequenz von etwa 70 (60–80) pro Minute. Herzrhythmusstörungen können auftreten, wenn die Reizbildung oder die Reizleitung gestört ist.

Erregungsbildung oder -leitung ist gestört.

Ursachen
❻ Herzrhythmusstörungen haben verschiedene kardiale oder extrakardiale (außerhalb des Herzens liegende) Ursachen. Rhythmusstörungen können auch beim Gesunden auftreten.

Kardial oder extrakardial.

Kardiale Ursachen
- Koronare Herzkrankheit, Myokardinfarkt, Herzinsuffizienz, Myokarditis, Kardiomyopathien, Herzklappenfehler, Hypertonie.

Extrakardiale Ursachen
- Elektrolytstörungen, insbesondere Hypokaliämie
- Hyperthyreose (Schilddrüsenüberfunktion)
- Körperliche oder seelische Belastungen
- Medikamente, z.B. Antidepressiva, Herzglykoside, Antiarrhythmika
- Fieber.

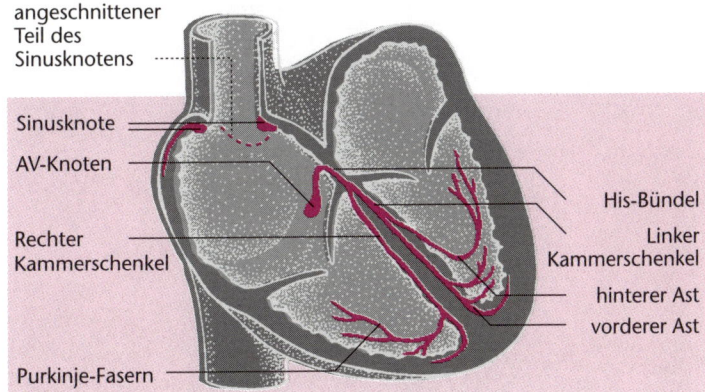

Abb. 1.4 Erregungsleitungssystem des Herzens. [L190]

Unterscheidung zwischen Reizbildungs- und Reizleitungsstörungen.

Einteilung

Reizbildungsstörungen

- **Bradykardie:** Herzfrequenz ≤ 60/Min.
- **Bradyarrhythmie:** Herzfrequenz ≤ 60/Min. bei gleichzeitig unregelmäßigem Rhythmus
- **Tachykardie:** Herzfrequenz ≥ 100/Min.
- **Tachyarrhythmie:** Herzfrequenz ≥ 100/Min. bei gleichzeitig unregelmäßigem Rhythmus
- **Extrasystolen:** Herzschläge, die außerhalb des normalen Grundrhythmus auftreten
  - Supraventrikuläre Extrasystolen (SVES) entstehen oberhalb des His-Bündels im Vorhofmyokard oder AV-Knoten
  - Ventrikuläre Extrasystolen haben ihren Ursprung im His-Bündel oder Kammermyokard
- **Vorhofflimmern:** 350–600 Vorhoferregungen/Min. Die Überleitung und damit die Schlagfolge der Herzkammern ist unregelmäßig (absolute Arrhythmie). Als Komplikation können sich Thromben insbesondere im linken Vorhof bilden
- **Vorhofflattern:** 250–350 Vorhofkontraktionen/Min., von denen meist nur ein Teil auf die Kammern übergeleitet wird. Die Überleitung kann regelmäßig oder unregelmäßig sein. Es besteht die Möglichkeit einer plötzlichen Erhöhung der Kammerfrequenz durch schnelle Überleitung. Bei solch raschen Kammerkontraktionen kann keine ausreichende Blutmenge mehr gefördert werden
- **Ventrikuläre Tachykardie** (≥ 100 Kammerkontraktionen/Min.), **Kammerflattern** (250–350 Kammerkontraktionen/

Abb. 1.5
EKG-Befunde: Normale Frequenz und Befunde von Reizbildungsstörungen.
[A300-157]

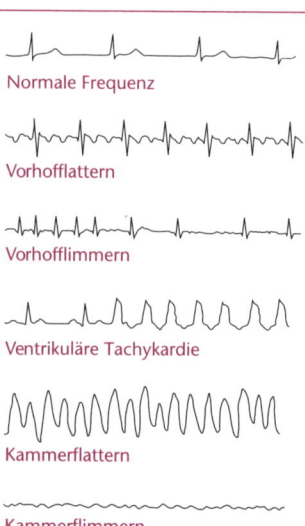

Normale Frequenz

Vorhofflattern

Vorhofflimmern

Ventrikuläre Tachykardie

Kammerflattern

Kammerflimmern

Min.), **Kammerflimmern** (≥ 350 Kammererregungen/Min.): Zwischen den drei Formen bestehen fließende Übergänge. Beim Kammerflimmern laufen die Erregungen der Muskelfasergruppen nicht mehr synchron ab.

Reizleitungsstörungen

- **SA-(Sinuatrialer-)Block:** Die Erregungsleitung vom Sinusknoten auf die Vorhofmuskulatur ist verzögert oder blockiert
- **AV-(Atrioventrikular-)Block:**
  - 1. Grades: Die Erregungsleitung von den Vorhöfen zu den Kammern ist verzögert
  - 2. Grades: Die Erregungsleitung von den Vorhöfen zu den Kammern ist verzögert, intermittierend fallen einzelne Weiterleitungen ganz aus
  - 3. Grades: Die Erregungsleitung zwischen den Vorhöfen und den Kammern ist komplett unterbrochen, Vorhöfe und Kammern schlagen unabhängig voneinander (AV-Dissoziation). Die Kammerfrequenz liegt ≤ 40/Min
- **Schenkelblock:** Die Erregungsleitung ist unterhalb des His-Bündels im rechten (Rechtsschenkelblock) oder im linken (Linksschenkelblock) Kammerschenkel verzögert bzw. unterbrochen.

Symptome

Leichte Herzrhythmusstörungen werden von den meisten Patienten nicht bemerkt. Manchmal verspüren sie Herzklopfen bzw. Herzjagen bei Tachykardie/Tachyarrhythmie oder Herzstolpern bei Extrasystolen. Treten schwerere Herzrhythmusstörungen auf, wird nicht mehr genügend Blut in den Kreislauf gepumpt und die Organe sind mit O_2 unterversorgt. Dies liegt entweder daran, dass das Herz zu langsam schlägt (z. B. bei AV-Blockierungen) oder so schnell schlägt, dass zwischen den einzelnen Herzkontraktionen nicht genügend Zeit für eine ausreichende Herzfüllung verbleibt (z. B. bei ventrikulären Tachykardien). Es kommt dann zu:

- Tachykardie
  → Herzklopfen, Herzrasen
- Extrasystolen
  → Herzstolpern
- Symptome des O_2-Defizits.

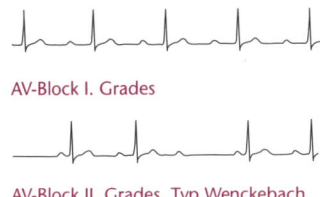

AV-Block I. Grades

AV-Block II. Grades, Typ Wenckebach

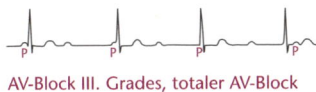

AV-Block III. Grades, totaler AV-Block

Abb. 1.6
EKG-Befunde von Reizleitungsstörungen. [A300-157]

- Schwindel, Benommenheit
- Seh-, Sprachstörungen
- Synkopen: Plötzlicher Bewusstseinsverlust, »Ohnmacht«
- Gefahr eines Hirninfarkts aufgrund arterieller Embolien
- Angina pectoris
- Zeichen der Herzinsuffizienz.

Merke

Bei Kammerflattern und Kammerflimmern ist die Auswurfleistung des Herzens so gering, dass ein funktioneller Herzstillstand mit Kreislaufstillstand besteht. Es muss sofort reanimiert und defibrilliert werden!

Diagnostik

- Pulsdefizit
- Langzeit- und Belastungs-EKG.

Bei der klinischen Untersuchung fällt ein **Pulsdefizit** auf, d. h. die Herzfrequenz (mit dem Stethoskop hörbar) liegt höher als der peripher tastbare Puls.

Langzeit-EKG: Im Ruhe-EKG zeigen sich Herzrhythmusstörungen nicht in jedem Fall, da nur ein kurzer Zeitraum erfasst wird. Daher wird zur Abklärung immer auch ein Langzeit-EKG über 24 Stunden aufgezeichnet. Dafür werden dem Patienten über dem Herzen Elektroden aufgeklebt, die mit einem tragbaren Aufzeichnungsgerät verbunden sind. Der Patient soll sich wie gewohnt verhalten. Das Gerät hat eine »Ereignistaste«, die bei allen Beschwerden betätigt werden soll. So kann bei der Auswertung festgestellt werden, wodurch mögliche Beschwerden verursacht wurden.

Rhythmusstörungen, die nur unter Belastung auftreten, werden im **Belastungs-EKG** erkannt.

Durch das **intrakardiale** (im Herzen abgeleitete) **EKG** wird festgestellt, an welcher Stelle im Herzen die Rhythmusstörungen entstehen. Bei dieser elektrophysiologischen Untersuchung wird durch die V. femoralis ein Katheter in das rechte Herz vorgeschoben und an verschiedenen Stellen ein EKG abgeleitet.

Therapie

Behandlung der Grunderkrankung.

Die Grunderkrankung, die die Herzrhythmusstörungen verursacht, muss so weit wie möglich therapiert werden. Bleiben trotzdem Herzrhythmusstörungen bestehen, wird abhängig von der Symptomatik sowie des mit den Rhythmusstörungen verbundenen Risikos behandelt. Es können verschiedene Medikamente, die so genannten Antiarrhythmika, eingesetzt werden. Daneben existieren nicht-medikamentöse Therapiemöglichkeiten (z. B. Schrittmacher- oder Defibrillatorimplantation, Katheterablation).

Medikamentöse Therapie

Antiarrhythmika verlangsamen oder erhöhen die Herzfrequenz und/oder führen zu einer gleichmäßigen Schlagfolge des Herzens. Je nach Art der Herzrhythmusstörungen werden verschiedene Medikamente eingesetzt. Sie werden in vier Klassen eingeteilt:

- Natriumkanalblocker (z. B. Chinidin, Lidocain, Propafenon)
- β-Blocker (z. B. Metoprolol)
- Kaliumkanalblocker (z. B. Amiodaron, Sotalol)
- Kalziumantagonisten (z. B. Verapamil, Diltiazem).

Antiarrhythmisch wirksam sind daneben auch Digitalis, Parasympatholytika (z. B. Atropin), Sympathomimetika (z. B. Orciprenalin) und Adenosin. Da Antiarrhythmika selbst auch Herzrhythmusstörungen hervorrufen können, muss ihr Nutzen sehr genau gegen die Nebenwirkungen abgewogen werden.

- Natriumkanalblocker
- β-Blocker
- Kaliumkanalblocker
- Kalziumantagonisten.

Nicht-medikamentöse Therapie

Herzschrittmacher (engl. pacemaker = PM) stimulieren über elektrische Impulse die Herzmuskulatur und führen so zu einer regelmäßigen Schlagfolge des Herzens. Indikationen sind AV-Blockierungen oder andere bradykarde Herzrhythmusstörungen (Frequenz ≤ 40/Min.). Der Schrittmacher mit Batterie wird operativ subkutan über dem M. pectoralis major eingebracht. Über die V. subclavia werden Elektroden zur Impulswahrnehmung und Impulsgebung in das rechte Herz vorgeschoben und dort verankert. Je nach Bedarf wird jeweils eine Elektrode in Vorhof und Kammer (**Zweikammerschrittmacher**) bzw. nur in Vorhof oder Kammer eingebracht (**Einkammerschrittmacher**). Ein **Demand-Schrittmacher** (Bedarf-Schrittmacher) registriert die Eigenaktionen des Herzens und setzt bei ausbleibender Eigenaktion des Herzen einen Impuls. Ein Zweikammerschrittmacher kann unter anderem Vorhofaktionen registrieren und die Ventrikel getriggert (synchronisiert) im Vorhoftakt stimulieren.

Reguliert die Herzfrequenz durch Setzen elektrischer Impulse.

Elektrische Kardioversion: Bei Vorhofflattern und -flimmern sowie bei Kammertachykardien wird die Kardioversion eingesetzt. Elektrische Energie (beginnend mit 100 Joule, bis max. 360 Joule), die über die Haut zum Herzen geleitet wird, blockiert kurzzeitig alle Reizbildungszentren im Herzen. Hierbei wird der Stromstoß nach dem noch vorhandenen Herzschlag ausgerichtet, d. h. synchronisiert. Ist die Therapie erfolgreich, übernimmt der Sinusknoten wieder die Schrittmacherfunktion des Herzens.

Kardioversion bei Vorhofflattern und -flimmern, Kammertachykardie.

Defibrillation: Die prinzipiell gleichartige Defibrillation kommt **notfallmäßig** bei Kammerflattern und -flimmern zum Einsatz. Sie unterscheidet sich von der Kardioversion dadurch, dass gleich mit einer höheren Energie von 360 Joule begonnen wird und die (bei der Kardioversion erforderliche) Synchronisation mit dem Herzschlag des Patienten entfällt.

Defibrillation bei Kammerflattern und -flimmern → Notfall!

Abb. 1.7
Schrittmacherlage
im Körper. [A400]

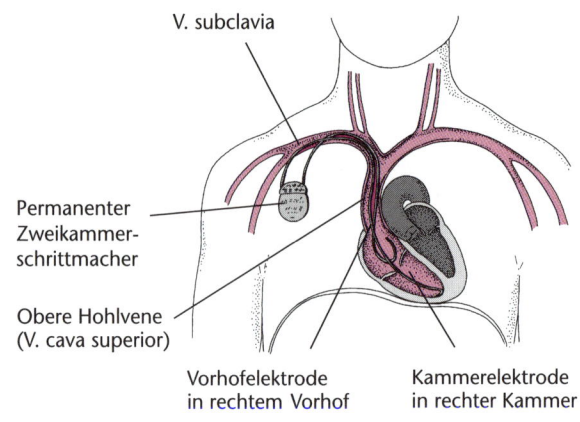

V. subclavia

Permanenter
Zweikammer-
schrittmacher

Obere Hohlvene
(V. cava superior)

Vorhofelektrode
in rechtem Vorhof

Kammerelektrode
in rechter Kammer

Daneben gibt es ein implantierbares **Kardioverter-Defibrillator-System,** welches ähnlich wie ein Schrittmachersystem implantiert wird. Dieses kann Kammertachykardien und Kammerflimmern selbstständig erkennen und behandeln.
Katheterablation: Zusätzliche elektrische Leitungsbahnen oder andere die Erregungsbildung oder -leitung beeinflussende Herde in der Herzmuskulatur werden mittels Hochfrequenzelektrokoagulation »verödet«.

Merke

> Während einer Kardioversion oder Defibrillation dürfen weder der Patient noch das Bett berührt werden!

Komplikationen

- Linksherzinsuffizienz
- Plötzlicher Herztod
- Arterielle Embolien.

Sinkt aufgrund von Herzrhythmusstörungen das Herzminutenvolumen, kann eine akute Linksherzinsuffizienz die Folge sein. Kammerflimmern kann zu Bewusstlosigkeit mit Atemstillstand und plötzlichem Herztod führen. Bei Vorhofflimmern mit funktionellem Vorhofstillstand bilden sich oft Thromben in den Vorhöfen, die dann arterielle Embolien, meist im großen Kreislauf, hervorrufen.

Herz-Kreislaufstillstand und Reanimation

Nach 10–15 Sek.:
Bewusstlosigkeit.
Nach 30–60 Sek.:
Atemstillstand.
Nach 1–2 Min.:
Weite Pupillen, keine
Reaktion auf Licht.
Nach 3 Min.: Irreversible Hirnschäden.

In 80% der Fälle ist ein Herz-Kreislaufstillstand Folge von Kammerflattern oder -flimmern, in 20% Folge einer Asystolie.
Bei einem Herzstillstand kommt es bereits nach 10–15 Sekunden zur Bewusstlosigkeit, nach 30–60 Sekunden kommt es zum Atemstillstand, nach 1–2 Minuten sind die Pupillen weit und reagieren nicht mehr auf Licht. Schon nach 3 Minuten können irreversible Hirnschäden auftreten.

Sofortmaßnahmen

Seit Anfang 2006 gelten neue Leitlinien für die Reanimation. Danach ist die wichtigste Maßnahme die Herzdruckmassage, die ABC-Regel gilt nicht mehr.

Bei Verdacht auf Herzstillstand muss umgehend Alarm ausgelöst und laut um Hilfe gerufen werden. Nach Kontrolle der Atmung wird unmittelbar mit der Herzdruckmassage begonnen. Auf die bislang obligatorische Pulskontrolle an der A. carotis wird verzichtet, da diese zu viel Zeit beansprucht. Ebenso entfällt die bisherige initiale Beatmung. Da sich im Blut noch genügend Sauerstoff befindet, steht die Zirkulation des noch oxygenierten Blutes an erster Stelle. Es wird sofort mit 30 Thoraxkompressionen begonnen, dann folgen zwei Beatmungsversuche (30:2 Rhythmus). Um aufwendiges Suchen des Druckpunktes zu vermeiden, wird die Mitte des Brustkorbes mit einer Frequenz von 100/Min. gleichmäßig 4–5 cm tief komprimiert. Nach 30 Kompressionen folgen zwei Beatmungen. Diese sollen nicht länger als 1 Sekunde andauern, um eine Hyperventilation zu vermeiden. Bei der Zwei-Helfer-Methode sollen die Helfer alle zwei Minuten ihre Aufgabe wechseln, da die Herzdruckmassage im 30:2 Rhythmus sehr anstrengend ist.

Ist ein Kammerflattern oder -flimmern Ursache des Herzstillstandes wird mit 360 J defibrilliert. Unmittelbar nach der Defibrillation wird – ohne vorherige Kontrolle von EKG und Puls – die Basisreanimation mit fünf 30:2 Zyklen fortgesetzt. Nach einer zweiten erfolglosen Defibrillation wird Adrenalin gegeben. Erfolgt auch nach der dritten Defibrillation keine Konversion wird Amiodaron verabreicht.

Bei Asystolie wird Atropin verabreicht.

 Pflege

Bei Herzrhythmusstörungen wird der Puls mindestens eine Minute lang gezählt. Bei kurzzeitigem Zählen über 15 Sekunden werden Rhythmusstörungen häufig nicht bemerkt.

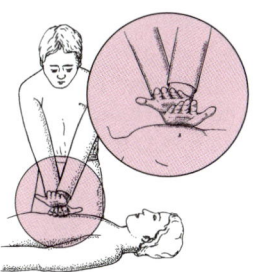 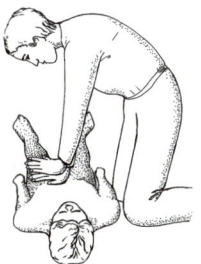

nur Handballen berühren den Körper   Arme gestreckt

Abb. 1.8
Herzdruckmassage.
[A300-190]

1.7 Entzündliche Herzerkrankungen

Entzündung einer der 3 Herzwand-schichten.

Das Herz ist aus drei verschiedenen Wandschichten aufgebaut, die sich unabhängig voneinander entzünden können. Je nach betroffener Schicht spricht man von einer:

- Endokarditis: Entzündung des Endokards (Herzinnenhaut)
- Myokarditis: Entzündung des Myokards (Herzmuskelschicht)
- Perikarditis: Entzündung des Perikards (Herzaußenhaut).

1.7.1 Endokarditis

Herzinnenhaut entzündet.

Da auch die Herzklappen aus Endokard bestehen, sind diese bei einer Endokarditis besonders häufig von Entzündungen betroffen.

Ursachen

Bakterielle Endokarditis: Streptokokken, Staphylokokken, gramnegative Bakterien, Pilze.

❼ Bei einer **bakteriellen Endokarditis** siedeln sich Bakterien meist direkt auf einer Herzklappe an. Dabei handelt es sich in etwa 60 % der Fälle um hämolysierende Streptokokken, in etwa 20 % um Staphylokokken und in etwa 10 % um gramnegative Bakterien und Pilze. Andere Erreger sind selten, jedoch gibt es kaum einen, der nicht schon als Ursache einer infektiösen Endokarditis nachgewiesen worden ist. Ein erhöhtes Risiko, an einer Endokarditis zu erkranken, haben Patienten mit angeborenen oder erworbenen Klappenfehlern und Patienten mit künstlichen Herzklappen.

Rheumatisches Fieber

Rheumatisches Fieber: Zweiterkrankung nach einem Streptokokken-infekt.

Eine Endokarditis kann auch durch ein rheumatisches Fieber verursacht werden. Dabei werden während eines Streptokokkeninfektes (mit β-hämolysierenden Streptokokken A, z.B. Scharlach, Angina tonsillaris) Antikörper gebildet, die sich nicht nur gegen die Bakterien, sondern gleichzeitig gegen körpereigene Gewebe wie Bestandteile des Endokards richten. 10–20 Tagen nach dem Streptokokkeninfekt tritt meist bei Kindern und Jugendlichen das rheumatische Fieber als so genannte *Zweiterkrankung* auf. Es betrifft am Herzen insbesondere die Mitralklappe (80 %) oder die Aortenklappe (20 %), kann aber auch als Myokarditis und Perikarditis vorkommen. Die Häufigkeit des rheumatischen Fiebers ist vor allem durch die frühzeitige Antibiotikatherapie bei Streptokokkeninfekten stark zurückgegangen.

Symptome

Bakterielle Endokarditis

- Fieber mit Schüttelfrost und Tachykardie
- Appetitlosigkeit, Gewichtsverlust, Schwäche
- Herzinsuffizienz
- Nierenbeteiligung mit Hämaturie und Proteinurie
- Splenomegalie (Vergrößerung der Milz)
- Petechien (kleinste Blutungen in die Haut), Osler-Knötchen (linsengroße, schmerzhafte, rötliche Knötchen an Fingern und Zehen).

Rheumatisches Fieber

- Fieber, Kopfschmerzen
- Myokarditis (z. B. Herzrhythmusstörungen), Perikarditis (z. B. retrosternale Schmerzen); die Endokarditis selbst macht sich im akuten Stadium in der Regel klinisch nicht bemerkbar
- Polyarthritis, die meist wechselnd mehrere große Gelenke betrifft
- Hauterscheinungen: z. B. Erythema anulare rheumaticum (rosarote Flecken besonders am Rumpf), Erythema nodosum (☞ 4.4.2)
- Chorea minor: Unkontrollierte Bewegungen vor allem der Hände (selten).

Diagnostik

- Blut: Entzündungszeichen (BSG ↑, CRP ↑, Anämie, Leukozytose)
- Herzauskultation: Neu aufgetretenes Herzgeräusch
- EKG: Herzrhythmusstörungen
- (Transösophageale) Echokardiographie: Veränderungen an den Herzklappen
- Bei bakterieller Endokarditis: Blutkulturen zum Nachweis des Erregers und seiner Empfindlichkeit auf Antibiotika. Dafür wird während des Temperaturanstieges Venenblut entnommen und in zwei Blutkulturflaschen mit Nährlösung gespritzt. Diese werden unter aeroben (Anwesenheit von O_2) und anaeroben (Abwesenheit von O_2) Bedingungen bei 37 °C bebrütet. Blutkulturen müssen vor Gabe eines Antibiotikums mehrmals täglich entnommen werden
- Bei rheumatischer Endokarditis: Nachweis von Antikörpern gegen Streptokokken (Anti-Streptolysin 0, Anti-DNAse B).

- Klinik
- Entzündungsparameter ↑
- EKG, Echokardiographie
- Evtl. Blutkulturen.

Therapie

Bakterielle Endokarditis

- Antibiotikatherapie nach Abnahme mehrerer Blutkulturen, anfangs ungezielt, nach Eintreffen des Kulturergebnisses erregerspezifisch über mindestens 4 – 6 Wochen

- Antibiotika
- Ggf. Herzklappenersatz.

- Operativer Klappenersatz bei nicht beherrschbaren Infektionen bzw. zunehmendem Klappendefekt.

Rheumatische Endokarditis
- Antibiotikatherapie mit Penicillin G
- Antientzündliche Therapie mit Acetylsalicylsäure (z.B. Aspirin®)
- Bei Herzbeteiligung Dauertherapie mit Penicillin zur Prophylaxe eines Rezidivs (bei Kindern bis zum Erwachsenenalter; bei Erwachsenen über mindestens zehn Jahre, da jeder neue Schub das Risiko eines späteren Herzklappenfehlers erhöht)
- Prophylaktisch müssen lebenslang bei invasiven Eingriffen z.B. an den Zähnen, im Nasen-Rachen-Raum, im Verdauungstrakt (Endoskopie), an den Harnwegen oder an der Haut Antibiotika gegeben werden, so dass kurzzeitig ins Blut gespülte Bakterien sich nicht am Herzen festsetzen können
- Prophylaktische Tonsillektomie (Mandelentfernung).

Komplikationen
Die bakterielle Endokarditis kann arterielle Embolien, z.B. im Gehirn oder der Retina, verursachen. Häufigste Todesursache ist die kardiale Dekompensation infolge einer zerstörten Herzklappe und eines geschädigten Myokards. Bei beiden Formen entwickeln sich oft Klappenfehler, die sich z.T. erst Jahre nach der Endokarditis bemerkbar machen.

 Pflege
Auf Symptome der Herzinsuffizienz wie Atemnot, Halsvenenstauung, periphere Ödeme ist zu achten. Puls und Blutdruck werden mehrmals täglich kontrolliert. Der Patient muss anfangs strenge Bettruhe einhalten, weil jede Anstrengung das geschwächte Herz zusätzlich belastet.

1.7.2 Myokarditis

Ursachen
Eine Myokarditis wird meist durch Krankheitserreger hervorgerufen:
- Viren (50 %), z.B. Coxsackie B-Viren, Influenzaviren, HI-Viren
- Bakterien wie Staphylokokken, Streptokokken, Borrelia burgdorferi, Corynebacterium diphtheriae
- Pilze, Protozoen, Parasiten
- Nichtinfektiöse Myokarditis: Ggf. im Rahmen einer rheumatoiden Arthritis, bei Kollagenosen, Vaskulitiden, nach Bestrahlung des Mediastinums, durch Medikamente
- Begleitmyokarditis bei Herzinfarkt, nach Herzoperation.

Randspalte:

- Ggf. Dauertherapie mit Penicillin
- Herdsanierung
- Prophylaktische Tonsillektomie.

- Arterielle Embolien
- Kardiale Dekompensation
- Herzrhythmusstörungen
- Klappenfehler.

Herzmuskelschicht entzündet; meist durch infektiöse Erkrankungen.

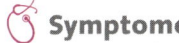 Symptome

Eine Myokarditis verläuft für den Patienten häufig ohne Beschwerden; selten kommt es zu schweren Verläufen mit tödlichem Ausgang. Als Symptome können auftreten:

- Müdigkeit, Abgeschlagenheit
- Herzrhythmusstörungen, z. B. Tachykardie, Extrasystolen
- Zeichen der Herzinsuffizienz, z. B. Dyspnoe.

Häufig symptomlos oder unspezifische Symptome.

Diagnostik

Die Diagnose wird anhand der klinischen Zeichen gestellt. Im Blut sind die Entzündungszeichen (BSG, CRP) erhöht; evtl. auch die CK sowie Troponin T und I. Bei Virusmyokarditiden finden sich Autoantikörper im Blut. Meist zeigt das (Langzeit)-EKG Veränderungen. Bei unklarer Diagnose kommt ein Linksherzkatheter mit Myokardbiopsie in Betracht.

- Klinik
- Entzündungsparameter ↑
- EKG
- Myokardbiopsie.

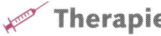 Therapie

Die Grundkrankheit (z. B. Diphtherie, Borreliose, rheumatoide Arthritis) wird spezifisch behandelt. Die Patienten müssen sich körperlich schonen.

- Grundkrankheit behandeln
- Schonung.

Komplikationen

- Übergreifen der Entzündung auf das Perikard
- Schwere Herzrhythmusstörungen
- Übergang in eine dilatative Herzmuskelerkrankung mit Herzinsuffizienz.

1.7.3 Perikarditis

Ursachen

Eine Perikarditis kann durch Viren (z. B. Coxsackie B, Adeno-, Influenzaviren) oder seltener durch Bakterien (Mykobakterien) hervorgerufen werden. Andere Ursachen sind: Rheumatisches Fieber, systemischer Lupus erythematodes, Urämie, Z. n. einer herzchirurgischen Operation oder nach einem Myokardinfarkt.

- Herzbeutel entzündet durch Viren, Bakterien
- Verschiedene Grunderkrankungen.

Einteilung

Sammelt sich während der Perikarditis Flüssigkeit im Herzbeutel an, entsteht ein Perikarderguss, es liegt eine **feuchte Perikarditis** vor. Ansonsten handelt es sich um eine **trockene Perikarditis.**

Feuchte und trockene Perikarditis.

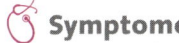 Symptome

Der Patient klagt über stechende Schmerzen und Beklemmungsgefühl hinter dem Sternum, verstärkt durch Einatmen, Husten sowie im Liegen. Entwickelt sich ein Perikarderguss, klingen die Schmerzen ab.

Schmerzen hinter dem Sternum beim Einatmen, Husten und im Liegen.

Diagnostik

- Herzauskultation: Schabendes Geräusch (Perikardreiben), das unabhängig von der Atmung mit jedem Herzschlag zu hören ist; bei einer feuchten Perikarditis werden die Herztöne leiser, das Perikardreiben ist nicht mehr hörbar
- EKG: oft Veränderungen in allen Ableitungen
- Röntgen-Thorax: Veränderung der Herzform bei einem Perikarderguss
- Echokardiographie: Zur Suche nach einem Perikarderguss
- Evtl. Punktion der Ergussflüssigkeit und Untersuchung auf Krankheitserreger.

Therapie

Die auslösende Grundkrankheit muss therapiert werden (z. B. Dialysebehandlung bei Urämie). Eine bakterielle Perikarditis wird mit Antibiotika behandelt. Zusätzlich soll der Patient Bettruhe einhalten und sich schonen. Gegen die Schmerzen können Analgetika und bei einem Perikarderguss nichtsteroidale Antiphlogistika gegeben werden.

Komplikationen
Herzbeuteltamponade

Große Flüssigkeitsmengen sammeln sich im Herzbeutel, so dass die Herzhöhlen eingeengt werden und sich nicht mehr ausreichend mit Blut füllen können. Dadurch kommt es zur Herzinsuffizienz. Blutdruckabfall und Tachykardie sind Zeichen eines beginnenden kardiogenen Schocks. Lebensrettend ist dann oft die Perikardpunktion, bei der der Herzbeutel punktiert und Flüssigkeit abgelassen wird.

Konstriktive Perikarditis

Spätkomplikation, bei der sich die Herzbeutelwände narbig verändern und so das Herz einengen (»Panzerherz«). Häufig ist eine herzchirurgische Operation notwendig, bei der der Herzbeutel in Teilen oder ganz entfernt wird.

Randnotizen (linke Spalte):

- Therapie der Grunderkrankung
- Bettruhe
- Analgetika, nichtsteroidale Antiphlogistika.

- Herzbeuteltamponade durch Perikarderguss → Herzinsuffizienz
- Konstriktive Perikarditis als Spätkomplikation.

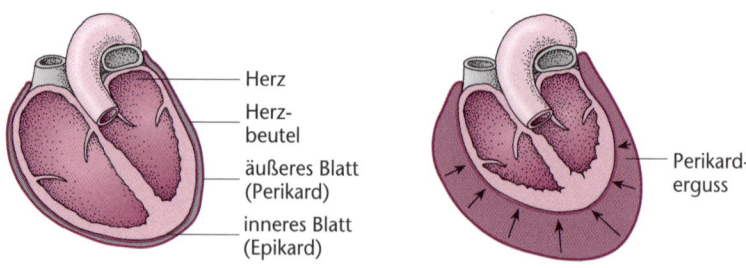

Herz
Herz-
beutel
äußeres Blatt
(Perikard)
inneres Blatt
(Epikard)

Perikard-
erguss

Abb. 1.9 Perikarderguss mit drohender Herzbeuteltamponade. [L190]

Pflege

Ein Perikarderguss kann an Größe zunehmen und dann zu einer Herzbeuteltamponade führen. Daher werden bei Patienten mit Perikarderguss Blutdruck und Puls regelmäßig kontrolliert. Blutdruckabfall, Tachykardie oder Zeichen der Rechtsherzinsuffizienz weisen auf einen beginnenden kardiogenen Schock hin → Notfall, sofort Arzt informieren!

1.8 Kardiomyopathien

Kardiomyopathien sind Erkrankungen des Herzmuskels, die mit einer Funktionsstörung des Herzens einhergehen.

Ursachen und Einteilung

Die Kardiomyopathien werden pathologisch-anatomisch unterteilt:

Hypertrophe Kardiomyopathie (HCM): Der Herzmuskel hypertrophiert und verliert an Dehnbarkeit. Dadurch verengt sich insbesondere die linke Herzhöhle, bei einem Teil der Patienten speziell auch die Ausflussbahn des linken Ventrikels (hypertrophisch-obstruktive Kardiomyopathie, HOCM). 50% der Fälle werden autosomal-dominant vererbt.

Dilatative oder **kongestive Kardiomyopathie** (DCM): Die Herzhöhlen dilatieren (weiten sich) und die Kontraktionskraft des Herzens nimmt ab. Betroffen sind alle Herzkammern, v.a. der linke Ventrikel. Es entsteht eine Pumpstörung, so dass sich am Ende der Diastole zu viel Blut im Herzen befindet. Häufig ist die Ursache unbekannt (idiopathisch). Mögliche Ursachen sind:

- Ischämien bei KHK, nach Myokardinfarkt
- Herzklappenfehler
- Bluthochdruck
- Alkohol (häufig!), Medikamente (trizyklische Antidepressiva, Lithium, Anthracycline), Kokain, Chloroform, Phosphor, Kohlenmonoxid
- Entzündungen auf dem Boden einer Autoimmunreaktion oder mikrobieller Infektionen
- Hormon- und Stoffwechselstörungen: Hyperthyreose, Phäochromozytom, Diabetes mellitus
- Neuromuskuläre Erkrankungen, z.B. Muskeldystrophien.

Restriktive oder **obliterative Kardiomyopathie** (RCM): Endokard und angrenzendes Myokard fibrosieren, wodurch die Beweglichkeit des Herzmuskels eingeschränkt und insbesondere die diastolische Füllung behindert wird. Oft lagern sich Thromben an der Herzwand an und obliterieren (verstopfen) einen Teil der Herzhöhle.

- Hypertrophe Kardiomyopathie
- Dilatative oder kongestive Kardiomyopathie
- Restriktive oder obliterative Kardiomyopathie.

- Linksherzinsuf-
  fizienz
- Angina pectoris
- Herzrhythmus-
  störungen
- Thromben
  → Embolien.

Symptome

Je nach Art der Kardiomyopathie treten unterschiedliche Symptome auf, häufig sind Linksherzinsuffizienz, Angina pectoris und Herzrhythmusstörungen. Im Herzen können sich Thromben bilden, die in den Körper- oder Lungenkreislauf gelangen und dort zu Embolien führen.

Diagnostik

Die Ursache einer Kardiomyopathie muss nach Möglichkeit herausgefunden und das Ausmaß der Kardiomyopathie beurteilt werden:

Dilatative Kardiomyopathie

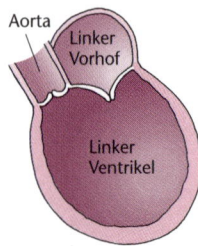

Aorta
Linker Vorhof
Linker Ventrikel

Vergrößerung des linken und/oder rechten Ventrikels mit gestörter systolischer Kammerfunktion

Hypertrophe Kardiomyopathie

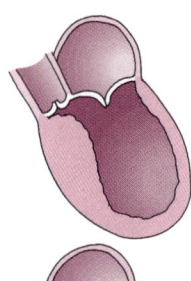

Hypertrophie des linken Ventrikels unter bevorzugter Einbeziehung des Septums ohne Dilatation mit bzw. ohne Obstruktion (Verengung) der Ausflussbahn

Mit Obstruktion

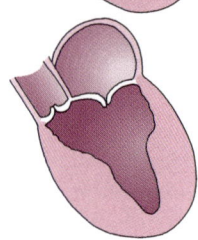

Ohne Obstruktion

Restriktive Kardiomyopathie

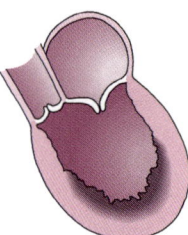

Vermehrte Steifigkeit des endomyokardialen Gewebes mit Behinderung der links- und/oder rechtsventrikulären diastolischen Füllung

Abb. 1.10 Einteilung der Kardiomyopathien. [A400-190]

- Serologische Untersuchungen, z. B. um Antikörper gegen Viren oder gegen die Herzmuskulatur selbst nachzuweisen
- Röntgen-Thorax, um Herzgröße, veränderte Lungengefäße und eine Lungenstauung bei Linksherzinsuffizienz festzustellen
- EKG und Langzeit-EKG, um Herzrhythmusstörungen zu erkennen
- Echokardiographie und Magnetresonanztomographie (Kernspintomographie, MRT, NMR), um Größe und Beweglichkeit des Herzens sowie Klappen zu beurteilen und Myokardveränderungen oder Thromben im Herzen festzustellen. Bei der **Magnetresonanztomographie** werden durch starke Magnetfelder H^+-Ionen angeregt. Spezielle Sensoren messen die entstehenden elektromagnetischen Wellen. Aus diesen Messungen wird dann mittels Computer das eigentliche Bild erstellt. Bilder können mit horizontaler, seitlicher oder frontaler Schnittführung erzeugt werden. Es kommt zu keiner Strahlenbelastung
- Linksherzkatheteruntersuchung, um die Pumpleistung des Herzens und die Koronarien zu beurteilen
- Evtl. Myokardbiopsie.

Therapie

Bei sekundären Kardiomyopathien muss die Grundkrankheit therapiert werden. Die Folgen der Kardiomyopathie (Herzinsuffizienz, Angina pectoris, Herzrhythmusstörungen) können durch Medikamente behandelt werden, aber das Fortschreiten der Erkrankung ist oftmals nicht zu verhindern. Die Patienten erhalten Cumarine (z. B. Marcumar®), um die Emboliegefahr zu verringern. Cumarine sind Vitamin-K-Antagonisten, die die Bildung der Gerinnungsfaktoren II, VII, IX und X in der Leber hemmen und so die Blutgerinnung herabsetzen. In wenigen Fällen kann durch herzchirurgische Eingriffe oder durch eine Herztransplantation der Zustand des Patienten verbessert werden.

- Therapie von Grundkrankheit und Folgen
- Antikoagulation
- Evtl. Herzchirurgie.

Komplikationen

- Schwere Herzrhythmusstörungen, die zum plötzlichen Herztod führen können
- Embolien
- Dekompensierte Herzinsuffizienz.

1.9 Herzklappenfehler

- Gestörte Ventil-
  funktion einer
  Herzklappe
- 2 Formen: Stenose
  und Insuffizienz.

Ein Herzklappenfehler (Vitium) ist eine krankhafte Veränderung einer Herzklappe mit Störung ihrer Ventilfunktion. Meist ist das linke Herz betroffen und dort die Mitralklappe häufiger als die Aortenklappe.

Es werden zwei Formen von Herzklappenfehlern unterschieden:

- **Stenose:** Die Klappe öffnet sich ungenügend. Das Herz muss einen größeren Druck aufbringen, um das Blut durch die verkleinerte Klappenöffnung zu pumpen
- **Insuffizienz:** Die Klappe schließt ungenügend, so dass bei jedem Herzschlag Blut entgegen der normalen Flussrichtung in die vorgeschaltete Herzkammer oder den Vorhof zurückströmt (Regurgitation). Das Herz muss bei jeder Pumpaktion eine entsprechend größere Menge Blut befördern und hat so eine größere Volumenarbeit zu bewältigen. Bei der **relativen Insuffizienz** kommt es durch Herzkrankheiten (z. B. Herzinsuffizienz) zu einer Vergrößerung der Herzhöhlen. Dadurch dehnen sich auch die Klappenansatzringe aus, so dass eine an sich normale Herzklappe die vergrößerte Fläche nicht mehr vollständig verschließen kann.

Ursachen

- Angeboren
- Erworben, am häu-
  figsten durch rheu-
  matisches Fieber.

❽ Herzklappenfehler können angeboren oder erworben sein. Die häufigste Ursache erworbener Herzklappenfehler bei älteren Patienten ist eine Endokarditis durch rheumatisches Fieber. Die ersten Symptome des Herzklappenfehlers treten meist erst Jahre nach der Endokarditis auf. Der Patient erinnert sich häufig nur bei genauem Nachfragen an eine Krankheit mit Fieber und Gelenkbeschwerden.

Abhängig von anato-
mischer Lage und
physiologischer Be-
deutung der Klappe.

 ### Symptome

Die Symptome der verschiedenen Herzklappenfehler leiten sich aus ihrer anatomischen Lage und Funktion ab.

Mitralklappenstenose

Druckbelastung des
linken Vorhofs →
Blutrückstau in die
Lunge.

Die Mitralklappe öffnet sich nicht genügend. Der linke Vorhof muss gegen einen größeren Widerstand pumpen, weshalb der Druck im linken Vorhof ansteigt. Blut staut sich aufgrund der Stenose in die Lunge zurück, es gelangt weniger Blut in die linke Herzkammer und damit in den Körperkreislauf (Herzminutenvolumen ↓).

Die Folgen sind:

- Vorhofflimmern
- Thromben im linken Vorhof, die zu arteriellen Embolien (Gehirn, Extremitäten, Nieren) führen können
- Lungenstauung mit Dyspnoe, nach längerem Verlauf eine pulmonale Hypertonie mit Rechtsherzinsuffizienz

- Leistungsminderung, Zyanose durch vermindertes Herzminutenvolumen.

Mitralklappeninsuffizienz

Die Mitralklappe schließt nicht komplett, so dass während der Systole Blut zurück in den linken Vorhof fließt. Der linke Vorhof vergrößert sich aufgrund der permanent größeren Blutmenge. Die Symptome sind ähnlich wie bei der Mitralstenose.

Rückfluss von Blut in den linken Vorhof während der Systole → Dilatation des Vorhofes.

Aortenklappenstenose

Bei der Aortenklappenstenose besteht eine erhöhte Druckbelastung der linken Herzkammer, die zur Hypertrophie führt. Bei Dekompensation vergrößert sich der linke Ventrikel, und der Körper wird nicht mehr ausreichend mit O_2 versorgt.
Typische Symptome sind:
- Blässe, rasche Ermüdbarkeit
- Hypotonie, Schwindel, Synkopen (kurze Ohnmachten)
- Angina pectoris, Herzrhythmusstörungen
- Dyspnoe bei Belastung.

Druckbelastung des linken Ventrikels → Hypertrophie, evtl. Dekompensation.

Aortenklappeninsuffizienz

Während der Diastole fließt Blut aus der Aorta durch die unvollständig schließende Aortenklappe in den linken Ventrikel zurück. Der linke Ventrikel vergrößert sich, da er ein größeres Volumen zu bewältigen hat. Er ist langfristig überfordert, was zu folgenden Symptomen führt:
- Große Blutdruckamplitude (hoher systolischer Druck, niedriger diastolischer Druck) mit sichtbaren Pulsationen an den Karotiden und den Fingernägeln, evtl. pulssynchrones Kopfnicken
- Blasse Haut
- Im fortgeschrittenen Stadium Linksherzinsuffizienz, seltener Angina pectoris und Herzrhythmusstörungen.

Blutrückfluss aus der Aorta in den linken Ventrikel während der Diastole → Hypertrophie.

Merke

Patienten mit Aortenklappenfehlern sind meist über einen langen Zeitraum beschwerdefrei. Klinische Zeichen sind daher als Alarmsymptome zu werten!

Diagnostik

- Herzauskultation: Abhängig vom Herzklappenfehler entsteht während der Systole oder der Diastole ein Herzgeräusch. Eine Stenose erzeugt ein Geräusch, wenn das Blut durch die verengte Klappe gepumpt wird. Bei einer Insuffizienz tritt ein Geräusch auf, wenn das Blut durch die defekte Klappe zurückfließt

- Auskultation
- EKG
- Rö-Thorax
- Echokardiographie
- Herzkatheteruntersuchung.

- EKG: Nachweis von Herzrhythmusstörungen, Zeichen einer Belastung und Vergrößerung bestimmter Herzteile abhängig von der Art des Klappenfehlers (Hypertrophiezeichen)
- Röntgen-Thorax: Veränderungen der Herzform und/oder der großen Gefäße geben Hinweise auf die Art des Klappenfehlers und auf eine Herzinsuffizienz
- (Transösophageale) Echokardiographie: Darstellung des Klappenfehlers und Beurteilung der Blutströmungsverhältnisse
- Herzkatheteruntersuchung: Beurteilung der Klappenfunktion (Klappenöffnungsfläche, Regurgitationsfraktion) sowie der Herzfunktion, Messung der Drücke im Herzen, im Körper- und Lungenkreislauf.

Therapie

Besteht eine Herzinsuffizienz, so muss diese behandelt werden. Da bei Patienten mit geschädigter Herzklappe ein erhöhtes Endokarditis-Risiko besteht, erhalten sie bei vorhersehbaren Bakteriämien (z. B. Zahnextraktionen) eine antibiotische Endokarditisprophylaxe. Bei Vorhofflimmern werden Antikoagulanzien (Cumarine, z. B. Marcumar®) zur Embolieprophylaxe verordnet.

Mitral- und Aortenklappe können operativ durch künstliche Klappen ersetzt oder rekonstruiert werden. Zur Verfügung stehen mechanische Prothesen oder Bioprothesen. Im Anschluss an die Operation müssen Patienten mit mechanischen Klappen aufgrund des erhöhten Risikos von Thromben und Embolien lebenslang Antikoagulanzien einnehmen.

- Herzinsuffizienz behandeln
- Endokarditisprophylaxe
- Evtl. Antikoagulation
- Evtl. operativer Klappenersatz.

? Übungsfragen

❶ Was versteht man unter koronarer Herzkrankheit? Nennen Sie Risikofaktoren, therapeutische Möglichkeiten (konservativ/operativ), Komplikationen!

❷ Nennen Sie fünf Symptome eines Herzinfarktes!

❸ Welche Erstmaßnahmen müssen bei einem Herzinfarkt erfolgen?

❹ Warum ist der Herzinfarkt eine lebensbedrohliche Erkrankung?

❺ Was sind Ursachen, Symptome und Therapie einer Herzinsuffizienz?

❻ Nennen Sie Ursachen einer Bradykardie sowie einer Tachykardie!

❼ Was ist eine Endokarditis? Nennen Sie die häufigste Ursache und eine mögliche Komplikation!

❽ Was ist die häufigste Ursache eines erworbenen Herzklappenfehlers?

2 Erkrankungen der Gefäße und des Kreislaufsystems

2.1 Erkrankungen der Arterien

2.1.1 Periphere arterielle Verschlusskrankheit

Die **p**eriphere **a**rterielle **V**erschluss**k**rankheit (**pAVK**) betrifft meist die Beinarterien, nur selten die Arterien der Arme. Männer sind häufiger betroffen als Frauen.

Ursachen

In über 95% der Fälle ist die pAVK arteriosklerotisch bedingt. Für die pAVK gelten die gleichen Risikofaktoren wie für die koronare Herzkrankheit (☞ 1.2). Seltenere Ursachen sind Gefäßentzündungen, z.B. Thrombangiitis obliterans.

- In 95 % arteriosklerotisch bedingt
- Betroffen sind meist die Beine.

Symptome

Bei der pAVK der Beine treten die Schmerzen abhängig vom Ort der Stenose auf. Sie sind distal der Gefäßstenose zu spüren:

- Beckentyp (35%) → Schmerzen in Gesäß und Oberschenkel
- Oberschenkeltyp (50%) → Schmerzen in der Wade
- Unterschenkeltyp (15%) → Schmerzen in der Fußsohle.

Abhängig vom Ort der Stenose.

❶ Die Stadien bzw. Schweregrade der Erkrankung werden nach Fontaine eingeteilt:

Stadium I	Beschwerdefreiheit
Stadium II	Schmerzen bei Belastung
Stadium II a	Schmerzfreie Gehstrecke ≥ 200 m
Stadium II b	Schmerzfreie Gehstrecke ≤ 200 m
Stadium III	Schmerzen in Ruhe, besonders nachts
Stadium IV	Nekrose/Gangrän (abgestorbener Gewebebezirk, »Raucherbein«).

Tab. 2.1 Einteilung der pAVK nach Fontaine.

Im Stadium II bleiben die Patienten aufgrund der Schmerzen nach einer bestimmten Gehstrecke stehen. Die Durchblutung der Beine nimmt dann wieder zu und die Schmerzen verschwinden. Aus diesem Grund wird auch von **Claudicatio intermittens** oder »Schaufensterkrankheit« gesprochen.

- Fehlender Puls
- Geräusch über der Stenose
- Blutdruck in den Beinen ↓
- Trophische Störungen
- Suche nach KHK und zerebralen Durchblutungsstörungen.

Diagnostik

Ist das Gefäß zu mehr als 90% eingeengt, ist der Puls distal der Stenose nicht mehr zu tasten. Auskultatorisch ist ein Geräusch über der Stenose zu hören. Der Blutdruck in den Beinen ist im Vergleich zum Blutdruck in den Armen stark erniedrigt. Die Haut des Beines und Fußes zeigt trophische Störungen wie fehlende Behaarung, gestörtes Nagelwachstum, zyanotische, marmorierte Haut, evtl. Ulzera (Geschwüre).

Funktionsprüfung und apparative Methoden

- Dopplerdruckmessung: In Ruhe und bei Belastung wird der Blutdruck an beiden Oberarmen und distalen Unterschenkeln gemessen. Normalerweise liegt der systolische Knöchelarteriendruck etwa 10 mmHg über dem Oberarmdruck
- Transkutane pO_2-Messung mittels Pulsoximeter
- Farbduplex-Sonographie: Strömungsgeschwindigkeit und -richtung des Blutes werden dargestellt (Strompulskurve). Ist eine Arterie komplett verschlossen, lässt sich keine Blutströmung mehr nachweisen. Weiterhin sind auch Aneurysmen und Thrombosen erkennbar
- Arteriographie (auch: Angiographie) und digitale Subtraktionsangiographie (DSA): Eine Stenose wird röntgenologisch mit Kontrastmittel sichtbar gemacht. Bei der DSA können die Gefäße computerunterstützt besonders genau dargestellt werden. Diese Verfahren werden vor einer Operation zur exakten Lokalisation der Stenose(n) durchgeführt.

Da eine Arteriosklerose selten isoliert die Arterien der unteren Extremitäten betrifft, sollte auch nach Symptomen einer koronaren Herzkrankheit und nach zerebralen Durchblutungsstörungen gesucht werden.

Beseitigung der Risikofaktoren.

Therapie

❷ Die Risikofaktoren einer Arteriosklerose müssen soweit wie möglich beseitigt und gemieden werden: Nikotinverzicht, konsequente Einstellung von Blutdruck, Blutzuckerspiegel und Fettstoffwechselstörungen.

Konservative Therapie

Im Stadium I und II der pAVK steht das Gehstreckentraining im Vordergrund. Die Patienten sollen mehrmals täglich in bestimmten Intervallen nach einem Schema Fußbewegungen machen bzw. gehen. Es bilden sich daraufhin neue Zuflüsse zu den Gefäßen distal der Stenose aus, sog. Kollateralen. Diese verbessern die Blutversorgung des Gewebes, das vorher nur von dem verengten Gefäß versorgt wurde.

In den Stadien II bis IV kann die Durchblutung medikamentös verbessert werden. Dazu dienen Thrombozytenaggregationshem-

Stadium I:
- Gehtraining

Stadium II–IV:
- Prostanoide
- Phosphodiesterase-Hemmer
- Thrombozytenaggregationshemmer.

mer (ASS, Clopidrogel) sowie Prostanoide (Alprostadil, z. B. Prostavasin®), die intravenös oder direkt intraarteriell zugeführt werden. Phosphodiesterase-Hemmer (z. B. Pentoxifyllin®) steigern die Mikrozirkulation.

In jedem Stadium sollte eine sorgfältige Fußpflege durchgeführt werden. Verletzungen im Fußbereich müssen aufgrund der schlechten Heilungstendenz vermieden werden.

Rekanalisierende und operative Verfahren

Diese Verfahren werden im Stadium II bis IV angewendet.

- Perkutane transluminale Angioplastie (PTA): Ein Katheter, an dessen Ende sich ein kleiner Ballon befindet, wird in dem betroffenen Gefäß bis zur Stenose vorgeschoben. Hier wird der Ballon aufgeblasen und dehnt so die Stenose wieder auf. Anschließend wird ein Stent eingelegt
- Andere Kathetermethoden: Rotations-, Laser-, Ultraschall-Angioplastie
- Lokale Lyse: Bei arteriellen Thrombosen werden Substanzen, die die Fibrinolyse aktivieren (z. B. Streptokinase, t-PA) mit einem Katheter direkt an den Thrombus herangebracht. Die Kontraindikationen sind hierbei weniger streng als bei der systemischen Lyse (☞ 1.3)
- Thrombendarteriektomie (TEA): Bei kurzstreckigen Verschlüssen wird der Thrombus mit der Gefäßinnenwand aus dem Gefäß ausgeschält
- Bypass-Operation: Langstreckige oder multiple Stenosen werden durch einen Gefäßersatz (Prothese) überbrückt. Hierzu eignet sich die körpereigene V. saphena magna für engere Gefäße oder körperfremdes Material (Kunststoff), an dem sich jedoch leichter Thromben bilden
- Amputation: Kann bei Gangrän oder unbeherrschbaren Schmerzen eine ausreichende Durchblutung durch die oben genannten Maßnahmen nicht wiederhergestellt werden, muss der betroffene Extremitätenabschnitt amputiert werden.

- PTA
- Lyse
- TEA
- Bypass-OP
- Ggf. Amputation.

2.1.2 Akuter Verschluss einer Extremitätenarterie

Bei einem akuten Arterienverschluss wird die Blutzufuhr plötzlich komplett unterbrochen. Die Arme sind davon mit 15% der Fälle wesentlich seltener betroffen als die Beine. Es handelt sich um einen gefäßchirurgischen Notfall!

Ursachen

Ein akuter Arterienverschluss wird in über 70% der Fälle durch eine Embolie (verschlepptes Blutgerinnsel) hervorgerufen. Der Embolus stammt meist aus dem linken Herzen, wenn dort der Blutfluss gestört ist, z. B. bei Herzinfarkt, Mitralklappenfehler,

- Komplette Unterbrechung der Blutzufuhr
- Gefäßchirurgischer Notfall.

- Embolie
- Thrombose.

Vorhofflimmern, und wird von dort in den Körperkreislauf ge-spült. Weitere Emboliequellen sind z. B. Aneurysmen der Aorta. Seltener wird ein Arterienverschluss durch eine Thrombose bei vorbestehender Arteriosklerose verursacht.

Symptome und Diagnostik

❸ Charakteristisch sind die aus dem Englischen stammenden 6 × P:

- **P**ain: Heftige, akut einsetzende Schmerzen distal der Stenose
- **P**aleness: Blässe des betroffenen Körperteils
- **P**araesthesia: Missempfindungen, Gefühlsstörungen
- **P**ulselessness: Fehlende Pulse distal der Stenose
- **P**aralysis: Bewegungsunfähigkeit des betroffenen Körperteils
- **P**rostration: Schock.

Ist die Ursache des Arterienverschlusses eine lokale Thrombose, so entwickeln sich die Symptome häufig langsam und sind nicht so drastisch.

Anhand der Anamnese und der Symptome kann meist schon die Diagnose gestellt werden.

In unklaren Fällen wird eine Farbduplex-Sonographie und evtl. eine Arteriographie durchgeführt.

Therapie

Sofortmaßnahmen

- 10 000 IE Heparin i. v., um die weitere Anlagerung eines Thrombus zu verhindern
- Schmerzmittelgabe, z. B. Opiate i. v. (Dolantin®)
- Intravenöse Volumenzufuhr, um einem Schock vorzubeugen
- Betroffene Extremität in Watte wickeln und tief lagern, um die Durchblutung zu erhöhen
- Chirurgen informieren, Nahrungskarenz (wegen Notfall-OP).

Merke

Streng verboten sind: Hochlagerung der Extremität, äußere Anwendung von Wärme oder Kälte!

Rekanalisierende Verfahren

Es gibt verschiedene Verfahren, um die Durchlässigkeit des Ge-fäßes wieder herzustellen (zu rekanalisieren):

- Embolektomie: Ein Katheter (Fogarty-Ballonkatheter, Abb. 2.1), an dessen Ende sich ein kleiner Ballon befindet, wird in das Gefäß und durch den Embolus hindurchgeschoben. Da-raufhin wird der Ballon aufgeblasen und gemeinsam mit dem Embolus zurückgezogen. Dies ist meist nur innerhalb der

Marginalien:

Klinik: 6 P's.

Diagnose anhand
- Klinik
- Ggf. Farb-Doppler-Sonographie
- Arteriographie.

- Embolektomie
- Lyse
- Thrombend-arteriektomie
- Bypass-OP.

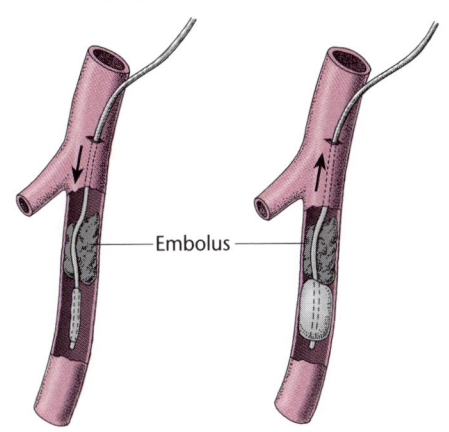

Embolus

Abb. 2.2
Embolektomie mit
einem Fogarty-
Ballonkatheter.
[A400-190]

ersten sechs Stunden möglich, da der Embolus in dieser Zeit noch nicht fest mit der Gefäßwand verhaftet ist
- Thrombusauflösung mittels lokaler Lyse.

Zusätzlich muss die Ursache der Embolie bzw. des Arterienverschlusses beseitigt werden. Ist dies nicht möglich, wird die Gerinnungsfähigkeit des Blutes mit Cumarinen (z. B. Marcumar®) herabgesetzt, um weiteren Embolien vorzubeugen.

Komplikationen
Bei einer kompletten Ischämie der Extremität, dem sog. **Tourniquet-(Stauschlauch-) Syndrom,** zerfällt die Muskulatur nach 6 – 12 Std. Es entwickelt sich eine metabolische Azidose und eine Hyperkaliämie. Mit dem Urin wird Myoglobin ausgeschieden und es kommt zu einem akuten Nierenversagen.

Tourniquet-Syndrom
mit akutem Nieren-
versagen.

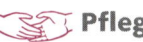 **Pflege**

Merke

Bei akutem Arterienverschluss sind streng verboten:
- Hochlagern der Extremität
- Antithrombosestrümpfe
- Äußere Anwendung von Wärme oder Kälte, da diese den Sauerstoffbedarf des Gewebes erhöhen, dem nicht entsprochen werden kann
- I. m.-Injektionen (wegen möglicher Lysebehandlung)!

2.1.3 Zerebrale Ischämien

Zerebrale Ischämien beeinträchtigen die Blutversorgung des Gehirns und rufen entsprechende Symptome hervor, abhängig vom minderversorgten Hirnareal. Der Hirninfarkt (auch: Schlaganfall, Gehirnschlag, zerebraler Insult oder Apoplex) ist verantwortlich für 15% aller Todesfälle.

Einteilung

4 Verlausformen.

Abhängig von Dauer und Erscheinungsbild werden vier Verlaufsformen der zerebralen Ischämie unterschieden:
- **TIA, t**ransitorisch **i**schämische **A**ttacke: Die neurologischen Symptome bilden sich innerhalb von 24 Stunden zurück. Eine TIA kann sich auch in *drop attacks* (Stürzen ohne Bewusstseinsverlust, kurzzeitige Sehstörungen) und Episoden mit Gedächtnisverlust zeigen. Da eine TIA als Vorläufer eines Hirninfarktes gilt, sollte nach einem solchen Ereignis eine intensive Diagnostik erfolgen
- **PRIND, p**rolongiertes **r**eversibles **i**schämisches **n**eurologisches **D**efizit: Die Symptome bilden sich erst nach einigen Tagen zurück
- **Progredienter Infarkt:** Zunahme der Symptomatik innerhalb einiger Stunden (bis Tage)
- **Hirninfarkt:** Durch den Untergang von Hirngewebe entsteht eine bleibende neurologische Symptomatik, die sich nur inkomplett oder gar nicht zurückbildet.

Ursachen

Häufigste Ursache: Arteriosklerose.

Die häufigste Ursache einer zerebralen Ischämie ist die Arteriosklerose (☞ 1.2) der hirnversorgenden Arterien. Die Risikofaktoren entsprechen denen der koronaren Herzerkrankung. Weitere Risikofaktoren sind starker Alkoholkonsum, Migräne vor der Menopause und zerebrale Ischämien bei Verwandten ersten Grades.

Eine weitere Ursache sind Embolien. Emboliequelle ist meist das Herz. Hier bilden sich Thromben z.B. bei Vorhofflimmern, an künstlichen Herzklappen, bei Herzinfarkt oder bei einer bakteriellen Endokarditis. Aus dem Herzen werden die Gerinnsel über den Blutstrom in das Gehirn geschwemmt und verschließen dort kleine Gefäße. Auch an arteriosklerotisch veränderten Gefäßwänden können sich Thromben bilden. Diese können sich ablösen und Ursache einer Embolie sein.

Sind die hirnversorgenden Arterien verengt, führt ein vorübergehend erniedrigter Blutdruck zu einer Minderdurchblutung des Gehirns. Auch eine erhöhte Viskosität des Blutes (Zähflüssigkeit aufgrund vermehrter Erythrozyten) spielt eine Rolle bei der Entstehung von Ischämien. Weiterhin können Gefäße auch von außen durch Hämatome oder Tumoren verengt werden.

Symptome

Die Symptome des Hirninfarktes sind abhängig davon, welches Hirnareal (sog. Infarktbezirk) vom Gewebeuntergang betroffen ist. Da sowohl die absteigenden motorischen als auch die aufsteigenden sensiblen Nervenbahnen kreuzen, werden die neurologischen Ausfälle in der Regel auf der zum Infarktbezirk entgegengesetzten Körperhälfte (kontralateral) sichtbar. Eine Ausnahme bilden Ischämien des Hirnstamms und des Rückenmarks.

Symptome sind:

- Kontralaterale Hemiparese: Halbseitige Muskellähmung oder -schwäche auf der entgegengesetzten Körperhälfte. Die Muskellähmung ist zunächst schlaff, erst nach einigen Tagen entwickelt sich eine Spastik
- Kontralaterale Sensibilitätsstörungen
- Bewusstseinsstörungen bis zum Koma
- Schwindel, Erbrechen
- Aphasien (Sprachstörungen aufgrund einer Störung des Sprachzentrums im Gehirn): In der Regel treten Aphasien bei Infarkten der dominanten (linken) Hirnhälfte auf. Abhängig von der Lokalisation der Schädigung werden verschiedene Aphasien unterschieden:
  - Motorische Aphasie (Broca): Störung des Sprechens, bei der der Patient hören und verstehen kann
  - Sensorische Aphasie (Wernicke): Störung des Sprachverständnisses, bei der der Patient Sätze und Wörter ohne Sinn bildet
  - Amnestische Aphasie: Dem Patienten fehlen einzelne Wörter, die er umschreiben muss

Symptome: Abhängig vom betroffenen Hirnareal.

2

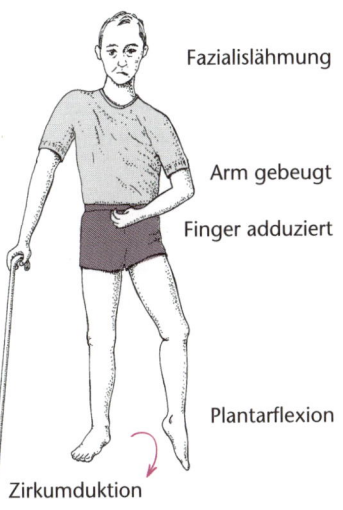

Fazialislähmung

Arm gebeugt

Finger adduziert

Plantarflexion

Zirkumduktion

Abb. 2.3
Patient mit linksseitiger Hemiparese.
[A300-190]

- Dysarthrie: Störung der Sprachmotorik mit verwaschener Sprache
- Hemianopsie: Halbseitige Sehstörung durch Schädigung der Sehbahn oder des Sehzentrums
- Agnosie: Das (optische, taktile oder akustische) Erkennen von Gegenständen ist gestört
- Apraxie: Bewegungs- und Handlungsabfolgen sind gestört
- Inkontinenz
- Hirnödem.

Diagnostik
- Bei einer neurologischen Untersuchung werden die Ausfälle dokumentiert
- Im Computertomogramm des Schädels wird der Infarkt häufig erst nach einigen Stunden bis Tagen als Bereich mit verminderter Dichte sichtbar. Manchmal zeigen sich aber schon kurz nach dem Ereignis sog. Frühzeichen wie eine verdickte A. cerebri media
- MRT zur Darstellung des Infarktareals
- EKG und Echokardiographie: Das EKG sichert ein Vorhofflimmern; in der Echokardiographie sind Thromben auf den Herzklappen oder in den Herzkammern bzw. -vorhöfen sichtbar
- Bei der Auskultation der Halsgefäße deuten Strömungsgeräusche auf Gefäßstenosen hin
- Mit Hilfe der Duplex-Sonographie können Stenosen der hirnversorgenden Arterien nachgewiesen werden
- Mit Hilfe der Angiographie und der DSA wird der Ort eines Gefäßverschlusses gefunden
- Beim Elektroenzephalogramm (EEG) werden mittels Elektroden auf oder in der Kopfhaut Potenzialschwankungen der Hirnrinde registriert. Bei einem Hirninfarkt können sich einen Herdbefund oder Allgemeinveränderungen zeigen
- Labor: BZ-Stix, um eine Hypoglykämie (Unterzuckerung) auszuschließen. Ggf. werden auch Untersuchungen von Entzündungswerten und speziellen Gerinnungsfaktoren veranlasst.

Therapie und Prognose

Stroke-Units.

Die Symptome eines Hirninfarktes erfordern eine sofortige Therapie. In verschiedenen neurologischen Kliniken wurden zur intensiveren Versorgung der Patienten spezielle Stationen, sog. Stroke-Units, eingerichtet.
- Kreislaufstabilisierung: Nach einem Schlaganfall tritt häufig ein hoher Blutdruck auf, der jedoch nicht zu stark gesenkt werden darf, um eine ausreichende Durchblutung des Gehirns (und insbesondere der Umgebung des Infarktareals) zu gewährleisten

- Zufuhr von O_2
- Kontrolle des Blutzucker-Spiegels
- Thromboseprophylaxe durch eine Low-Dose-Heparinisierung, elastische Strümpfe und Bewegungsübungen
- Ggf. Lysetherapie mittels t-PA. Diese Therapie wird nur innerhalb der ersten drei Stunden und bei relativ jungen Patienten durchgeführt, wenn ein Gefäßverschluss gesichert wurde. Es besteht ein hohes Blutungsrisiko
- Evtl. Therapie des Hirnödems mit Medikamenten oder durch Operation (Entfernung eines Teils des Schädelknochens zur Druckentlastung)
- Zur Rezidivprophylaxe werden Thrombozytenaggregationshemmer (z. B. Acetylsalicylsäure, Clopidogrel) und Cumarin (z. B. Marcumar®) eingesetzt. Bei ausgeprägten (hämodynamisch wirksamen) Stenosen der A. carotis interna ist zur Prophylaxe weiterer Infarkte eine Bypass-Operation indiziert
- Wenn die Spastiken durch Physiotherapie nicht ausreichend beeinflusst werden können, kann eine medikamentöse Therapie mit Tizanidin (z. B. Sirdalud®) oder Baclofen (z. B. Lioresal®) versucht werden
- Sprechstörungen erfordern eine logopädische Behandlung
- Ergotherapie, um die Gestaltung des Alltags trotz Lähmungen bewältigen zu können.

Je nach Ausprägung des Infarktbezirkes bilden sich die Symptome wieder zurück. Entscheidend für die Prognose ist eine schnelle und adäquate Versorgung des Patienten nach dem Ereignis.

2.1.4 Raynaud-Syndrom

Beim Raynaud-Syndrom (sprich »räno«) kommt es kurzfristig und reversibel zur Minderdurchblutung der Finger durch Gefäßspasmen. In 80% der Fälle sind Frauen betroffen.

Minderdurchblutung der Finger durch Gefäßspasmen.

Ursachen und Einteilung
Es wird das primäre (10%) vom sekundären (90%) Raynaud-Syndrom unterschieden.
Das **primäre Raynaud-Syndrom** ist funktionell bedingt. Die Gefäßspasmen werden durch Kälte oder Emotionen ausgelöst, oft in Kombination mit Einschnürungen (z. B. durch Einkaufstasche).
Beim **sekundären Raynaud-Syndrom** treten organische Veränderungen der Fingerarterien auf, meist im Rahmen anderer Grunderkrankungen wie Kollagenosen, Vaskulitiden, hämatologischer Erkrankungen oder als Nebenwirkung einiger Medikamente (Ergotamin, β-Blocker).

- Schmerzhafte Finger
- Verfärbung der Fingerkuppen.

Symptome

Die Gefäßspasmen sind schmerzhaft, treten anfallsartig auf und dauern meist nicht länger als 30 Minuten. Die Fingerkuppen sind erst kalt und blass, dann zyanotisch und anschließend durch eine reaktive Hyperämie gerötet.

Beim sekundären Raynaud-Syndrom treten die Anfälle häufiger auf und halten länger an, die Endglieder der Finger sind meist asymmetrisch befallen. Im fortgeschrittenen Stadium treten trophische Hautveränderungen, Entzündungen und punktförmige Nekrosen der Finger auf.

- Kapillarmikroskopie.

Diagnostik

Ein Raynaud-Anfall kann provoziert werden, indem die Hände drei Minuten in Eiswasser gehalten werden. Beim sekundären Raynaud-Syndrom findet sich bei der Kapillarmikroskopie der Nagelfalzkapillaren ein erhöhter Kapillardurchmeser.

Therapie

Die Therapie besteht beim primären Raynaud-Syndrom aus Vermeidung von Kälte und Nässe sowie strenger Nikotinabstinenz. Beim sekundären Raynaud-Syndrom muss die auslösende Grunderkrankung behandelt werden.

2.1.5 Aneurysma

Aussackung der Arterienwand.
- Bauchaortenaneurysma
- Zerebrales Aneurysma.

❹ Aneurysmen sind Aussackungen der Arterienwände. Sie sind entweder angeboren oder werden im Laufe des Lebens erworben. Ursachen können bestimmte Infektionen (z.B. Syphilis), Arteriosklerose oder Gefäßverletzungen sein. Aneurysmen treten am häufigsten auf als Bauchaortenaneurysma oder als zerebrales Aneurysma.

Bauchaortenaneurysma

Das Bauchaortenaneurysma liegt meist zwischen dem Durchtritt der Aorta durch das Zwerchfell und ihrer Aufgabelung in die Aa. iliacae und wird v.a. durch eine Arteriosklerose und Bluthochdruck verursacht.

Aneurysmen fallen häufig erst durch Komplikationen auf.

Symptome und Komplikationen

Viele Patienten mit einem Bauchaortenaneurysma haben keine Beschwerden. Durch die Größenzunahme des Aneurysmas kann es allerdings zur Verdrängung benachbarter Organe sowie zu Bauch- oder Rückenschmerzen kommen. Da im Bereich des Aneurysmas die Blutströmung verlangsamt ist, können sich Thromben bilden. Teile des Thrombus können sich lösen, mit dem Blutstrom verschleppt werden und Embolien verursachen.

Gefürchtete Komplikation ist die Ruptur des Aneurysmas. Das die Wand des Aneurysmen sehr dünn ist, reichen oft geringe Blutdruckerhöhungen ausreichen, um es platzen zu lassen. Es treten dann Zeichen eines akuten Abdomens mit starken Schmerzen und Schock auf. Wird die Rupturstelle nicht durch Darmschlingen oder Mesenterium abgedichtet, fließt das Blut ungehindert in die freie Bauchhöhle. 70% der Patienten sterben vor OP-Beginn.

Diagnostik und Therapie

Das Bauchaortenaneurysma ist in der Sonographie, in der Farbduplex-Sonographie, im CT oder der Angiographie erkennbar. Ab einem Durchmesser von etwa 5 cm, sollte ein Aneurysma operativ entfernt und der entsprechende Gefäßabschnitt durch eine Gefäßprothese ersetzt werden. Kleinere Aneurysmen müssen regelmäßig sonographisch kontrolliert werden. Das rupturierte Aneurysma, das mit einer hohen Letalität einhergeht, muss notfallmäßig operiert werden.

Diagnostik:
- Ultraschall
- Farb-Doppler-Sonographie
- CT
- Angiographie.
Therapie: OP.

Zerebrales Aneurysma

Das zerebrale Aneurysma ist meist im vorderen Abschnitt des Circulus arteriosus Willisi (Arterienkreis an der Hirnbasis) lokalisiert und entsteht meist aufgrund einer angeborenen Gefäßwandschwäche. Mit 2% ist es in der Bevölkerung relativ häufig.

Ursachen

Meist liegt eine angeborene Gefäßwandschwäche vor. Seltenere Ursachen sind Arteriosklerose, Trauma oder Entzündungen (mykotisches Aneurysma, Vaskulitis) der Hirngefäße.

Symptome und Komplikationen

Ein Aneurysma kann sich durch anfallsartige Kopfschmerzen oder vorübergehende Hirnnervenausfälle bemerkbar machen. Rupturiert ein Aneurysma kommt es zur Blutung zwischen die Arachnoidea und die Pia mater, einer **Subarachnoidalblutung (SAB),** mit folgenden Symptomen:
- Plötzlich einsetzender, extrem starker Kopfschmerz, der in Nacken und Schultern ausstrahlt
- Übelkeit und Erbrechen
- Bewusstseinsstörung bis zum Koma
- Meningismus nach einigen Tagen
- Schwankungen von Blutdruck, Herzfrequenz und Atmung
- Epileptische Anfälle.

Diagnostik

Das zerebrale Aneurysma wird mit Hilfe von CT oder MRT sowie Angiographie dargestellt. Bei Verdacht auf Ruptur wird ggf. eine Lumbalpunktion durchgeführt, bei der sich Blut im Liquor nach-

- CT
- Angiographie
- Evtl. Lumbalpunktion

weisen lässt. Mit Hilfe der transkraniellen Doppler-Sonographie können Spasmen der Blutgefäße dargestellt werden. Diese stellen eine Kontraindikation für die Durchführung einer Angiographie dar. Voraussetzung für eine Operation ist eine Angiographie, um die genaue Lokalistion und Größe des Aneurysmas zu bestimmen.

Therapie

Eine akute Subarachnoidalblutung ist ein Notfall:

- Stabilisierung und engmaschige Überwachung von Kreislauf, Atmung und Bewusstseinslage
- Sedierung, z. B. mit Diazepam (z. B. Valium®)
- Schmerzbekämpfung, z. B. Morphinderivate (z. B. Temgesic®)
- Hirnödembehandlung mit Kortikosteroiden
- Prophylaxe des Vasospasmus der Hirngefäße mit Kalziumantagonisten (z. B. Nimodipin als Nimotop®).

Abhängig vom Zustand des Patienten wird innerhalb der ersten drei Tage nach Blutung operiert bzw. dann, wenn die Gefahr von reflektorischen Vasospasmen der Hirngefäße geringer ist (nach ca. zwei Wochen). Hierbei wird das rupturierte Aneurysma mikrochirurgisch durch Clippung beseitigt. Wichtigster prognostischer Faktor ist der anfängliche Bewusstseinszustand: Bei primär komatösen Patienten beträgt die Letalität etwa 70%, bei wachen Patienten nur 10%.

Komplikationen

- Rezidivblutungen sind relativ häufig und gehen mit eine erhöhten Mortalität einher
- Vasospasmen: Durch die Kontraktion der Hirngefäße insbesondere nach 7 bis 14 Tagen kann es zum Hirninfarkt kommen
- Durch eine Abflussstörung des Liquors kann sich ein Hydrozephalus entwickeln.

2.2 Erkrankungen der Venen

Der Rückfluss des venösen Blutes aus den Beinen zum Herzen erfolgt weitgehend über große tiefe Venen, den sog. Leitvenen. Das Blut aus dem oberflächlichen Venensystem fließt über Perforans-Venen in die Leitvenen ab. Durch das Zusammenspiel von Muskelpumpe und Venenklappen wird der Blutfluss gegen die Schwerkraft ermöglicht.

Therapie:
- Früh-OP innerhalb von 3 Tagen oder
- Spät-OP nach 3 Wochen.

2.2.1 Varikosis

Als **Varikosis** (Krampfaderleiden) werden ausgedehnte Varizen der Beine bezeichnet. **Varizen** (Krampfadern) sind erweiterte und geschlängelt verlaufende Venen, die meist an den Beinen auftreten.

Ursachen

Aufgrund einer Venenwandschwäche weiten sich die oberflächlichen Venen, wodurch sich die Venenklappen voneinander entfernen und nur noch unvollständig schließen. Es kommt zur Umkehr des Blutflusses und zu einem Rückstau des Blutes zunächst im oberflächlichen Venensystem, später auch in den Perforans-Venen und im tiefen Venensystem. Begünstigt wird die Varikosis durch stehende oder sitzende Tätigkeiten, Übergewicht und Schwangerschaft. Meist liegt eine familiäre Häufung vor. Weiterhin tritt eine Varikosis im Gefolge anderer Venenerkrankungen auf, z. B. nach einer tiefen Beinvenenthrombose.

Erweiterte Venen aufgrund einer Venenwandschwäche.

Einteilung

Es lassen sich je nach Lokalisation der Varizen drei Formen unterscheiden:

- **Besenreiser** sind kleine, in der Haut gelegene, erweiterte Venen, die netzartig angeordnet sind
- **Retikuläre Varizen** liegen im Subkutangewebe. Die dabei intakten Perforansvenen gewährleisten die Verbindung zwischen tiefen und oberflächlichen Venen
- **Stammvarizen** sind erweiterte tiefe Hauptvenen, z. B. die V. saphena magna und V. saphena parva an der Innenseite des

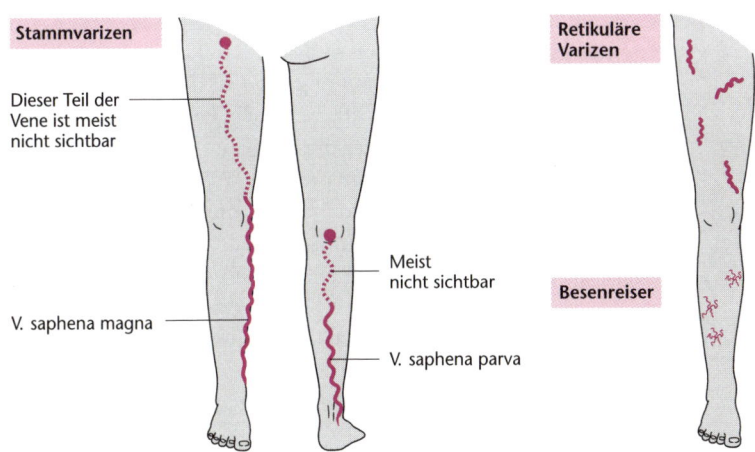

Abb. 2.4 Verschiedene Formen der Varikosis. [L157]

Beines bzw. an der Rückseite des Unterschenkels. Dabei sind die Perforansvenen und die Mündungsklappe in die V. femoralis meist funktionslos.

Symptome

Die Varikosis kann lange Zeit symptomlos bleiben, auch stehen die Beschwerden nicht unbedingt in Beziehung zum Ausmaß der Varikosis. Nach dem klinischen Verlauf lassen sich **vier Stadien** unterscheiden:

I   Keine Beschwerden, evtl. kosmetisches Problem

II Stauungsgefühl, nächtliche Wadenkrämpfe, Sensibilitätsstörungen

III Stauungsekzem mit bräunlicher Verfärbung (Purpura jaune d'ocre) und Verhärtung (Lipodermatosklerose) der Haut. Am Sprunggelenk bilden sich weißliche, stark druckschmerzhafte, narbige Einziehungen (Atrophie blanche)

IV **Ulcus cruris:** Schon durch kleinste Verletzungen entsteht meist am Innenknöchel eine nässende, oft sehr schmerzhafte Wunde. Ab diesem Stadium wird der Verlauf extrem langwierig.

4 Stadien.

Diagnostik

- Funktionstests: Trendelenburg-Test (Funktion der Venenklappen), Perthes-Test (Durchgängigkeit der tiefen Beinvenen)
- Farbduplex-Sonographie, zum Nachweis der Durchlässigkeit der tiefen Venen und von Klappeninsuffizienzen, zur Darstellung der Stärke und Richtung des Blutflusses in den oberflächlichen Venen
- Evtl. Phlebographie (Venendarstellung mit Röntgenkontrastmittel) bei geplanter operativer Varizenentfernung.

Therapie

❺ Durch Bewegung, bzw. aktive Muskelpumpe der Wadenmuskulatur im Sitzen, Hochlagerung der Beine, Kompressionsstrümpfe (Einschnürungen vermeiden), Schuhe mit flachen Absätzen, Vermeiden von Wärme, Gewichtsreduktion sowie atemvertiefende Maßnahmen zur Unterstützung des venösen Rückstroms können die Beschwerden einer Varikosis gelindert werden. Sind diese Maßnahmen nicht ausreichend, kann je nach Gefäßgröße eine Sklerosierung, eine Ligatur der insuffizienten Perforans-Venen oder eine operative Entfernung der Varizen (Venenstripping) vorgenommen werden. Dafür muss das tiefe Venensystem durchgängig sein, damit der Blutrückfluss zum Herzen gesichert ist.

Ein Ulcus cruris wird mit Hydrokolloidverbänden, fibrinolytischen Salben, antiseptischen Bädern und Zinkpaste behandelt. Nekrotische Beläge müssen entfernt werden. Antibiotika-Salben

- Ligatur
- Stripping
- Sklerosierung.

werden nur bei nachgewiesener Superinfektion verwendet, um frühzeitige Kontaktallergien zu vermeiden.

Prophylaxe

Um das Auftreten von Varizen zu verhindern oder ihren Verlauf günstig zu beeinflussen, sollte folgendes beachtet werden:

- Viel laufen oder liegen, nicht lange sitzen oder stehen, Beine nicht übereinander schlagen
- Beine morgens und abends mit kaltem Wasser abbrausen
- Übergewicht vermeiden
- Regelmäßig Sport treiben (Schwimmen, Radfahren, Wandern)
- Tief atmen, um aufgrund der so entstehenden Sogwirkung den venösen Rückfluss zu unterstützen.

2.2.2 Oberflächliche Thrombophlebitis

Eine oberflächliche Thrombophlebitis ist eine Entzündung der Gefäßinnenhaut (Endothel) einer oberflächlichen Vene mit deren Verlegung.

Entzündungen der Gefäßinnenhaut.

Ursachen

Patienten mit Varizen können eine **abakterielle Thrombophlebitis** entwickeln. Durch Bettruhe, mangelnde Bewegung oder Verletzungen können sich in den Varizen Thromben bilden, in die Leukozyten einwandern und zu einer Entzündung des Endothels führen. Die **bakterielle Thrombophlebitis** tritt meist an den Armen auf. Sie wird hervorgerufen durch Venenverweilkanülen oder durch Injektionen von endothelreizenden Lösungen.

- Immobilisation
- Verletzungen
- Reizung des Endothels.

Symptome

Bei einer Thrombophlebitis treten die typischen Entzündungszeichen auf:

- Rubor: Rötung
- Calor: Überwärmung
- Dolor: Schmerzen
- Tumor: Tastbarer derber Venenstrang.

Rubor, Calor, Dolor, Tumor.

Es besteht die Gefahr, dass der Thrombus sich bis in das tiefe Beinvenensystem ausdehnt.

Bei einer bakteriellen Venenentzündung kann zusätzlich Fieber auftreten. Die Entwicklung eines Abszesses oder einer Sepsis ist möglich.

- Heparinsalbe
- Kompressions-
  verband
- Bein hochlagern
- Mobilisation
- Evtl. Stichinzision.

Therapie

Bei einer Thrombophlebitis am Bein wird ein Kompressionsverband angelegt, um den venösen Blutrückfluss zu fördern. Der
Patient sollte nach Möglichkeit viel laufen, um eine Thrombose
im Bereich der entzündeten Gefäßwand zu verhindern (Verordnung von Bettruhe ist ein Behandlungsfehler), nachts wird das
Bein hoch gelagert. Ist der Patient bettlägerig oder ist die
V. saphena magna im oberen Bereich betroffen, ist eine Therapie
mit Heparin erforderlich.

Bei einer frischen Thrombophlebitis kann die Vene durch eine
Stichinzision eröffnet und das thrombotische Material ausge-
presst werden.

2.2.3 Tiefe Venenthrombose

Verschluss einer
tiefen Vene durch
einen Thrombus.

Bei der tiefen Venenthrombose (Phlebothrombose) kommt es
lokal zur Gerinnung von Blutbestandteilen in einer tiefen Vene.
Der entstehende Thrombus verstopft das Blutgefäß.

Ursachen

Virchow-Trias.

Für eine tiefe Venenthrombose sind vor allem drei Faktoren verantwortlich, die als **Virchow-Trias** zusammengefasst werden:

- Schädigung des Endothels, z.B. durch Entzündungen oder
  Verletzungen
- Veränderte Blutströmung, meist Strömungsverlangsamung,
  z.B. bei Varizen, Bettlägerigkeit bzw. Immobilisierung durch
  Lähmungen oder bei Rechtsherzinsuffizienz
- Veränderte Blutzusammensetzung, z.B. bei Thrombozytose,
  Mangel an natürlichen Hemmstoffen der Blutgerinnung (z.B.
  Protein C, Protein S, Antithrombin III).

Besonders gefährdet sind ältere und bettlägerige Patienten, Patienten mit Herzinsuffizienz, Hirninfarkt, Leberzirrhose, Thrombose in der Vorgeschichte. Ebenfalls besteht ein erhöhtes Risiko
bei Einnahme der Antibabypille, während der Schwangerschaft
und im Wochenbett, nach Operationen und erheblichen Verletzungen besonders an den Beinen oder am Becken.

Die tiefe Venenthrombose findet sich zu 10% in der V. iliaca, zu
50% in der V. femoralis, zu 20% in der V. poplitea und zu 20% in
den Unterschenkelvenen. Die linke Körperhälfte ist häufiger betroffen.

Symptome

❻ An der betroffenen Extremität können sich folgende Symptome zeigen:

- Schwere- und Spannungsgefühl, ziehende Schmerzen
- Druckempfindlichkeit im Verlauf der tiefen Vene

- Waden- und Fußsohlenschmerzen bei Belastung
- Schwellung, festzustellen durch vergleichende Umfangsmessung der Beine
- Livide (rot-bläuliche) Verfärbung der Haut, manchmal Glanzhaut und Überwärmung
- Evtl. subfebrile Temperaturen und Tachykardie.

Merke

Besteht der Verdacht auf eine tiefe Venenthrombose, muss der Patient Bettruhe einhalten, bis die Diagnose gesichert ist. Für den Patienten besteht u. U. Lebensgefahr, wenn sich ein größerer Thrombus löst und eine Lungenembolie verursacht!

Diagnostik

Untersuchung verschiedener Druckschmerzpunkte: Fußsohlenschmerz (Payr-Zeichen), Meyer-Druckpunkte, Kniekehlenschmerz, Adduktorenschmerz, Leistenschmerz.

Im Serum können die **D-Dimere,** ein Fibrinogen-Spaltprodukt, bestimmt werden. Ein positiver Test ist verdächtig für eine Thrombose, beweist diese jedoch nicht. Ein negativer Test spricht gegen eine frische Thrombose.

In der **Doppler-Sonographie** wird die Blutströmung als Kurve und/oder Ton dargestellt. Ist die Vene durch den Thrombus (echodichtes Material) komplett verschlossen, lässt sich keine Blutströmung mehr nachweisen. In der Duplex-Sonographie können Gefäßstenosen und -ablagerungen dargestellt werden.

In unklaren Fällen ist zusätzlich eine **Phlebographie** angezeigt: Hierbei werden die Venen mit Hilfe von Kontrastmittel röntgenologisch dargestellt. Sonographie und Phlebographie sollten beidseitig durchgeführt werden, da doppelseitige Thrombosen vorkommen.

- Druckschmerzpunkte am Bein
- D-Dimere im Serum
- Doppler-Sonographie
- Phlebographie.

Merke

Die Diagnostik muss möglichst rasch erfolgen, da der Erfolg aller therapeutischen Maßnahmen entscheidend vom Alter der Thrombose abhängt.

Therapie

Ziel ist es, eine Lungenembolie zu verhindern und die Vene durch Auflösung des Thrombus wieder durchgängig zu machen.

Die Extremität wird hoch gelagert und ein Kompressionsverband angelegt. Dies fördert den venösen Rückstrom und das Verwachsen des Thrombus mit der Venenwand. Therapeutisch wird unfraktioniertes oder niedermolekulares Heparin gegeben. So wird das Risiko einer Lungenembolie erheblich gesenkt. Seltener

- Kompressionsverband
- Heparin
- Lyse.

wird eine Lyse-Therapie mit Substanzen durchgeführt, die die Fibrinolyse aktivieren und so den Thrombus auflösen (Streptokinase, t-PA). Kontraindikationen müssen beachtet werden (☞ 1.3). Alternativ ist bei zentraler, bzw. massiver Thrombosierung die operative Thrombektomie mit Hilfe eines speziellen Gefäßkatheters möglich.

Bestehen keine Kontraindikationen (z.B. Erkrankungen mit erhöhter Blutungsgefahr), werden zur Prophylaxe weiterer Thrombosen Cumarine (z.B. Marcumar®) verordnet.

Komplikationen

Bis zu 50% aller Patienten mit tiefer Venenthrombose entwickeln eine **Lungenembolie,** da sich Teile des Thrombus von der Gefäßwand lösen und mit dem Blutstrom ins Herz und von dort weiter in die Lungengefäße geschwemmt werden. Hier bleiben sie meist hängen und können zu lebensbedrohlichen Symptomen führen.

Bei 40–50 % der Patienten bleibt der venöse Blutabfluss gestört, so dass sich eine **chronisch-venöse Insuffizienz** (postthrombotisches Syndrom) als Spätkomplikation entwickelt. Sie ist gekennzeichnet durch eine sekundäre Varikosis mit Hautveränderungen bis hin zum Ulcus cruris (»offenes Bein«). Da die Venenwände auch nach behandelter Thrombose geschädigt bleiben, besteht für den Patienten ein erhöhtes Risiko für eine erneute tiefe Venenthrombose.

Prophylaxe

- Kompressionsstrümpfe bzw. -verband tragen
- Übergewicht reduzieren, Rauchen vermeiden
- Östrogenhaltige Medikamente (vor allem Antibabypille) absetzen
- Frühmobilisation nach Operationen
- Medikamentöse Prophylaxe kurzfristig mit Heparin, langfristig mit oralen Antikoagulanzien (z.B. Marcumar®).

2.3 Kreislauferkrankungen

2.3.1 Arterielle Hypertonie

Blutdruck ≥ 140/90.

❼ Eine arterielle Hypertonie liegt vor, wenn der Blutdruck unabhängig von der Situation bei mehreren Messungen systolisch ≥ 40 mmHg und diastolisch ≥ 90 mmHg beträgt. Abhängig von der Höhe der gemessenen Blutdruckwerte wird die Hypertonie in drei Stadien eingeteilt.

Blutdruck (mmHg)	Systolisch	Diastolisch
Optimal	< 120	< 80
Normal	< 130	< 85
Hoch normal	130–139	85–89
Hypertonie	> 139	> 89

Tab. 2.5
Stadieneinteilung
der Hypertonie.

2

Ursachen

❽ Eine Hypertonie entsteht durch Erhöhung des peripheren Widerstands der arteriellen Blutgefäße oder durch Zunahme des Herzzeitvolumens. Es wird die primäre (essenzielle) Hypertonie von der sekundären Hypertonie unterschieden.

Der **primären Hypertonie** (≥ 90% der Fälle) liegt keine andere bekannte Erkrankung zugrunde. Sie ist häufig genetisch bedingt und wird durch Stress, Rauchen, Übergewicht und salzreiche Ernährung begünstigt.

Sekundäre Hypertonien sind Folge einer anderweitigen bekannten Grunderkrankung. Man unterscheidet dabei:

- Renale Hypertonieformen (etwa 8%) aufgrund einer Nierenerkrankung wie Nierenarterienstenose, Nierentumor, Parenchymerkrankung der Niere
- Endokrine Hypertonieformen (≤ 1%) bei Cushing-Syndrom, Conn-Syndrom, Akromegalie, Phäochromozytom (Tumor des Nebennierenmarks)
- Hypertonie der oberen Körperhälfte durch Aortenisthmusstenose (≤ 1%)
- Schlafapnoe-Syndrom mit nächtlicher Hypertonie.

Daneben gibt es **temporäre Blutdrucksteigerungen,** z.B. medikamentös bedingt (durch Ovulationshemmer, Kortikosteroide), bei Schwangerschaft, bei Erkrankungen des ZNS oder akuten Vergiftungen (Kohlenmonoxid).

Die primäre Hypertonie gehört zusammen mit der Hyperlipoproteinämie, der Hyperurikämie (☞ 9.3), der Adipositas (☞ 9.1), Typ-II-Diabetes (☞ 8.5) und Arteriosklerose (☞ 1.2) zum **metabolischen Syndrom** (☞ 9.1).

Unterscheidung
zwischen primärer
und sekundärer
Hypertonie.

Symptome

Patienten mit einer Hypertonie haben häufig über lange Zeit keine Beschwerden. Mögliche Symptome können sein:

- Frühmorgendlicher Kopfschmerzen, besonders am Hinterkopf
- Schwindel, Ohrensausen
- Atemnot bei Belastung

- Druckgefühl über dem Herzen
- Nasenbluten.

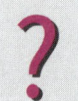

Primäre (essentielle) Hypertonie
mehr als 90 % der Fälle, Ursache unbekannt

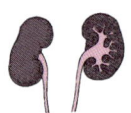

Niere (8 %)
Erkrankungen
des Nierenparenchyms bzw. der Nierengefäße

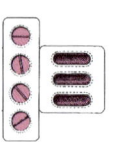

**Medikamentös
(1 %)**
z.B. Glukokortikoide, Psychopharmaka,
Schilddrüsenhormone, Antirheumatika, »Pille«

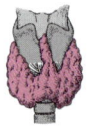

Endokrin (< 1 %)
z.B. Schilddrüsenüberfunktion, Schwangerschaft

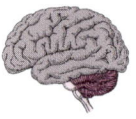

Neurogen (< 1 %)
z.B. Hirndruck, Sympathikotonus

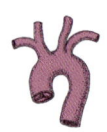

Vaskulär (< 1 %)
z.B. Aortenisthmusstenose, Gefäßmissbildungen

- Blutdruckmessung
  an beiden Armen
- Blutdrucktages-
  profil
- EKG, Rö-Thorax
- Augenhinter-
  grundspiegelung
- Spezielle Unter-
  suchungen bei
  Verdacht auf
  sekundäre Hyper-
  tonie.

Diagnostik
Ziel der Diagnostik ist es Schweregrad, Ursachen und Folgeschä-
den der Hypertonie zu erfassen.
- Blutdruckmessung:
  - Gebräuchlich ist die indirekte Blutdruckmessung nach
    Riva-Rocci. Dafür wird die luftleere Blutdruckmanschette
    straff um den Oberarm gelegt und so weit aufgepumpt,
    dass am Handgelenk kein Puls mehr zu tasten ist. Dann
    wird der Manschettendruck um etwa 20 mmHg weiter er-
    höht. Anschließend lässt man den Manschettendruck
    langsam wieder ab. Dabei sind mit dem Stethoskop nach
    kurzer Zeit pulssynchrone Strömungsgeräusche am Ober-
    arm zu hören, die sog. Korotkow-Töne. Der erste dieser
    Töne gibt den systolischen Blutdruckwert an, der letzte
    den diastolischen

- Es wird ein Blutdrucktagesprofil mit mindestens vier Blutdruckmessungen täglich erstellt, um den Schweregrad der Hypertonie einschätzen zu können. Besser ist eine 24 Std.-Blutdruck-Messung mit einem tragbaren Aufzeichnungsgerät
- Der Blutdruck ist bei der ersten Bestimmung an beiden Armen zu messen. Bei stark unterschiedlichen Werten muss nach Anomalien der großen Arterien gesucht werden. Der Arm mit dem höheren Blutdruckwert wird für die weiteren Messungen verwendet

- EKG, Echokardiographie und Röntgen-Thorax helfen bei der Suche nach hochdruckbedingten Herzschäden
- Spiegelung des Augenhintergrundes: Der Zustand der Blutgefäße in der Retina (Netzhaut) gibt Auskunft darüber, wie weit eine Gefäßschädigung bereits fortgeschritten ist. Außerdem zeigen sich ggf. Netzhautschäden infolge des Bluthochdrucks
- Bei Verdacht auf eine sekundäre Hypertonie sind folgende Untersuchungen notwendig:
  - Urinuntersuchung: Eiweiß im Urin (Proteinurie) weist auf einen Nierenschaden hin
  - Sonographie der Nieren und Nebennieren → Tumor?
  - Doppler-Sonographie oder Arteriographie der Nierenarterie → Stenose?
  - Hormonuntersuchungen → Ausschluss bzw. Nachweis einer endokrinen Hypertonie.

Therapie

Nach Möglichkeit muss die verursachende Erkrankung behoben werden, z.B. durch Aufweitung einer stenosierten Nierenarterie, Entfernung eines hormonproduzierenden Tumors (Phäochromozytom) oder Behandlung einer Hyperthyreose. Allgemeinmaßnahmen umfassen die Normalisierung des Körpergewichtes, eine salzarme Diät sowie Verzicht auf Zigaretten und größere Mengen Alkohol. Günstig wirken sich außerdem Stressabbau und sportliche Betätigung in Ausdauersportarten wie Radfahren, Schwimmen oder Wandern aus. Bei leichtem Hochdruck können diese Maßnahmen den Blutdruck bereits ausreichend senken.

- Therapie der auslösenden Erkrankung
- Gewichtsreduktion, salzarme Diät, Sport
- Stressabbau
- Kein Nikotin, wenig Alkohol
- Medikamentöse Therapie.

Medikamentöse Therapie

❾ Die Hypertonie erfordert meist eine Langzeittherapie über Jahre. Es gibt verschiedene Medikamentengruppen, die einzeln oder in Kombination zur Therapie eingesetzt werden. Ziel ist die Blutdrucknormalisierung mit möglichst geringen Nebenwirkungen. Begleiterkrankungen, insbesondere des Herzens, müssen dabei berücksichtigt werden. Die Patienten sollten informiert werden, dass zu Beginn der Therapie Nebenwirkungen wie Müdigkeit und Antriebsarmut auftreten können, diese aber im Verlauf der Therapie wieder verschwinden.

- Diuretika (z.B. Dytide H®, Lasix®) erhöhen die Flüssigkeitsausscheidung über die Nieren, senken dadurch das Blutvolumen und entlasten auf diese Weise das Herz
- β-Blocker (z.B. Tenormin®) reduzieren den O_2-Bedarf des Herzens, insbesondere durch Senken von Herzfrequenz und Belastungsblutdruck
- ACE-Hemmer (z.B. Lopirin®, Xanef®) blockieren den Renin-Angiotensin-Aldosteron-Mechanismus (☞ 8.4). Sie stellen die Medikamente mit der stärksten blutdrucksenkenden Wirkung dar
- Angiotensin II-Rezeptorantagonisten (z.B. Blopress®, Aprovel®) hemmen die Wirkung von Angiotensin II am AT_1-Rezeptor und senken so den Blutdruck
- Kalziumantagonisten (z.B. Norvasc®) senken den Blutdruck vor allem durch Gefäßerweiterung.

Komplikationen

Viele Organe werden durch den Bluthochdruck geschädigt:

Gefäße: Die hochdruckbedingte Arteriosklerose betrifft alle Gefäße des Körpers. Ihr Ausmaß lässt sich u.a. über die Gefäßveränderungen am Augenhintergrund beurteilen.

Herz: Das Herz muss gegen einen erhöhten Druck in den Gefäßen anarbeiten. Daraufhin nimmt erst die Muskelmasse des Herzens zu, dann sein Volumen (Herzhypertrophie). Wenn das Herz das Blutvolumen nicht mehr ausreichend befördern kann, entwickelt sich eine Linksherzinsuffizienz. Oft treten Herzrhythmusstörungen auf. Die Kombination von Herzhypertrophie und Arteriosklerose der Koronarien führt zur Koronarinsuffizienz mit Angina-pectoris-Anfällen.

Nieren: Stenosen der Nierenarterien können zum einen aufgrund der Arteriosklerose bei Bluthochdruck bedingt sein, zum anderen aber auch Auslöser des erhöhten Blutdruckes selbst sein (»Teufelskreis«). Eine Verengung einer oder beider Nierenarterien löst über die Freisetzung des Hormons Renin die verstärkte Produktion der blutdrucksteigernden Substanzen Angiotensin II und Aldosteron aus. Es kommt zur Vasokonstriktion und damit zur Mangeldurchblutung der Niere(n), das Organ schrumpft. Auch die Ausscheidungsfunktion der Nieren verschlechtert sich (Niereninsuffizienz ☞ 7.2.3).

Gehirn: Arteriosklerose und erhöhter Blutdruck in den Hirnarterien vergrößern das Risiko für zerebrale Ischämien (Apoplex, Schlaganfall) und hypertonische Massenblutungen.

Bauchaortenaneurysma und **Aortendissektion** (Einriss der Intima mit Bildung eines zweiten falschen Aortenlumens, das sich nach distal und proximal ausdehnt).

Schädigung von
- Gefäßen
- Herz
- Niere
- Gehirn.

Hypertensiver Notfall und hypertensive Krise

Der hypertensive Notfall als Komplikation der Hypertonie ist lebensbedrohlich und muss umgehend therapiert werden. Er ist gekennzeichnet durch schnellen Blutdruckanstieg auf Werte über 230/120 mmHg mit zusätzlichen Organschäden. Der Patient klagt über Kopfschmerzen, Sehstörungen, Schwindel, Übelkeit und hat aufgrund der starken Belastung des Herzens evtl. einen Angina-pectoris-Anfall. Es besteht die Gefahr einer akuten Linksherzinsuffizienz mit Lungenödem, einer Hirnblutung oder eines zerebralen Krampfanfalls.

> **Lebensbedrohliche Komplikation:**
> - RR ≥ 230/120 mmHg
> - Kopfschmerzen
> - Schwindel, Übelkeit
> - Angina pectoris
> - Linksherzinsuffizienz
> - Hirnblutung
> - Krampfanfall.

Sofortmaßnahmen:
- Arzt benachrichtigen
- Patienten beruhigen, ins Bett bringen
- Blutdruck, Puls, Bewusstseinszustand kontrollieren
- Glyceroltrinitrat als Kapsel zum Zerbeißen auf ärztliche Anordnung hin geben. Sinkt der Blutdruck auch nach wiederholter Gabe von Glyceroltrinitrat nicht, wird mit ACE-Hemmern kombiniert.

Spezielle Therapie:
- In Abhängigkeit von der Herzfrequenz werden Medikamente gegeben, die den Sympathikus hemmen, Urapidil (z. B. Ebrantil®), Clonidin (z. B. Catapresan®) oder Dihydralazin (z. B. Nepresol®)
- Bei drohendem Lungenödem Gabe von Diuretika (z. B. Lasix® i. v.)
- Hält der hypertensive Notfall an, muss der Patient auf die Intensivstation verlegt werden.

Auch bei der hypertensiven Krise kommt es zu einem bedrohlichen Blutdruckanstieg (> 230/120 mmHg), allerdings treten keine Symptome auf, die auf einen Organschaden hindeuten. Der Blutdruck muss engmaschig kontrolliert werden und innerhalb von 24 Stunden durch die Gabe von Antihypertensiva gesenkt werden.

.3.2 Arterielle Hypotonie

Eine arterielle Hypotonie liegt vor, wenn der systolische Blutdruck ≤ 100 mmHg liegt. Gut trainierte Menschen haben häufig einen niedrigen Blutdruck. Von der Hypotonie als Krankheit wird erst gesprochen, wenn der Blutdruck nicht mehr ausreicht, um die Durchblutung von Gehirn, Nieren u. a. Organen aufrecht zu erhalten und Symptome verursacht.

> - Systolischer Blutdruck ≤ 105 mmHg
> - Krankhaft erst bei unzureichender Organdurchblutung.

Unterscheidung zwischen primärer und sekundärer Hypotonie.

Ursachen und Einteilung
Es wird unterschieden:

- **Primäre (essenzielle) Hypotonie:** Die Ursache ist unbekannt; oft sind schlanke, junge Frauen betroffen.
- **Sekundäre Hypotonie:** Sie wird durch andere Grundkrankheiten hervorgerufen, wie
  - Kardiovaskuläre Erkrankungen, z.B. Herzinsuffizienz, Aortenstenose
  - Endokrine Störungen, z.B. Nebenniereninsuffizienz, Hypothyreose
  - Hypovolämie (Verringerung des Blutvolumens), z.B. infolge von Blutungen oder Flüssigkeitsverlusten, Hyponatriämie
  - Medikamentenwirkung, z.B. Psychopharmaka, Antiarrhythmika
  - Immobilisation, lange Bettlägerigkeit.

Orthostatische Hypotonie: Blut versackt beim Aufstehen in den Beinen, ohne dass eine Gegenregulation stattfindet.

Von der chronischen Hypotonie werden anfallsartige hypotone Kreislaufregulationsstörungen unterschieden. Ein Sonderfall ist die **orthostatische Hypotonie:** Beim Aufstehen versackt ein Teil des Blutvolumens in den Beinen. Normalerweise reagiert der Körper darauf mit einer Erhöhung der Herzfrequenz sowie einer Vasokonstriktion, die zu einem leichten diastolischen Blutdruckanstieg führt. Diese Gegenregulation des Kreislaufs ist bei der orthostatischen Hypotonie ungenügend. Die Blutdruckwerte in Ruhe können bei der orthostatischen Hypotonie normal sein.

Symptome und Diagnostik

- Schwindel
- Kopfschmerzen
- Sehstörungen
- Evtl. Synkope.

Durch den niedrigen Blutdruck werden alle Organe schlechter durchblutet. Patienten klagen über eine nachlassende Leistungsfähigkeit, rasche Ermüdbarkeit, depressive Verstimmungen, Schlafstörungen, kalte Hände und Füße.
Bei der orthostatischen Hypotonie kommt es zu Schwindel, Sehstörungen, Schwarzwerden vor den Augen z.B. beim Aufstehen aus dem Bett. Möglicherweise sind die Betroffenen verwirrt oder kurzfristig bewusstlos. Man spricht dann von einer **Synkope.**
Diagnostisch werden folgende Untersuchungen durchgeführt:

Diagnostik:
- RR-Messung
- Schellong-Test
- Ggf. weitere Diagnostik.

- Blutdruckmessung an Armen und Beinen: Der systolische Blutdruck liegt bei mehrmaliger Messung < 100 mmHg
- **Schellong-Test** zum Nachweis einer hypotonen Kreislaufstörung: Während der Patient 10 Min. liegt, werden sein Puls und Blutdruck gemessen. Dann werden im Stehen alle 2 Min. Blutdruck und Puls über 10 Min. bestimmt. Der Test überprüft so die Reaktion von Gefäßen und Kreislauf auf eine veränderte Drucksituation (Gegenregulation, s.o.)
- Bei Verdacht auf eine Herzerkrankung als Ursache: EKG, Echokardiographie, Röntgen-Thorax
- Bei Verdacht auf andere Ursachen, Blutuntersuchungen.

Therapie

Die primäre Hypotonie wird nur behandelt, wenn der Patient Beschwerden angibt. Sind Allgemeinmaßnahmen wie vermehrte Kochsalz- und Flüssigkeitszufuhr, Sport, Wechselduschen, Bürstenmassagen und langsames Aufstehen am Morgen erfolglos, können Sympathomimetika (z.B. Effortil®) gegeben werden. Bei der sekundären Hypotonie muss die Grunderkrankung behandelt werden.

Nur bei Beschwerden:
- Allgemeinmaß-
  nahmen
- Dihydroergotamin,
  Sympatho-
  mimetika.

2

Verhalten bei einer Synkope
- Beine des Patienten hoch lagern, um die Durchblutung des Gehirns zu verbessern
- Blutdruck und Puls messen
- Kreislauf stabilisierende Medikamente, z.B. Effortil® nach Arztanweisung.

2.3.3 Schock

Der Schock ist ein lebensbedrohliches Kreislaufversagen, bei dem Gewebe und innere Organe nur noch vermindert durchblutet werden. Aufgrund des O_2-Mangels kommt es zur Anhäufung toxischer Stoffwechselprodukte und letztendlich zu schweren Zellschädigungen.

Lebensbedrohliches Kreislaufversagen.

Ursachen und Einteilung

Abhängig von der Ursache werden verschiedene Schockformen unterschieden:

Hypovolämischer Schock: Der Körper verliert größere Blutmengen oder andere Körperflüssigkeiten, z.B. durch starke Blutungen, Verbrennungen, Erbrechen oder Durchfall.

Kardiogener Schock: Die Pumpleistung des Herzens sinkt stark ab, z.B. durch einen Herzinfarkt, Herzrhythmusstörungen, eine schwere Herzinsuffizienz, entzündliche Herzerkrankungen oder eine massive Lungenembolie.

Anaphylaktischer Schock: Er stellt die schwerste Form einer allergischen Reaktion (Soforttyp, Typ I) dar. Dabei wird so viel Histamin freigesetzt, dass es u.a. zur massiven Vasodilatation mit Blutdruckabfall, Tachykardie und Abnahme des Herzzeitvolumens kommt. Auslöser können z.B. bestimmte Medikamente, Röntgenkontrastmittel, Insektenstiche sein.

Septischer Schock: Er tritt bei einer Sepsis auf, wenn Bakterien oder deren Toxine in die Blutbahn gelangen und dort eine ausgeprägte Vasodilatation mit Blutdruckabfall hervorrufen.

- Hypovolämischer
  Schock
- Kardiogener
  Schock
- Anaphylaktischer
  Schock
- Septischer Schock.

Gemeinsame
Symptome:
- Niedriger Blutdruck
- Unruhe
- Desorientiertheit
  bis hin zur Bewusst-
  losigkeit
- Kreislaufzentra-
  lisation.

♡ Symptome

Den verschiedenen Schockformen ist gemeinsam:

- Der Blutdruck ist niedrig, systolisch meist ≤ 90 mmHg. Daraufhin werden vermehrt Katecholamine ausgeschüttet, die Herzfrequenz steigt an (Tachykardie ≥ 100/Min.) und die Gefäße werden eng gestellt. Damit kommt es zur sog. **Zentralisation** des Kreislaufs, mit der der Körper versucht, die Durchblutung der unmittelbar lebenswichtigen Organe Herz und Gehirn zu sichern. Dies geht zu Lasten von Haut, Niere, Muskulatur und Darm
- Der Patient ist unruhig, im weiteren Verlauf nur noch schwer ansprechbar und schließlich bewusstlos
- Hände und Füße des Patienten sind aufgrund der Zentralisation meist kaltschweißig und zyanotisch (Ausnahme: septischer Schock).

Besonderheiten

- **Hypovolämischer Schock:** Typisch sind kollabierte Halsvenen, trockene Schleimhäute, Durst, Oligurie (Ausscheidung ≤ 500 ml/Tag)
- **Kardiogener Schock:** Dyspnoe, Orthopnoe, Zyanose; bei der Lungenauskultation fallen Rasselgeräusche auf aufgrund des bei Linksherzinsuffizienz entstehenden Lungenödems; als Zeichen der Rechtsherzinsuffizienz finden sich gestaute Halsvenen
- **Anaphylaktischer Schock:** Zu Beginn treten Veränderungen an der Haut wie Quaddeln und Juckreiz auf, im späteren Stadium kann es zu Urtikaria, Asthmaanfällen, Atem- und Kreislaufstillstand kommen
- **Septischer Schock:** Schüttelfrost und/oder Hyperthermie (≥ 38 °C), aber auch Hypothermie (≤ 35,5 °C),Tachypnoe; die Haut ist meist warm und rosig, der Patient oft verwirrt.

Schockindex

Mit Hilfe des **Schockindexes** kann grob abgeschätzt werden, wie schwer ein Schock ist. Er berechnet sich als Quotient aus Herzfrequenz und systolischem Blutdruck:

$$\text{Schockindex} = \frac{\text{Herzfrequenz}}{\text{Blutdruck}_{\text{systolisch}}}$$

Beim Gesunden beträgt er etwa 0,5. Ist er ≥ 1, besteht akute Schockgefahr.

Diagnostik

Suche nach der
Ursache.

Meistens reicht die Anamnese des Patienten (z.B. Unfall, Herzinfarkt, Operation) zusammen mit dem klinischen Bild, der Herzfrequenz und den Blutdruckwerten aus, um einen Schock zu diagnostizieren. Da es sich oft um ein dramatisches Geschehen handelt, ist schnelles Handeln notwendig.

Damit eine gezielte Therapie eingeleitet werden kann, sind je nach Verdacht bestimmte diagnostische Maßnahmen notwendig:

- Bestimmung der Blutparameter: Blutbild, Gerinnung, Elektrolyte, Blutgasanalyse (BGA)
- Bei Verdacht auf kardiogenen Schock → EKG, Röntgen-Thorax
- Bei Verdacht auf septischen Schock → Blutkulturen, Urinstatus und -kultur, Wund- und/oder Drainageabstriche
- Bei Verdacht auf hypovolämischen Schock → Sonographie und Röntgenaufnahme des Abdomens zur Suche nach Blutungen, Darmverschluss, Entzündungen oder anderen Veränderungen der Bauchorgane
- Messung des zentralvenösen Drucks (ZVD).

Therapie

Allgemeine Therapie

Der Patient im Schock wird intensivmedizinisch betreut, einleitende Therapiemaßnahmen müssen aber sofort beginnen:

- Lagerung
  - Patienten flach lagern
  - Beim hypovolämischen Schock: Beine anheben zur Autotransfusion
  - Beim kardiogenen Schock: Herzbettlagerung (Oberkörper hoch, Beine tief)
- O_2-Gabe per Nasensonde oder Maske, ggf. Intubation mit Beatmung
- Volumensubstitution außer beim kardiogenen Schock: Zu Beginn mit Plasmaexpandern (z. B. Dextran, Hydroxyethylstärke = HES), die aufgrund ihres hohen kolloidosmotischen Druckes Flüssigkeit aus dem Extravasalraum in die Gefäße einströmen lassen, anschließend mit isotonen Elektrolytlösungen (z. B. Ringerlösung); bei starkem Blutverlust mit Erythrozytenkonzentraten
- Ausgleich einer evtl. bestehenden metabolischen Azidose (☞ 7.4.2) mit Bikarbonatpuffern
- Stressulkusprophylaxe (☞ 5.3.2)
- Prophylaktische Gabe von Heparin, um einer disseminierten intravasalen Gerinnung (☞ 3.4.2) entgegenzuwirken; Kontrolle der Blutgerinnung und des Antithrombin III
- Blutdruck, Puls, Atmung, Bewusstseinszustand, Diurese, Blutwerte (inkl. Blutgasen), Körpertemperatur regelmäßig kontrollieren, um die Wirkung von Infusionstherapie und Medikamenten zu überprüfen.

Spezielle Therapie

Kardiogener Schock: Zur Stabilisierung des Kreislaufs und zur Stärkung der Herzkraft werden Katecholamine wie Dopamin und Dobutamin (z. B. Dobutrex®) gegeben. Die Volumengabe muss zurückhaltend erfolgen, um das geschwächte Herz nicht noch weiter zu belasten.

Septischer Schock: Entscheidend ist die rasche Antibiotikatherapie und die Herdsanierung; vorher müssen Blutkulturen abgenommen werden, um die Empfindlichkeit des Erregers zu bestimmen und dann die Antibiotikabehandlung ggf. dementsprechend umzustellen.

Anaphylaktischer Schock: Die weitere Antigenzufuhr muss sofort gestoppt werden, z. B. laufende Transfusion oder Antibiotikumlösung abstellen. Zur Kreislaufstabilisierung wird Adrenalin (Suprarenin®) verabreicht, gegen die allergische Reaktion Kortikosteroide (Prednisolon) und Histaminantagonisten (z. B. Clemastin als Tavegil®), bei Asthmaanfällen β_2-Sympathomimetika und Theophyllin. Bei fortbestehendem Schock kommt Dopamin zum Einsatz.

Komplikationen

Die Komplikationen des Schocks erklären sich aus der unzureichenden Durchblutung innerer Organe, die dadurch geschädigt werden:

- Lunge → akutes Lungenversagen
- Niere → akutes Nierenversagen
- Gerinnungssystem → disseminierte intravasale Gerinnung
- Herz → Herzinsuffizienz.

? Übungsfragen

❶ Schildern Sie die Stadien der arteriellen Verschlusskrankheit (untere Extremität)!

❷ Zählen Sie drei Therapiemöglichkeiten bei arteriellen Verschlusskrankheiten im Bereich der unteren Extremitäten auf!

❸ Nennen Sie Symptome, die bei einem akuten Arterienverschluss einer Extremität auftreten!

❹ Was verstehen Sie unter einem Aneurysma und was ist die Hauptgefahr bei einem Aneurysma?

❺ Nennen Sie Ratschläge, welche Sie einem Patienten für das weitere Verhalten nach einer Varizenoperation mit nach Hause geben!

❻ Bei einer 50-jährigen Patientin besteht vier Tage nach einer Cholezystektomie der Verdacht auf eine tiefe Beinvenenthrombose. Welche Befunde erwarten Sie? Wie wird die Diagnose gestellt?

❼ Wann besteht eine Hypertonie?

❽ Was sind die Ursachen einer arteriellen Hypertonie?

❾ Wie wird eine arterielle Hypertonie behandelt und was sind ihre Folgekrankheiten?

3 Erkrankungen des Blutes und des lymphatischen Gewebes

3.1 Leitsymptome

Zu den Leitsymptomen von Erkrankungen des Blutes und des lymphatischen Gewebes zählen: Abgeschlagenheit, Infektions- und Blutungsneigung sowie Lymphknotenschwellung (☞ 11.1.2).

3.1.1 Abgeschlagenheit

Das Gefühl der Abgeschlagenheit und der abnormen Müdigkeit sind unspezifische Symptome, die Patienten bei vielen Erkrankungen verspüren. Allerdings sind sie als typische Symptome bei Erkrankungen des Blutes, des Knochenmarks oder der Lymphknoten in Kombination mit anderen Symptomen zu nennen. Sie treten z. B. auf bei Anämie, malignen Erkrankungen von Knochenmark oder Lymphknoten, Herzinsuffizienz, malignen Tumoren, Schilddrüsenfunktionsstörungen und psychischen Erkrankungen wie Depression.

3.1.2 Infektionsneigung

Funktionstüchtige Leukozyten ↓ → häufigere, schwerere Infektionen auch durch sonst harmlose Erreger.

Eine Infektionsneigung entwickelt sich, wenn Patienten zu wenige funktionstüchtige Leukozyten besitzen. Fallen die Granulozyten auf Werte < 1000/μl, liegt eine ernsthafte Infektionsgefahr vor. Infektionen treten dann nicht nur häufiger auf, sondern verlaufen auch schwerer. Hierbei können sonst apathogene (nicht krankheitsauslösende) Erreger wie Candida albicans schwere Infektionen mit Sepsis (☞ 11.7) oder ZNS-Beteiligung verursachen. Solche Erreger werden **opportunistisch** genannt, da sie nur unter bestimmten Bedingungen Krankheitswert besitzen. Dies kann z. B. bei Leukämien und anderen malignen Erkrankungen, unter Zytostatikatherapie und besonders infolge einer HIV-Infektion (☞ 11.2.6) der Fall sein.

3.1.3 Blutungsneigung

Viele hämatologische und onkologische Erkrankungen gehen mit einer erhöhten Blutungsneigung einher. In leichten Fällen treten vermehrt Nasenbluten und/oder Hämatome auf, in schweren Fällen kann es auch ohne sichtbare äußere Verletzung zu ausgedehnten Blutungen, z. B. Gehirnblutungen, kommen.

Häufig Nasenbluten und »blaue Flecken«.

Ursachen
Es wird unterschieden zwischen:

- **Koagulopathie:** Die Gerinnungsfaktoren sind verringert oder verändert, z. B. bei Hämophilie, Vitamin-K-Mangel, schweren Leberschäden, disseminierter intravasaler Gerinnung
- **Thrombozytopenie/Thrombozytopathie:** Die Thrombozyten sind vermindert oder in ihrer Funktion gestört, z. B. bei Leukämien, idiopathisch thrombozytopenischer Purpura
- **Vasopathie:** Die Gefäße sind erkrankt, z. B. bei Purpura Schönlein-Henoch, M. Osler.

3.2 Erkrankungen der Erythrozyten

3.2.1 Anämie

❶ Bei einer Anämie sind die Hämoglobinkonzentration, die Erythrozytenzahl und der Hämatokrit (Anteil der Blutzellen am Blutvolumen) erniedrigt.

Hb ↓, Erythrozyten ↓, Hämatokrit ↓.

Ursachen und Einteilung
Die verschiedenen Formen der Anämie sind entweder durch eine Bildungsstörung, durch einen gesteigerten Abbau (hämolytische Anämie) oder durch einen Verlust von Erythrozyten bei Blutungen verursacht.

Bildungsstörung der Erythrozyten
❷ **Eisenmangelanämie:** Mit 80% der Fälle ist sie die häufigste aller Anämien. Eisenmangel tritt bei chronischen bzw. wiederholten Blutungen mit Verlust von Erythrozyten und damit auch von Eisen auf, z. B. bei Blutungen im Verdauungstrakt oder bei verstärkter Menstruation. Bei Schwangeren und Kindern kann es durch den erhöhten Eisenbedarf zur Eisenmangelanämie kommen. Insgesamt sind Frauen von einer Eisenmangelanämie häufiger betroffen als Männer. Aufgrund des Eisenmangels produziert der Organismus weniger Hämoglobin. Es kommt zur sog. mikrozytären Anämie, da durch den geringeren Hämoglobingehalt kleinere Erythrozyten gebildet werden.

Verschiedene Formen der Anämie:
- Eisenmangelanämie
- Megaloblastäre Anämie
- Renale Anämie
- Tumoranämie
- Hämolytische Anämie
- Blutungsanämie.

Megaloblastäre
Anämie durch
Mangel an Vit. B$_{12}$
oder Folsäure.

❸ **Megaloblastäre Anämie** (makrozytäre Anämie, Riesenzell-anämie): Vitamin B$_{12}$ und Folsäure sind für die Ausreifung der Erythrozyten im Knochenmark erforderlich. Wenn sie nicht in ausreichender Menge vorhanden sind, können sich die Vorläufer-zellen der Erythrozyten im Knochenmark nur unzureichend tei-len, so dass zu wenige, aber vergrößerte Erythrozyten gebildet werden, die vermehrt Hämoglobin enthalten. Ursache ist meist eine Fehlernährung (z. B. bei Alkoholkranken, streng vegeta-rischer Kost) oder ein Mangel an intrinsic factor (z. B. nach Ma-genresektion). Der intrinsic factor wird in der Magenschleimhaut gebildet und ist für die Resorption von Vitamin B$_{12}$ aus dem Dünndarm notwendig. Bei einer chronischen Gastritis mit Anti-körperbildung gegen den intrinsic factor kann es zu einer Son-derform der megaloblastären Anämie kommen, der sog. **perniziösen Anämie.**

Renale Anämie
durch Erythropoetin-
Mangel.

Renale Anämie: Bei chronischer Niereninsuffizienz wird das für die Bildung der Erythrozyten benötigte Erythropoetin in den Nieren vermindert produziert. Folge ist eine normozytäre An-ämie, d. h. eine Anämie mit normal großen Erythrozyten.

Tumoranämie durch
gestörte Eisenver-
wertung.

Tumoranämie: Bösartige Tumoren verursachen häufig eine Störung der Eisenverwertung. Dem Organismus steht zwar ge-nügend Eisen zur Verfügung, der Einbau in das Hämoglobin der Erythrozyten ist jedoch beeinträchtigt. Die Folge ist eine mikro-zytäre oder normozytäre Anämie.

Hämolytische Anämie

Unter einer Hämolyse versteht man den frühzeitigen Abbau oder die Zerstörung zahlreicher Erythrozyten vor Erreichen ihres nor-malen Lebensalters von etwa 120 Tagen. Dies führt in der Regel zu einer **normozytären Anämie.** Mögliche Ursachen sind:

- Immunreaktionen gegen körpereigene Erythrozyten, z. B. durch Wärme- oder Kälte-Autoantikörper → Autoimmun-hämolytische Anämie (AIHA)
- Immunreaktion gegen transfundierte Erythrozyten → Trans-fusionszwischenfall
- Mechanische Zerstörung von Erythrozyten, z. B. durch künst-liche Herzklappen
- Angeborene Defekte der Erythrozyten, z. B. bei Sichelzell-anämie, Sphärozytose (Kugelzellanämie), Thalassämie (Mit-telmeeranämie)
- Toxische Schädigung von Erythrozyten, z. B. durch Insekten-, Schlangen- bzw. Pilzgifte, oder infolge einer Urämie
- Medikamentös induzierte Hämolyse, z. B. durch Phenacetin, Penicillin, α-Methyldopa
- Infektiöse Schädigung von Erythrozyten, z. B. bei Malaria.

Blutungsanämie

Starke Blutungen führen zu einem Erythrozytenverlust, den der Organismus nicht schnell genug kompensieren (ausgleichen) kann. Diese Anämie ist zunächst normozytär, später aufgrund des Eisenmangels mikrozytär.

Symptome

❹ Aufgrund des erniedrigten Hämoglobingehaltes und des damit reduzierten O_2-Transportes fühlt sich der Patient schwach, ist wenig leistungsfähig und leidet unter Belastungsdyspnoe. Haut und Schleimhäute sind blass. Abhängig von der Anämieform treten auf:

- Eisenmangelanämie: Trockene Haut, Einrisse an den Mundwinkeln (Rhagaden), brüchige Haare und Nägel, manchmal Zungenbrennen und Schmerzen beim Schlucken
- Anämie bei Vitamin B_{12}-Mangel: Glatte rote Zunge (»Lackzunge«), Zungenbrennen, neurologische Störungen wie Kribbeln oder Missempfindungen an Händen und Füßen, Gangunsicherheit
- Hämolytische Anämie: (Hepato)-Splenomegalie durch den vermehrten Erythrozytenabbau. Ein Ikterus (☞ 6.1.1) tritt auf, wenn die Leber das aus dem Abbau von Hämoglobin vermehrt anfallende Bilirubin nicht mehr ausscheiden kann.

- Schwäche
- Belastungsdyspnoe
- Blasse Haut und Schleimhäute.

Diagnostik

Ziel der Diagnostik ist es, die Ursache der Anämie zu finden. Maßgebend dafür sind folgende Blutwerte, die Normwerte sind Tab. 3.1 zu entnehmen.

- Blutbild
- Verschiedene Blutwerte
- Blutausstrich
- Schilling-Test.

Laborwerte

- **Hämoglobingehalt** (Hb), **Erythrozytenzahl** (Erys) und **Hämatokrit** (Hkt)
- **Retikulozyten** (junge Erythrozyten, die gerade erst aus dem Knochenmark freigesetzt worden sind)
  - ↑ bei einer hämolytischen Anämie und bei vermehrter Blutbildung aufgrund einer erfolgreichen Anämiebehandlung
  - ↓ bei Erythrozytenbildungsstörungen
- **MCV** (mittleres Zellvolumen eines einzelnen Erythrozyten)
  - ↑ bei makrozytärer Anämie, z.B. perniziöse Anämie
  - ↓ bei mikrozytärer Anämie, z.B. Eisenmangelanämie
- **MCH = HbE** (mittlerer Hämoglobingehalt eines einzelnen Erythrozyten): In der Regel gleichsinnig verändert wie das MCV. Bei Erhöhung liegt eine hyperchrome Anämie vor, z.B. bei der perniziösen Anämie; bei Erniedrigung eine hypochrome Anämie, wie bei der Eisenmangelanämie
- **Ferritin** (Eiweiß, das Eisen im Körper speichert)

- – ↑ bei Tumoranämie
- – ↓ bei Eisenmangel
- **Transferrin** (Eiweiß, das Eisen ins Knochenmark transportiert, wo es in Hämoglobin eingebaut wird)
  - – Kompensatorisch erhöht bei Eisenmangelanämie
  - – ↓ bei Tumoranämie
- **Serumeisen**
  - – ↓ bei Eisenmangel und meist auch bei Tumoranämie
  - – ↑ bei hämolytischer und perniziöser Anämie
- **LDH** und **indirektes Bilirubin:**
  - – ↑ bei hämolytischer Anämie.

Blutausstrich und Schilling-Test

Im Blutausstrich zeigen sich u. U. Formveränderungen der Erythrozyten, z. B. Sichelform der Erythrozyten bei der Sichelzellanämie, fragmentierte Erythrozyten bei künstlichen Herzklappen. Eine Resorptionsstörung für Vitamin B_{12} wird über den Schilling-Test nachgewiesen. Bei diesem Test wird mit Hilfe von radioaktiv markiertem Vitamin B_{12} dessen Ausscheidung im Sammelurin und damit auch die Resorptionsrate überprüft.

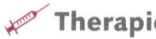 **Therapie**

- Eisenmangelanämie: Blutungsquelle muss gesucht und ggf. beseitigt werden. Bei Bedarf Gabe von II-wertigen Eisenprä-

Tab. 3.1
Überblick über die wichtigsten Parameter des roten Blutbildes und ihre Normwerte.

Parameter	Normwerte
Hämoglobin (Hb)	♂: 13,5–17 g/dl ♀: 12–16 g/dl
Erythrozyten (Erys)	♂: 4,3–5,7 Mill./µl ♀: 3,9–5,3 Mill./µl
Hämatokrit (Hkt)	♂: 40–52 % ♀: 37–48 %
Mittleres korpuskuläres Volumen (MCV)	85–98 fl
Mittleres korpuskuläres Hämoglobin (MCH)	28–34 pg
Retikulozyten	0,3–1,8 % der Erys
Ferritin	♂: 15–400 µg/l ♀: 18–120 µg/l
Transferrin	2,0 – 3,6 g/l

paraten oral (ferro sanol®, Eryfer®). NW: Magen-Darm-Beschwerden, Schwarzfärbung des Stuhls

- Megaloblastäre Anämie: Je nach Ursache entweder Folsäuretabletten (z.B. Folsan®) oder Vitamin B_{12} i.m.
- Renale Anämie: Substitution von Erythropoetin (Epoetin beta)
- Tumoranämie: Ggf. Gabe von Erythrozytenkonzentraten
- Hämolytische Anämie: Bei einigen erblichen Formveränderungen der Erythrozyten, wie z.B. der Sichelzellanämie, sollte die Milz entfernt werden, weil sie die veränderten Erythrozyten zu schnell abbaut. Sind Autoantikörper die Ursache der Hämolyse, können Kortikosteroide oder Immunsuppressiva gegeben werden.

Komplikationen

Der O_2-Transport ist in manchen Fällen so stark eingeschränkt, dass aufgrund des O_2-Mangels des Herzens Angina-pectoris-Anfälle oder aufgrund des O_2-Mangels des Gehirns Verwirrtheitszustände auftreten können.

- Angina-pectoris-Anfälle
- Verwirrtheit.

Pflege

Bei der Gabe von Eisenpräparaten ist Folgendes zu beachten:
- Eisenpräparate sollten auf nüchternen Magen eingenommen werden, da ihre Aufnahme so am effektivsten ist. Wenn Magen-Darm-Beschwerden (z.B. Übelkeit) auftreten, müssen sie zu den Mahlzeiten gegeben werden
- Da Vitamin C die Resorption des Eisens verbessert, sollten die Präparate z.B. mit Orangensaft eingenommen werden
- Eisenpräparate färben den Stuhl schwarz. Damit sich der Patient nicht beunruhigt, wird er darüber informiert.

3.2.2 Polyglobulie

Ist die Erythrozytenzahl mit entsprechendem Anstieg von Hämoglobin und Hämatokrit (> 55 %) bei normalem Plasmavolumen erhöht, liegt eine Polyglobulie vor. Als primäre Polyglobulie wird die **Polycythaemia vera** bezeichnet, eine maligne Erkrankung, bei der die Erythropoese (Bildung der roten Blutkörperchen) exzessiv gesteigert ist.

Erythrozyten ↑, Hb ↑, Hämatokrit ↑.

Ursachen

Mögliche Ursachen einer sekundären Polyglobulie sind:
- **O_2-Mangel** mit kompensatorisch gesteigerter Erythropoetinproduktion in den Nieren und nachfolgendem Anstieg der Erythrozytenzahl, z.B. bei Rauchern, bei Aufenthalt in großer Höhe, Lungenerkrankungen mit niedrigem arteriellen Sauerstoffpartialdruck (pO_2) und Herzerkrankungen mit Rechts-Links-Shunt

Ursachen:
- O_2-Mangel
  → Erythropoetin ↑
  → Bildung von Erythrozyten ↑
- Polycythaemia vera
- Paraneoplastisches Syndrom.

- **Paraneoplastisches Syndrom** (☞ 7.2.4): Unphysiologische Bildung von Erythropoetin oder ähnlichen Substanzen, die die Blutzellbildung im Knochenmark steigern (z. B. bei Hypernephrom, Ovarialkarzinom)
- **Hormonale Stimulation** der Erythropoese, z. B. bei M. Cushing, Therapie mit Kortikosteroiden.

Symptome
- Gerötetes Gesicht und Extremitäten
- Kreislaufbeschwerden wie Schwindel, Kopfschmerzen, Ohrensausen, Sehstörungen
- Hypertonie
- Blutungsneigung
- Thromboseneigung (durch die erhöhte Viskosität des Blutes).

Therapie
Die Grunderkrankung muss behandelt werden. Aderlässe von ca. 500 ml senken den Hämatokritwert auf unter 45%.

- Behandlung der Grunderkrankung
- Aderlass
- Ziel: Hämatokrit ≤ 45 %.

3.3 Erkrankungen der Leukozyten

3.3.1 Leukozytose und Leukopenie

Leukozytose
Ist die Gesamtleukozytenzahl im Blut auf Werte > 10 000/µl bzw. 10/nl erhöht, spricht man von einer Leukozytose. Sie gilt als unspezifisches Symptom bei vielen verschiedenen Erkrankungen bzw. Belastungen des Organismus:

Leukozytose:
Leukozyten
≥ 10 000/µl.

- Infektionen, vor allem durch Bakterien und Pilze, mit Vermehrung der Granulozyten. Virusinfekte hingegen verursachen oft eine relative Vermehrung der Lymphozyten bei normaler oder sogar erniedrigter Gesamtleukozytenzahl
- Chronische nicht-infektiöse Entzündungen
- Bösartige Erkrankungen des blutbildenden Systems, z. B. chronische Leukämien
- Stresssituationen (z. B. durch Verletzung, Verbrennung, Infarkt, Schock), Schwangerschaft.

Leukopenie
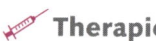 Eine Leukopenie besteht bei einer Gesamtleukozenzahl im Blut von < 4000/µl bzw. 4/nl. Auch diesem Befund können zahlreiche verschiedene Ursachen zugrunde liegen:

Leukopenie:
Leukozyten
≤ 4 000/µl.

- Knochenmarkschädigung durch Medikamente, z. B. Zytostatika oder ionisierende Strahlen
- Bestimmte Blutkrankheiten, z. B. perniziöse Anämie

- Viele Virusinfektionen und einzelne bakterielle Infekte, wie Typhus und Brucellose
- Gesteigerter Abbau von Blutzellen, häufig bei Milzvergrößerung (Hypersplenismus).

Behandelt werden muss bei Leukozytosen und Leukopenien die Grunderkrankung.

Von der Leukopenie abzugrenzen ist die lebensbedrohliche **Agranulozytose** mit Absinken der Leukozytenzahl im Blut < 1000/µl und der Granulozytenzahl < 500/µl. Sie wird in der Regel durch eine medikamentöse Knochenmarksschädigung verursacht, die entweder toxisch (z.B. Zytostatika) oder allergisch bedingt ist (z.B. Novalgin®). Frühzeichen sind Fieber und häufig eine geschwürige Mandelentzündung. Das auslösende Medikament muss sofort abgesetzt werden. Wenn der Patient die akute Phase überlebt, erholt sich die Granulozytenbildung meist innerhalb einer Woche.

Agranulozytose:
- Leukozyten ≤ 1000/µl
- Granulozyten ≤ 500/µl.
Ausgelöst durch Medikamente.

3

3.3.2 Immundefekte

❻ Unter einem Immundefekt (Immuninsuffizienz, Immunmangelkrankheit) versteht man eine geschwächte oder fehlende Immunabwehr.

Ursachen

Immundefekte können angeboren oder erworben sein.

Angeborene (primäre) Immundefekte sind selten und beruhen auf erblichen Defekten in der Lymphozytendifferenzierung. Sie werden in der Regel nach dem hauptsächlich betroffenen Zellen klassifiziert: B-Zell-Defekte (z.B. IgA-Mangelzustand, Agammaglobulinämie), T-Zell-Defekte (z.B. Di-George-Syndrom) und kombinierte B- und T-Zell-Defekte.

Erworbene (sekundäre) Immundefekte sind wesentlich häufiger als angeborene. Sie können verursacht sein durch:
- Arzneimittel können in Einzelfällen eine lebensbedrohliche allergische Agranulozytose (z.B. Novalgin®). Auch Kortikosteroide und Zytostatika wirken immunsuppressiv
- Manche Infektionen wie z.B. Masern und Windpocken ziehen eine vorübergehende Immunschwäche nach sich, die vor allem die Funktion der T-Lymphozyten betrifft. Eine lebensbedrohliche Sonderstellung nimmt das Immunschwächesyndrom AIDS (☞ 11.2.6) ein
- Hungerzustände oder chronische Eiweißverluste bzw. -mangelzustände, z.B. bei Nierenerkrankungen oder Leberzirrhose, beeinträchtigen vor allem die Bildung von Antikörpern und dadurch die spezifische humorale Abwehr
- Maligne Lymphome.

Symptome

Klinisch äußert sich eine Immunschwäche durch eine erhöhte, nicht selten lebensbedrohliche Infektanfälligkeit. Ungewöhnlich häufige, schwere und durch seltene Erreger hervorgerufene Infektionen weisen auf einen Immundefekt hin.

Steht eine B-Lymphozyten-Störung mit Antikörpermangel im Vordergrund, kommt es vorwiegend zu bakteriellen Infektionen. Bei Störungen der T-Lymphozyten ist die Abwehr von Viren, Pilzen, intrazellulär wachsenden Bakterien und Protozoen beeinträchtigt. Opportunistische (d.h. wenig aggressive, nur unter infektbegünstigenden Bedingungen krankheitserregende) Keime können bei diesen Patienten schwere generalisierte Infektionen hervorrufen. Bestimmte Tumoren wie maligne Lymphome oder gutartige Warzen (Verrucae) treten gehäuft auf.

Diagnostik

Es werden Differenzialblutbild, Blutausstrich, Virusserologie und ein umfangreiches immunologisches Screening durchgeführt.

Therapie

Bei sekundären Immundefekten muss die auslösende Ursache beseitigt werden. Daneben sollte eine Infektionsprophylaxe (Hygienemaßnahmen, Impfungen mit Totimpfstoffen usw.) durchgeführt werden. Infektionen müssen frühzeitig und intensiv behandelt werden.

Bei einigen angeborenen Immundefekten kann eine Knochenmark- oder Stammzelltransplantation erwogen werden.

3.3.3 Leukämien

Leukämien sind bösartige Erkrankungen der Leukozyten, bei denen sich diese Zellen im Knochenmark oder auch im lymphatischen Gewebe unkontrolliert vermehren.

Ursachen und Einteilung

Abhängig von ihrem Krankheitsverlauf ohne Therapie werden die Leukämien in akute und chronische Formen eingeteilt:

- **Akute Leukämien** verlaufen unbehandelt innerhalb von einigen Wochen tödlich. Durch eine effektive Therapie können aber in einem Teil der Fälle Heilungen erzielt werden. Histologisch (feingeweblich) sind sie durch sehr unreife Tumorzellen gekennzeichnet
- **Chronische Leukämien** führen unbehandelt erst nach mehreren Jahren zum Tode, lassen sich jedoch nur selten vollständig heilen. Histologisch sind sie durch reifere Zellen gekennzeichnet.

Marginalien (linke Spalte):

- Ursache beseitigen
- Infektionen frühzeitig behandeln.

Bösartige Erkrankung der Leukozyten.

Akute Leukämie: Ohne Therapie innerhalb von Wochen tödlich, Heilung möglich.

Chronische Leukämie: Chronischer Verlauf, Heilung sehr selten.

Abhängig vom Zelltyp unterscheidet man lymphatische Leukämien (Entartung von Vorstufen der Lymphozyten) und myeloische Leukämien (Entartung von Vorstufen anderer weißer Blutzellen im Knochenmark).

Akute lymphatische Leukämie (ALL) und **akute myeloische Leukämie** (AML): Eine einzelne Zelle im Knochenmark entartet bösartig und vermehrt sich sehr schnell. Ihre Abkömmlinge verdrängen die gesunden Zellen der Blutbildung und gelangen als funktionsuntüchtige Zellen ins Blut. Die ALL betrifft häufig Kinder, während die AML meist bei Erwachsenen auftritt. Risikofaktoren für die Entstehung sind radioaktive Strahlen, Zytostatika (vor allem für AML), Benzol und einige Erbkrankheiten, z. B. das Down-Syndrom.

Chronisch myeloische Leukämie (CML): Eine einzelne Stammzelle entartet maligne, woraufhin Granulozyten und ihre Vorstufen exzessiv produziert werden. Risikofaktoren sind radioaktive Strahlung und Benzol. Bei fast allen Patienten findet sich eine erworbene Veränderung des Chromosoms 22, das sog. Philadelphia-Chromosom.

Chronisch lymphatische Leukämie (CLL): Massenhaft funktionsuntüchtige B-Lymphozyten werden im Knochenmark gebildet (in seltenen Fällen auch T-Lymphozyten) und dann ins Blut ausgeschwemmt. Die CLL ist die häufigste Leukämieform.

Symptome
❼ Akute Leukämien

- Frühsymptome: Abgeschlagenheit, Fieber, Nachtschweiß (treten meist plötzlich auf)
- Symptome aufgrund der Verdrängung der gesunden Zellen durch die malignen Zellen im Knochenmark:
  - Granulozytopenie → häufige Infekte, insbesondere Soor
  - Anämie → Blässe, Dyspnoe, Müdigkeit
  - Thrombozytopenie → Blutungen
- Bei 30 % der Betroffenen Lymphknotenschwellung, manchmal Milzvergrößerung (Splenomegalie) und Lebervergrößerung (Hepatomegalie).

Chronisch myeloische Leukämie
Die CML verläuft in drei Krankheitsphasen:
1. Chronisch stabile Phase: schleichender Beginn mit Allgemeinsymptomen, Leukozytose und Splenomegalie
2. Akzelerationsphase: Übergangsphase, in der zusätzlich Fieber, eine Anämie und meist eine Thrombozytopenie auftreten
3. Blastenschub: Die bösartig veränderten Granulozytenvorstufen (Vorstufen = Blasten) werden massiv ins Blut ausgeschwemmt. Meist versterben die Patienten innerhalb kurzer Zeit.

Lymphatische Leukämie: Vorstufen der Lymphozyten sind entartet.

Myeloische Leukämien: Vorstufen anderer Blutzellen sind entartet.

- Plötzlicher Beginn
- Infektionen, Blässe, Müdigkeit, Blutungen
- Ggf. vergrößerte Lymphknoten.

3 Krankheitsphasen.

Häufig Zufallsbefund, da lange symptomlos.

- Labor: Leukozyten-vorstufen, Leuko- und Thrombo-zyten ↑/ ↓, Erythrozyten meist ↓
- Knochenmark-punktion.

Chronisch lymphatische Leukämie

Bei 70% der Patienten wird eine CLL zufällig diagnostiziert. Es bestehen meist über lange Zeit keine Beschwerden. Im Verlauf der Erkrankung treten dann folgende Symptome auf:

- Lymphknotenschwellung, manchmal Splenomegalie und/oder Hepatomegalie
- Hauterscheinungen wie Juckreiz (Pruritus), Ekzeme, Herpes zoster, Herpes simplex, Mykosen.

Diagnostik

Im Blut können, außer bei der CLL, Vorstufen der Leukozyten nachgewiesen werden. Die Gesamtleukozytenzahl ist bei den chronischen Leukämien erhöht. Bei den akuten Leukämien ist sie unterschiedlich und deshalb diagnostisch ohne Bedeutung. In der Regel sind die Erythrozyten vermindert. Die Thrombozytenzahl kann erniedrigt oder erhöht sein; im letzteren Fall sind die Thrombozyten meist funktionsuntüchtig.

Unter dem Mikroskop kann die Verteilung der Leukozyten im Blut ausgezählt werden. Dieses sog. **Differenzialblutbild** setzt sich beim Gesunden in Tab. 3.2 beschrieben zusammen:

Tab. 3.2
Überblick über das Differenzialblutbild.

	Abb.	Normbereich
Leukozyten gesamt		4–10/nl (= 4000–10000/µl)
Lymphozyten		1–4,8/nl (20–50% der Leukos)
Stabkernige neutrophile Granulozyten		0,1–0,5/nl (3–5% der Leukos)
Segmentkernige neutrophile Granulozyten		2–6,5/nl (30–80% der Leukos)
Eosinophile Granulozyten		< 0,45/nl (2–6% der Leukos)
Basophile Granulozyten		< 0,2/nl (0–2% der Leukos)
Monozyten		0,8/nl (1–12 % der Leukos)

Die weitere Diagnose einer Leukämie wird anhand einer **Knochenmarkpunktion** gesichert: In örtlicher Betäubung wird mit einer Stahlnadel das Brustbein (Sternalpunktion) oder der Beckenkamm (Beckenkammpunktion) punktiert und Knochenmark durch Ansaugen entnommen. Die auf diese Weise gewonnenen Zellen werden unter dem Mikroskop untersucht, um bösartig veränderte Zellformen nachzuweisen. Daneben werden zytochemische und zytogenetische Methoden sowie eine Immuntypisierung durchgeführt.

Therapie

Die akuten Leukämien werden chemotherapeutisch nach festgelegten Protokollen mit verschiedenen Zytostatika behandelt. Die Chemotherapie erfolgt möglichst frühzeitig und hochdosiert mit dem Ziel einer Heilung. Unter Umständen erfolgt eine Stammzell- oder Knochenmarktransplantation.

Die CML wird erst therapiert bei Fieber, Krankheitsgefühl oder hoher Zellzahl im Blut des Patienten. Zur Verfügung steht der Tyrosinkinasehemmer Imatinib.

Bei der CLL wird chemotherapeutisch therapiert, wenn die Patienten Symptome zeigen. Zur Anwendung kommen u. a. Chlorambucil und Purinanaloga.

Bei allen Patienten sollten begleitende Therapiemaßnahmen eingesetzt werden.

- Zytostatika
- Immuntherapie bei CML.

Knochenmarktransplantation und Stammzelltransplantation

Knochenmarktransplantation → evtl. Heilung von chronischen Formen:

Bei Patienten ≤ 50 Jahre mit passendem Spender kommt eine Knochenmarktransplantation (KMT) oder eine Blutstammzelltransplantation (SZT) aus dem peripheren Blut in Betracht. Nur dadurch lässt sich eine Heilung der chronischen Leukämien erreichen. Der Patient erhält eine aggressive Chemotherapie und wird anschließend am ganzen Körper bestrahlt, um sämtliche maligne entarteten Knochenmarkzellen zu zerstören und gleichzeitig eine Immunsuppression zu erreichen. Anschließend werden dem Patienten Knochenmark oder Blutstammzellen von einem entsprechenden Spender übertragen. Diese Zellen sollen sich in den Knochenmarkräumen des Patienten ansiedeln und dann die Blutbildung übernehmen. Blutstammzellen werden vom Spender aus dem peripheren Blut durch Leukapherese gewonnen.

- Knochenmarkzellen werden chemotherapeutisch zerstört
- Übertragung von Spender-Knochenmark
- Aufenthalt in Sterilbetteinheit.

Komplikationen der Knochenmark- bzw. Stammzelltransplantation

- Toxische Nebenwirkungen der aggressiven Chemotherapie
- Abstoßungsreaktionen, die tödlich enden können
- Infektionen, vor allem während der drei Wochen nach der Transplantation andauernden zellfreien/-armen Phase: In der Zeit, bis das gespendete Knochenmark Leukozyten zur Infektabwehr in ausreichender Menge produziert, ist der Patient

sämtlichen Krankheitserregern schutzlos ausgeliefert. Daher sind spezielle medizinische und pflegerische Maßnahmen wie eine Schutzisolierung oder Unterbringung des Patienten in einer Sterilbetteinheit notwendig. Wenn trotz aller Vorsichtsmaßnahmen Infektionen auftreten, überlebt der Patient sie oftmals nicht.

Komplikationen

- Infektionen: Die Infektabwehr des Patienten ist herabgesetzt, weil die maligne entarteten Leukozyten in der Regel nicht funktionstüchtig sind
- Blutungen treten auf, wenn die Zahl der Thrombozyten stark erniedrigt ist
- Durchblutungsstörungen: Bei massiver Leukozytose, insbesondere bei der CML, können leukämische Thromben auftreten, die z. B. Infarkte in der Milz oder Retina verursachen.

3.3.4 Maligne Lymphome

Maligne Lymphome sind bösartige Erkrankungen des lymphatischen Systems. Zum lymphatischen System gehören Lymphbahnen, Lymphknoten, Milz, Thymus, lymphatische Gewebe des Darmes sowie der lymphatische Rachenring.

Bösartige Erkran-
kungen des lympha-
tischen Systems.

Ursachen und Einteilung

Es werden unterschieden:

M. Hodgkin (Lymphogranulomatose): Anfangs ist eine Lymphknotenregion bösartig verändert, im fortgeschrittenen Stadium breitet sich die Erkrankung auf weitere Lymphknotenstationen aus und befällt schließlich auch andere Organe. Die Ursache ist unbekannt, möglicherweise sind Viren an der Entstehung beteiligt.

Non-Hodgkin-Lymphome (NHL): Maligne Lymphome, die von den T- oder B-Lymphozyten ausgehen und sich histologisch vom M. Hodgkin unterscheiden. Es werden indolente von aggressiven und sehr aggressiven Lymphomen unterschieden. Als ursächliche Faktoren werden u. a. eine genetische Veranlagung, Infektionen durch bestimmte Viren, Spätkomplikation nach Bestrahlung oder Therapie mit Immunsuppressiva sowie Immundefekte diskutiert.

Ein aggressives NHL ist z. B. das **Plasmozytom** (Multiples Myelom): Hier ist eine Plasmazelle (Vorläufer: B-Lymphozyt) maligne entartet. Ihre Abkömmlinge produzieren Antikörper eines einzigen Typs (monoklonale Antikörper, IgG, IgA oder IgD), zerstören Knochengewebe und verdrängen die normale Blutbildung im Knochenmark. Es treten Osteolysen (Knochendefekte) in Schädelknochen (sog. Schrotschuss- oder Lochschädel), Rippen,

Unterscheidung
M. Hodgkin, Non-
Hodgkin-Lymphome
(niedrig- oder hoch-
maligne).

Becken u. a. Knochen auf. Die Patienten haben Knochenschmerzen und neigen zu Spontanfrakturen.

Daneben gibt es eine Vielzahl weiterer seltener NHL. Vor allem bei AIDS-Patienten treten NHL erheblich häufiger auf.

Symptome

M. Hodgkin

- Allgemeinsymptome wie Schwäche, Fieber, Nachtschweiß, ungewollter Gewichtsverlust, die als sog. **B-Symptome** zusammengefasst werden
- Lymphknotenschwellung: Meist sind die stammnahen Lymphknoten am Hals, in den Achseln oder Leisten betroffen, ferner Lymphknoten des Mediastinums oder des Abdomens
- Evtl. Splenomegalie, evtl. Hepatomegalie
- Im fortgeschrittenen Stadium können Haut, Leber, Lunge, Knochenmark, Knochen, Pleura oder Milz befallen sein.

Non-Hodgkin-Lymphome

- Allgemeinsymptome (B-Symptomatik)
- Primäre Lymphknotenschwellung (primär nodaler Befall)
- Statt der Lymphknoten können selten auch andere Organe, z. B. der Magen-Darm-Trakt, zuerst betroffen sein (primär extranodaler Befall). Im Gegensatz zum M. Hodgkin sind Hautmanifestationen bei Non-Hodgkin-Lymphomen wesentlich häufiger. Diese können bei bestimmten Lymphomformen, z. B. bei der Mycosis fungoides, das klinische Bild beherrschen
- Im Verlauf werden weitere Lymphknotenstationen befallen
- Bei 50% der Patienten ist das Knochenmark betroffen mit nachfolgender Anämie, Leuko- und Thrombopenie.

Diagnostik

Durch die histologische Untersuchung vergrößerter Lymphknoten wird die Art des Lymphoms bestimmt. Damit lassen sich Therapie und Prognose des Patienten einschätzen.

Der Ausbreitungsgrad des Lymphoms und damit das Stadium der Erkrankung müssen ermittelt werden, da das therapeutische Vorgehen entscheidend davon abhängt. Dazu werden folgende Untersuchungen durchgeführt:

- Röntgen und CT des Thorax, um Raumforderungen erkennen zu können
- Sonographie und CT des Abdomens: Es zeigen sich evtl. vergrößerte Lymphknoten, Spleno- und Hepatomegalie
- Skelettszintigrafie: Dem Patienten wird intravenös ein radioaktives Medikament gespritzt, das sich besonders an Stellen mit erhöhter Stoffwechselaktivität anreichert. Mit einer speziellen Kamera kann die von dem Medikament ausgehende Strahlung registriert werden

- Differenzialblutbild
- Rö und CT, Skelettszintigraphie
- Beckenkammpunktion
- Lymphknotenbiopsien.

- Knochenmarkbiopsie mit Zytologie und Histologie, evtl. Knochenmarkszintigraphie
- Evtl. gastroenterologische und HNO-ärztliche Zusatzdiagnostik.

Die 4-Stadieneinteilung der NHL ähnelt der des M. Hodgkin. Zusätzlich wird unterschieden zwischen primär nodalem Befall und primär extranodalem Befall.

Therapie

Je nach Stadium kommen verschiedene Polychemotherapien kombiniert mit Strahlentherapie zur Anwendung.

Kann das Lymphom nach dieser Therapie nicht mehr nachgewiesen werden, liegt eine **Remission** vor. Das bedeutet jedoch nicht, dass der Patient geheilt ist. Das Lymphom kann jederzeit erneut aufflackern. Deshalb sind regelmäßige Verlaufskontrollen wichtig. Tritt ein **Rezidiv** auf, muss mit Chemotherapeutika aggressiv behandelt werden. Bei Patienten ≤ 50 Jahren kommt eine Knochenmark- bzw. Stammzelltransplantation in Betracht.

- Strahlentherapie
- Chemotherapie.

Tab. 3.3
Stadieneinteilung (Staging) des M. Hodgkin.

Stadium	Befallener Körperabschnitt
I (IA/IB)	Einzelne Lymphknoten-Region oder einzelner extranodaler Herd
II (IIA/IIB)	Zwei oder mehr Lymphknoten-Regionen auf der gleichen Zwerchfellseite oder lokalisierte extranodale Herde mit Befall einer oder mehrerer Lymphknoten-Regionen auf der gleichen Zwerchfellseite
III (IIIA/IIIB)	Lymphknoten-Regionen auf beiden Zwerchfellseiten oder lokalisierte extranodale Herde und Lymphknoten auf beiden Zwerchfellseiten
IV	Diffuser Befall eines oder mehrer extralymphatischer Organe mit oder ohne Lymphknoten-Befall

A: ohne Allgemeinsymptome
B: mit mindestens einem der B-Symptome (Gewichtsverlust, Fieber oder Nachtschweiß)

3.3.5 Autoimmunerkrankungen

❽ Autoimmunerkrankungen sind Krankheiten, bei denen sich Antikörper oder spezifisch sensibilisierte Lymphozyten gegen körpereigenes Gewebe richten und dieses schädigen.

Ursachen
Normalerweise greifen Lymphozyten kein körpereigenes Gewebe an. Es besteht eine Immuntoleranz. Diese Immuntoleranz kann aufgrund verschiedener Faktoren wie z. B. erbliche Veranlagung, hormonelle Faktoren sowie exogene Einflüsse verloren gehen. Der Organismus bildet in der Folge Antikörper z. B. gegen sein eigenes Schilddrüsengewebe. Diese Antikörper werden Autoantikörper genannt.

Symptome
Es gibt eine Vielzahl verschiedener Autoimmunerkrankungen mit den unterschiedlichsten Symptomen. Tab. 3.4 gibt eine Übersicht über die in diesem Buch erwähnten Autoimmunerkrankungen.

Diagnostik
Autoantikörper können durch spezielle Blutuntersuchungen nachgewiesen werden. Manchmal muss eine Gewebeprobe entnommen werden, um die Antikörperablagerungen mit besonderen immunhistologischen Methoden darzustellen.

Therapie
Die Behandlung richtet sich nach dem betroffenen Organ und der Schwere des Krankheitsbildes. Häufig kommen Kortikosteroide oder Immunsuppressiva zum Einsatz.

3.4 Hämorrhagische Diathesen

Bei einer hämorrhagischen Diathese liegt eine krankhaft erhöhte Blutungsneigung vor. Die Blutungen sind dabei entweder zu lang, zu stark oder treten bereits bei kleinsten Verletzungen auf. Abhängig von der Ursache werden die verschiedenen Formen bezeichnet:

- Liegt eine Schädigung der Thrombozyten (Blutplättchen) zugrunde, wird von **Thrombozytopathie** gesprochen; ein Thrombozytenmangel ($\leq 150\,000/\mu l$) wird als **Thrombozytopenie** bezeichnet
- Liegt die Ursache in krankhaften Gefäßen, wird von **Vasopathie** oder **Vaskulopathie** gesprochen
- Sind Gerinnungsfaktoren die Ursache, liegt eine **Koagulopathie** vor.

Erhöhte Blutungsneigung:
- Vasopathie: Gefäße sind geschädigt
- Thrombozytopathie: Thrombozyten sind geschädigt
- Koagulopathie: Gerinnungsfaktoren sind erniedrigt oder geschädigt.

Tab. 3.4 Alphabetische Übersicht häufiger Autoimmunerkrankungen oder autoimmun (mit)bedingter Erkrankungen.

Erkrankung	Kurzcharakterisierung
M. Addison	Primäre Nebennierenrindenunterfunktion ☞ 8.4.3
Rheumatisches Fieber	Autoimmunbedingte Streptokokkennacherkrankung ☞ 1.7
Chronische Gastritis Typ A	Chronische, atrophische Magenschleimhautentzündung ☞ 5.3.1
M. Basedow	Chronische Schilddrüsenentzündung mit Schilddrüsenüberfunktion ☞ 8.2.2
Colitis ulcerosa, M. Crohn	Chronische Darmentzündung ☞ 5.4.5, 5.4.6
Dermatomyositis	Chronisch-entzündliche Erkrankung von Haut und Muskeln mit unterschiedlichen Hautveränderungen ☞ 10.3.3
Diabetes mellitus Typ 1	Insulinpflichtiger Diabetes mellitus ☞ 8.5
Hämolytische Anämie (AIHA)	Anämie durch beschleunigten Untergang roter Blutkörperchen ☞ 3.2.1
Hashimoto-Thyreoiditis	Chronische Schilddrüsenentzündung, im Verlauf oft mit Schilddrüsenunterfunktion ☞ 8.2.3
Idiopathische thrombozytopenische Purpura (M. Werlhof)	Erhöhte Blutungsneigung durch Zerstörung der Thrombozyten im Blut, meist ausgelöst durch Medikamente oder Infektionen ☞ 3.4.3
Primär biliäre Leberzirrhose	Irreversibler, bindegewebiger Umbau der Leber ☞ 6.2.3
Perniziöse Anämie	Anämie durch Vitamin-B_{12}-Mangel infolge chronischer Magenschleimhautentzündung mit Mangel an intrinsic Factor ☞ 3.2.1
Polymyositis	Entzündliche Systemerkrankung der quergestreiften Muskulatur, Muskelschwäche und -schmerzen ☞ 10.3.3
Rheumatoide Arthritis (RA)	Chronische Gelenkentzündung ☞ 10.2.1
Progressive systemische Sklerose (systemische Sklerodermie)	Verhärtung des Bindegewebes ☞ 10.3.2
Systemischer Lupus erythematodes (SLE)	Generalisierte entzündliche Erkrankung des Bindegewebes der Blutgefäße ☞ 10.3.1

Bei ²/₃ aller hämorrhagischen Diathesen liegt eine Thrombozytopathie zugrunde.

Gerinnungssystem

Das Gerinnungssystem umfasst drei Stufen:
1. Gefäßreaktion im Sinne einer Vasokonstriktion.
2. Blutstillung, durch Anlagerung von Thrombozyten und Bildung eines weißen Thrombozytenpfropfes.
3. Gerinnung durch Aktivierung der Gerinnungskaskade mit dem Endprodukt eines organisierten Thrombus.

3 Stufen der Gerinnung.

Diagnostik

Die jeweiligen Schritte der Blutgerinnung werden über folgende Gerinnungsparameter überprüft:
- **Thrombozytenzählung:** Normal 150 000 – 450 000/µl Blut
- **Blutungszeit:** Die Zeit, bis sich ein Thrombozytenthrombus gebildet hat. Dauer ca. 2 – 4 Minuten
- **Quick-Test** (Thromboplastinzeit, Prothrombinzeit): Überprüft das exogene (extrinsic) System, demnach die Funktionstüchtigkeit der Faktoren I, II, V, VII und X. Normalwert: 70 – 100 %. Der Quick-Wert hängt vom verwendeten Reagenz ab, so dass Quick-Werte aus verschiedenen Labors nur schlecht miteinander verglichen werden können. Daher wird inzwischen die **International Normalized Ratio INR** angegeben, bei der die Laborunterschiede durch einen entsprechenden Korrekturfaktor ausgeglichen werden. Normalwert: 1,0

Einzelne Schritte der Gerinnung werden überprüft.

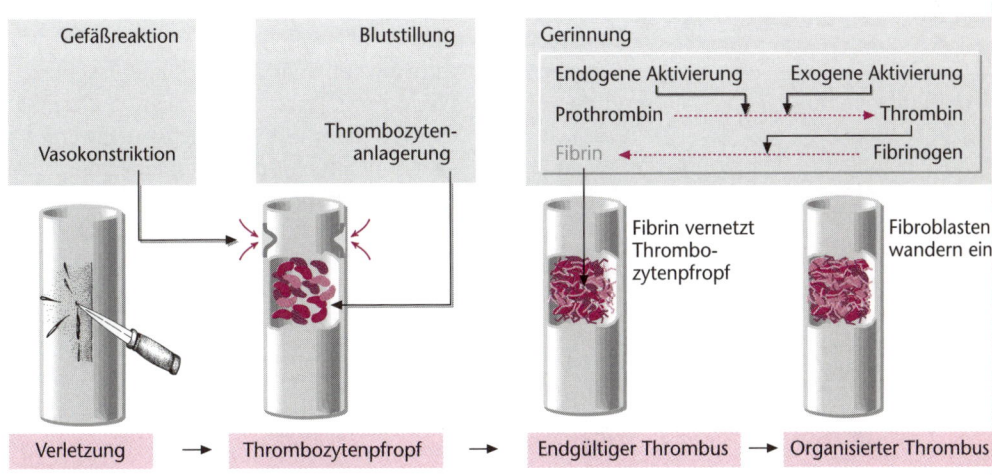

Abb. 3.5 Übersicht über das Gerinnungssystem. [A400]

- **Partielle Thromboplastinzeit** (PTT): Hiermit wird das endogene (intrinsic) Gerinnungssystem getestet und damit die Faktoren I, II, V, VIII, IX, X, XI und XII. Normalwert: 30–40 Sekunden
- **Thrombinzeit** (Plasmathrombinzeit, PTZ): Dauer der Gerinnungszeit wird gemessen, vor allem zur Kontrolle einer Heparintherapie. Normalwert: 17–24 Sekunden.

3.4.1 Hämophilie

❾ Die Hämophilie (Bluterkrankheit) ist eine vererbte Koagulopathie, bei der der Gerinnungsfaktor VIII oder IX fehlt bzw. vermindert ist.

Vererbte Koagulopathie.

Ursachen und Einteilung

Die Hämophilie wird X-chromosomal rezessiv vererbt. Dies bedeutet, dass Frauen, da sie *zwei* X-Chromosomen besitzen, klinisch in der Regel nicht betroffen sind, die Erkrankung jedoch übertragen können. Da Männer nur über *ein* X-Chromosom verfügen, erkranken sie immer, wenn ein defektes X-Chromosom vorliegt. Bei 50 % der Erkrankten liegt eine Spontanmutation des X-Chromosoms vor. Zwei Formen der Hämophilie werden unterschieden:

X-chromosomal-rezessiv.
- Hämophilie A: Gerinnungsfaktor VIII ↓
- Hämophilie B: Gerinnungsfaktor IX ↓.

- **Hämophilie A** (85 %): Mangel an Gerinnungsfaktor VIII
- **Hämophilie B** (15 %): Mangel an Gerinnungsfaktor IX.

Die Ausprägung einer Hämophilie ist unterschiedlich schwer, da sie davon abhängt, wie hoch die Konzentration der vorhandenen Gerinnungsfaktoren ist.

Symptome

Schwere Hämophilieformen machen sich hauptsächlich, auch ohne vorherige Verletzung, durch Blutungen in Gelenke oder Muskeln bemerkbar. Leichtere Hämophilieformen werden meist erst anlässlich einer Operation oder Zahnentfernung erkannt, wenn es zu starken Nachblutungen kommt.

Blutungen, insbesondere Muskel- und Gelenkblutungen.

Diagnostik

Häufig sind mehrere männliche Familienangehörige erkrankt. Die **partielle Thromboplastinzeit** (PTT) ist auf ≥ 40 Sek. verlängert. Um die Hämophilie A von der Hämophilie B zu unterscheiden, wird in Speziallabors die Aktivität von Faktor VIII und IX bestimmt.

- Partielle Thromboplastinzeit ≥ 40 Sek.
- Aktivität des Faktors VIII bzw. IX ↓.

Therapie

Die fehlenden Gerinnungsfaktoren VIII oder IX werden bei einer schweren Hämophilie permanent substituiert, d. h. regelmäßig

Substitution von Gerinnungsfaktor VIII bzw. IX.

intravenös gegeben. Bei leichteren Formen werden sie lediglich im Bedarfsfall, z. B. bei spontanen Blutungen oder vor Operationen, verabreicht.

Medikamente, die die Blutungsneigung erhöhen (z. B. Heparin, Acetylsalicylsäure), dürfen nicht gegeben werden. Auch intramuskuläre Injektionen sind kontraindiziert.

Die Patienten müssen sich vor Verletzungen schützen, z. B. auch beim Zähneputzen.

Komplikationen

- Schwere Arthrosen entstehen durch wiederholte Blutungen in die Gelenke (Hämarthros)
- Da die Faktorenkonzentrate früher ausschließlich aus Blutplasma hergestellt wurden, haben sich viele Patienten mit Hepatitis- oder mit HI-Viren infiziert. Solche Infektionen sind heute nahezu ausgeschlossen, da die Präparate gereinigt und virusinaktiviert sind bzw. aus rekombinanten Faktoren bestehen.

3.4.2 Disseminierte intravasale Gerinnung

Eine disseminierte intravasale Gerinnung (DIC) bzw. **Verbrauchskoagulopathie** kommt zustande durch eine überschießende Aktivierung des Gerinnungssystems innerhalb der Blutgefäße mit Ausbildung zahlreicher kleiner Blutgerinnsel (Mikrothromben) im Gefäßsystem. Dadurch werden Gerinnungsfaktoren und Thrombozyten verbraucht, im weiteren Verlauf tritt eine hämorrhagische Diathese mit der Gefahr von massiven Blutungen auf. Sekundär entwickelt sich meist auch eine Hyperfibrinolyse (gesteigerte Auflösung von Fibrin).

Aktivierung des Gerinnungssystems mit Bildung von Mikrothromben, später massive Blutungen durch Verbrauch von Gerinnungsfaktoren.

Ursachen

Die übermäßige Aktivierung der Blutgerinnung kann hervorgerufen werden durch einen schweren Schock, eine Sepsis, geburtshilfliche Komplikationen sowie durch Operationen an Organen mit hoher Gerinnungsaktivität im Gewebe wie Lunge, Pankreas oder Prostata.

- Schock
- Sepsis
- Geburtshilfliche Komplikationen
- OPs an Lunge, Pankreas, Prostata.

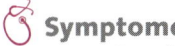 **Symptome**

Im Frühstadium ist eine DIC sehr schwer zu diagnostizieren. Im weiteren Verlauf treten typische Zeichen einer hämorrhagischen Diathese auf: Punktförmige und flächenhafte Hautblutungen, Magen-Darm-Blutungen, Nieren- oder Gehirnblutungen. Gleichzeitig kann es durch Mikrothromben und der damit verbundenen schlechten Organdurchblutung zum Organversagen kommen.

- Verschiedene Blutungen
- Mikrothromben
- Organversagen.

Häufige Kontrolle des Gerinnungsstatus.

Diagnostik

Bei der akuten manifesten DIC sind zahlreiche Blutgerinnungsparameter verändert: Thrombozyten ↓, Fibrinogen ↓, Antithrombin III ↓, Nachweis von Fibrinmonomeren und Fibrin-Spaltprodukten (D-Dimere), Quick-Wert ↑, PTT ↓.

Therapie

- Therapie der Grunderkrankung
- Prophylaktisch Heparin
- Antithrombin III, Frischplasma
- Bei Besserung Heparin.

Am wichtigsten ist die Therapie der auslösenden Grunderkrankung. Um eine DIC bei gefährdeten Patienten zu verhindern, wird prophylaktisch Heparin gespritzt (verhindert die Bildung von Mikrothromben im frühen Stadium).

Bei einer manifesten DIC müssen die Patienten auf der Intensivstation engmaschig überwacht werden. Sie erhalten Antithrombin III, FFP (*fresh frozen plasma* = Frischplasma), Fibrinogen- und u.U. Thrombozytenkonzentrate. Heparin muss abgesetzt werden. Normalisieren sich die Gerinnungswerte, wird wieder Heparin gespritzt. Dies wirkt einer überschießenden Blutgerinnung entgegen, die durch die beim Heilungsprozess gesteigerte Nachbildung von Gerinnungsfaktoren auftreten könnte.

3.4.3 Thrombozytär verursachte hämorrhagische Diathesen

Thrombozytenstörungen sind für $^2/_3$ aller krankhaften Blutungsneigungen verantwortlich.

Thrombozyten werden im Knochenmark gebildet und bereits nach etwa 10 Tagen in der Milz abgebaut. Veränderungen der Thrombozyten sind für $^2/_3$ aller hämorrhagischen Diathesen verantwortlich.

Ursachen und Einteilung

Thrombopenie: Thrombozyten ≤ 150 000/µl.

Eine **Thrombozytopenie** liegt vor, wenn die Thrombozytenzahl auf ≤ 150 000/µl vermindert ist. Mögliche Ursachen sind:
- Verringerte Produktion von Thrombozyten im Knochenmark, z.B. infolge von Bestrahlung, Zytostatikagabe oder Knochenmarkerkrankungen wie Leukämien
- Beschleunigter Abbau von Thrombozyten in der Milz, z.B. bei Hypersplenismus
- Vermehrter Verbrauch von Thrombozyten im peripheren Blut, z.B. bei DIC oder durch Autoantikörper, z.B. bei idiopathischer thrombozytopenischer Purpura (M. Werlhof) und bei systemischem Lupus erythematodes
- Medikamentennebenwirkungen in Form einer toxischen Knochenmarkschädigung bzw. einer allergischen Thrombozytenzerstörung, verursacht z.B. durch Heparin (selten), Cotrimoxazol u.a.

Thrombozytopathie: Funktionsstörung der Thrombozyten.

Bei einer **Thrombozytopathie** liegt eine Funktionsstörung der Thrombozyten vor, die entweder selten vererbt oder häufiger erworben ist, z. B. durch Medikamente wie Acetylsalicylsäure, Clopidrogel oder Dextran, durch Nierenversagen mit Urämie oder durch bestimmte Knochenmarkerkrankungen, z. B. Polycythaemia vera, Plasmozytom.

Davon zu unterscheiden ist eine **Thrombozytose,** bei der zu viele Thrombozyten im peripheren Blut zirkulieren. Dadurch besteht die Gefahr der Thrombosebildung mit nachfolgender Lungenembolie.

Thrombozytose: Thrombozyten im peripheren Blut ↑.

Symptome

Zu spontanen Blutungen kommt es meist erst, wenn die Zahl der funktionstüchtigen Thrombozyten auf ≤ 30 000/µl Blut erniedrigt ist. Dann zeigen sich petechiale (punktförmige) Hautblutungen sowie Nasenbluten oder eine verstärkte Menstruation.

Spontane Blutungen, wennThrombozyten ≤ 30 000/µl.

3

Diagnostik

- Thrombozytenzählung: Die Anzahl der Thrombozyten sagt allerdings nichts über ihre Funktionstüchtigkeit aus
- Blutungszeit: Bei einer Thrombozytenstörung oder einer gefäßbedingten Blutungsneigung ist sie verlängert, nicht jedoch bei einer Koagulopathie
- Weiterhin muss die Ursache der Thrombozytenveränderung ermittelt werden.

- Thrombozyten-zählung
- Blutungszeit
- Ursache klären.

Therapie

Die Behandlung besteht in der Therapie der Grunderkrankung und dem Meiden aller auslösenden Medikamente. Wenn dies nicht möglich ist, müssen Thrombozyten in Form von Thrombozytenkonzentraten substituiert werden.

Bei der idiopathischen thrombozytopenischen Purpura werden Kortikosteroide oder Immunglobuline gegeben. Ist diese Therapie erfolglos, wird die Milz operativ entfernt (Splenektomie). Letzte Möglichkeit ist die Verordnung von Immunsuppressiva.

- Therapie der Grunderkrankung
- Thrombozyten-substitution.

3.4.4 Vaskulär verursachte hämorrhagische Diathesen

Zu vaskulär bedingten hämorrhagischen Diathesen kommt es durch Schädigung der Blutgefäße, den sog. Vaskulopathien oder Vasopathien, die entweder vererbt oder erworben sind.

Schädigung der Blutgefäße.

M. Osler

Es handelt sich um eine autosomal-dominante Erbkrankheit. Typisch sind punktförmige Gefäßerweiterungen (Teleangiektasien) an Lippen, Zunge und Nasenschleimhaut, im Magen-Darm-Trakt

- Teleangiektasien
- Blutungen.

und in den Atemwegen. Es kommt gehäuft zu Nasenbluten, gastrointestinalen Blutungen und Hämoptoe (Bluthusten).

Purpura Schoenlein-Henoch

Vaskulitis nach einem Infekt, v. a. bei Kindern:
- Fieber, Gelenk- und Bauchschmerzen
- Petechien
- Magen-Darm-Blutungen
- Glomerulonephritis.

Diese erworbene Vaskulitis kommt insbesondere bei Kindern vor. Es handelt sich dabei um eine allergische Immunreaktion vom Typ III, bei der es zu Ablagerungen von IgA-haltigen Immunkomplexen in den kleinen Blutgefäßen kommt. Sie tritt oft nach einem Infekt auf und äußert sich mit Fieber, Gelenk- und Bauchschmerzen. Typisch ist ein Hautausschlag mit kleinsten Einblutungen (Petechien), besonders an den Streckseiten der Beine. Häufig treten gastrointestinale Blutungen und eine Glomerulonephritis mit Makrohämaturie auf. Therapeutisch werden Kortikosteroide gegeben, bei schweren Verläufen zusätzlich Cyclophosphamid.

Vitamin-C-Mangel

Skorbut mit Kapillarbrüchigkeit → Blutungs- und Infektneigung.

Ein extremer Mangel an Vitamin C ruft bei Erwachsenen **Skorbut** hervor, der zu einer erhöhten Kapillarbrüchigkeit führt. Folge sind Blutungs- und Infektneigung sowie Zahnausfall. Skorbut trat früher häufig bei Seefahrern auf, die auf langen Fahrten unzureichend mit Vitamin-C-haltigen Nahrungsmitteln versorgt waren.

3.5 Amyloidose

Bei den systemischen Amyloidosen werden unterschiedliche Proteintypen im Interstitium verschiedener Organe abgelagert.

Ablagerung von Amyloid im Interstitium von Organen.

Verschiedene Formen.

Ursachen und Einteilung

Häufig liegt der Amyloidose eine andere Erkrankung zugrunde. Je nach Ursache und Struktur des Amyloids werden verschiedene Formen unterschieden:
- Immunglobulin-assoziierte Amyloidose, z. B. bei einem Plasmozytom
- Sekundäre Amyloidose, z. B. bei chronisch entzündlichen Erkrankungen wie Tuberkulose, rheumatoider Arthritis, M. Crohn, Colitis ulcerosa, maligne Tumoren
- Familiäre Amyloidose, autosomal dominant vererbt
- Amyloidose bei jahrelanger Hämodialyse.

Häufig betroffen sind Magen-Darm-Trakt, Nieren, Herz und peripheres Nervensystem. Seltener betroffen sind Leber, Milz oder Nebennieren.

Symptome

Falls die Amyloidose durch eine andere Grunderkrankung ausgelöst wurde, liegen Symptome dieser Erkrankung vor. Im Übrigen sind die Beschwerden abhängig von den befallenen Organen:

- Nieren → Nephrotisches Syndrom, Niereninsuffizienz
- Herz → Herzinsuffizienz, Reizleitungsstörungen
- Nervensystem → Polyneuropathie, autonome Neuropathie mit Durchfall, Verstopfung, Impotenz, Inkontinenz, orthostatische Hypotonie
- Zunge → Makroglossie (vergrößerte Zunge)
- Leber → Hepatomegalie.

Abhängig von befallenen Organen.

Diagnostik

Aus einem betroffenen Organ (z.B. Rektum, Niere, Myokard) wird Gewebe entnommen. Das Amyloid kann darin mit verschiedenen Techniken nachgewiesen werden.

Gewebebiopsie mit Nachweis von Amyloid.

Therapie

Die vorliegende Grunderkrankung muss behandelt werden. Die weitere Therapie richtet sich nach den jeweiligen Organmanifestationen.

3.6 Lymphangitis und Lymphadenitis

Bei einer **Lymphangitis** sind die Lymphgefäße, bei einer **Lymphadenitis** die Lymphknoten entzündet. Ursache kann das Übergreifen einer benachbarten Gewebsentzündung sein oder es werden Krankheitserreger auf anderem Wege in die Lymphbahnen eingeschwemmt.

Entzündung der Lymphgefäße (Lymphangitis) bzw. der Lymphknoten (Lymphadenitis).

Symptome und Komplikationen

Entzündete Lymphgefäße breiten sich ausgehend von einer infizierten Verletzung zum Körperstamm hin aus. Sie sind als roter Strang sichtbar, fühlen sich warm an und sind druckschmerzhaft. Wiederholte Lymphgefäßentzündungen können zu einem Lymphödem führen.

Entzündete Lymphknoten sind vergrößert und druckschmerzhaft. Die über dem betroffenen Knoten liegende Haut kann gerötet und überwärmt sein. Oft treten zusätzlich Fieber und körperliche Abgeschlagenheit auf. Selten bildet sich ein Lymphknotenabszess.

Komplikation einer Entzündung der Lymphgefäße kann eine Sepsis sein.

- Antibiotika
- Ruhigstellung,
  Kühlung,
  Hochlagerung.

Therapie

Meist wird die Entzündung medikamentös mit Antibiotika behandelt werden. Das betroffene Körperteil wird ruhig gestellt, gekühlt und nach Möglichkeit hoch gelagert. Der Entzündungsherd selbst muss saniert werden. Bildet sich ein Lymphknotenabszess, muss operativ vorgegangen werden.

? Übungsfragen

❶ Was ist eine Anämie?

❷ Nennen Sie Ursachen für eine Eisenmangelanämie!

❸ Welches Vitamin fehlt dem Körper bei einer perniziösen Anämie?

❹ An welche Erkrankung denken Sie beim Vorliegen von Müdigkeit, Abgeschlagenheit, verminderter Leistungsfähigkeit, Hautblässe, Belastungsdyspnoe, Tachykardie und Hypotonie?

❺ Was verstehen Sie unter einer Agranulozytose, wodurch wird sie häufig verursacht und welche Gefahren bestehen bei ihrem Vorliegen?

❻ Nennen Sie Beispiele für Autoimmunerkrankungen sowie für Immunschwächeerkrankungen!

❼ Beschreiben Sie das klinische Bild einer akuten Leukämie!

❽ Nennen Sie vier Autoimmunerkrankungen!

❾ Wodurch ist die Hämophilie verursacht (zwei Formen) und wie wird sie behandelt?

4 Erkrankungen der Atemwege und der Lunge

4.1 Leitsymptome

Bei Erkrankungen der Atemwege oder der Lunge können Dyspnoe und Zyanose infolge des O_2-Mangels sowie Husten mit Auswurf als typische Symptome auftreten.

4.1.1 Dyspnoe

Dyspnoe (Atemnot) ist das Gefühl, nicht genug Luft zu bekommen. Patienten mit schwerer Dyspnoe leiden oft unter Todesangst. Als **Orthopnoe** wird eine schwere Atemnot bezeichnet, die der Patient nur in aufrechter Haltung und mit Einsatz der Atemhilfsmuskulatur kompensieren kann.

Von der Dyspnoe zu unterscheiden sind verschiedene Atmungstypen, wie z.B. die **Tachypnoe,** eine beschleunigte Atmung, sowie die **Bradypnoe,** eine verlangsamte Atmung, z.B. bei Hirndruck.

Unterscheidung von Dyspnoe, Orthopnoe, Tachypnoe und Bradypnoe.

Einteilung
Die Dyspnoe wird in vier Schweregrade eingeteilt:

Grad I	Atemnot bei größerer körperlicher Anstrengung (z.B. Treppensteigen)
Grad II	Atemnot bei langsamen Gehen in der Ebene
Grad III	Atemnot bei leichten Tätigkeiten (z.B. An- und Auskleiden)
Grad IV	Atemnot in Ruhe (Ruhedyspnoe)

Tab. 4.1
Schweregrade einer Dyspnoe.

Ursachen
Eine Dyspnoe kann sehr verschiedene Ursachen haben:
- Lungenerkrankung, z.B. Asthma bronchiale, Pleuraerguss, Pneumothorax
- Herzerkrankung, z.B. Linksherzinsuffizienz, Lungenödem
- Einengung der Trachea, z.B. durch einen Tumor
- Rippenfraktur, Thoraxdeformität, z.B. Skoliose
- Anämie (☞ 3.2.1)
- Enzephalitis (Hirnentzündung)

- Psychische Ursache: Hyperventilationstetanie bei Angst, Aufregung.

Blutgasanalyse

BGA: Bestimmung von O_2, CO_2, pH-Wert und Puffersubstanzen im arteriellen Blut.

In der Blutgasanalyse (BGA) wird der O_2- und CO_2-Gehalt sowie der pH-Wert (☞ 7.4) und die Zusammensetzung der Puffersubstanzen im arteriellen Blut (Entnahmestelle: A. radialis im Handgelenkbereich) bzw. im arterialisierten Kapillarblut (Entnahmestelle: Ohrläppchen) des Patienten bestimmt. So kann das Ausmaß der Dyspnoe festgestellt, die Ursache eingegrenzt und über weitere Therapiemaßnahmen, z. B. die O_2-Gabe entschieden werden.

Über die Blutgasanalyse werden zwei Stadien der Ateminsuffizienz unterschieden:

Unterscheidung von respiratorischer Partial- und Globalinsuffizienz.

- Respiratorische **Partialinsuffizienz:** O_2-Partialdruck (pO_2) im Blut ist vermindert und der Patient zyanotisch
- Respiratorische **Globalinsuffizienz:** O_2-Partialdruck im Blut ist vermindert, Kohlendioxid-Partialdruck (pCO_2) erhöht, es liegt eine respiratorische Azidose (☞ 7.4.2) vor.

Sauerstoff-Gabe

Bevor O_2 verabreicht wird, müssen immer erst die Blutgase analysiert werden. Liegt eine respiratorische Partialinsuffizienz vor, ist die O_2-Gabe komplikationslos. Bei der respiratorischen Globalinsuffizienz wie sie z. B. bei einer chronischen Bronchitis vorliegen kann, ist dagegen die Steuerung des Atemantriebes verändert: Die Atmung wird einzig durch den O_2-Mangel geregelt, da der Organismus an die ständige CO_2-Erhöhung gewöhnt ist. Wird diesen Patienten unkontrolliert O_2 verabreicht, fällt der letzte Atemantrieb aus und die Patienten geraten in Lebensgefahr. Hier darf die O_2-Zufuhr daher nur unter BGA-Kontrolle erfolgen.

4.1.2 Zyanose

O_2-Defizit im Blut.

Die Zyanose (Blausucht) ist die bläuliche Verfärbung von Haut und Schleimhäuten aufgrund eines O_2-Defizits im Blut. Sie ist zuerst an Lippen und Nägeln erkennbar.

Ursachen und Einteilung

Das Hämoglobin in den Erythrozyten transportiert O_2 von der Lunge in die Peripherie des Organismus und von dort CO_2 zurück zur Lunge. Eine zu geringe Beladung des Hämoglobins mit O_2 ruft eine Zyanose hervor. Zu unterschieden sind dabei:

Zentral:
↓ O_2-Beladung des arteriellen Blutes.

Zentrale Zyanose: Das *arterielle Blut* ist mit zu wenig O_2 beladen. Am häufigsten bei Lungenerkrankungen, bei denen der Gasaustausch in der Lunge (O_2 gegen CO_2) behindert ist. Eine weitere Ursache sind Kurzschlussverbindungen (Shunts) zwischen venösem und arteriellem Blut, z.B. bei bestimmten Herzfehlern (☞ 1.9). Im Laufe einer chronisch zentralen Zyanose kommt es bei den Patienten zur Verdickung der Finger- und Zehenendglieder, sog. Trommelschlägelfinger und -zehen.

Periphere Zyanose: Das *venöse* Blut ist aufgrund eines verlangsamten Blutflusses mit zu wenig O_2 beladen, z.B. bei Schock, Herzinsuffizienz oder Kälte (»blaugefrorene Finger«). Da das Blut länger in der Körperperipherie verweilt, wird entsprechend von den Zellen mehr O_2 aufgenommen.

Peripher:
↓ O_2-Beladung des venösen Blutes.

4.1.3 Husten und Sputum

Husten wird durch Reizung der Schleimhäute von Trachea oder Bronchien ausgelöst. Dabei wird u.U. Sputum aus den unteren Atemwegen, also aus Lunge, Bronchien, Trachea und Kehlkopf, in den Rachen oder Mund befördert.

Ausgelöst durch Reizung der Atemwegsschleimhäute.

4

Ursachen und Einteilung

Der Reiz kann von außen auf die Schleimhaut einwirken, z.B. Fremdkörper, Zigarettenrauch, Bronchialsekret oder durch eine veränderte Schleimhaut hervorgerufen werden, z.B. bei Asthma bronchiale oder einem Tumor. Husten kann entweder produktiv oder unproduktiv sein:

Unterscheidung von produktivem und unproduktivem Husten.

- **Produktiver Husten:** Mit einem Hustenstoß wird Sputum in die oberen Luftwege befördert. Bei größerer Sekretmenge kommt es zu Auswurf
- **Unproduktiver Husten:** Ist meist ein trockener Reizhusten. Er wird von den Patienten als besonders belastend empfunden, da er häufig von Brustschmerzen begleitet ist und den Schlaf stört.

Das Aussehen des **Sputums** kann auf seine Ursache hinweisen:
- Glasig und zäh → Asthma bronchiale
- Größere Mengen weißlichen Sputums (vor allem morgens bei »Raucherhusten«) → chronische Bronchitis
- Gelb-grün → Bakterielle Infektion, z.B. Pneumonie
- Schaumig und hellrot → Akutes Lungenödem
- Blutig *(Hämoptyse)* oder als größere Blutmenge *(Hämoptoe,* Bluthusten) → Lungentuberkulose oder Bronchialkarzinom.

Sputum weist auf die mögliche Ursache hin.

4.2 Infektiöse Erkrankungen von Atemwegen und Lunge

4.2.1 Influenza

- Infektion mit Myxoviren
- Erkrankungsgipfel im Winter

Die Influenza (Grippe) wird durch Infektion mit **Myxoviren** (Influenzavirus Typ A, B oder C) hervorgerufen und ist gekennzeichnet durch vorübergehende Schädigung der Atemwegsschleimhaut. Der Erkrankungsgipfel liegt im Winter. Periodisch treten größere Epidemien auf.

Erkältung

Von einer Influenza zu unterscheiden sind die **Erkältung** und der **Schnupfen** (Rhinitis), die durch viele verschiedene Viren wie Rhino-, Corona- oder Adenoviren verursacht werden. Eine Erkältung verläuft meist leichter (nur Schnupfen, Niesen, Halsbrennen, subfebrile Temperaturen) als eine Grippe und erfordert beim ansonsten Gesunden keine spezielle ärztliche Therapie.

Ursachen

Mehrmaliges Erkranken möglich durch Veränderungen des Virusgenoms.

Influenzaviren werden meistens durch Tröpfchen beim Husten und Niesen übertragen. Die Influenzaviren sind genetisch variabel, d.h. sie verändern sich ständig. Daher kann ein Patient, der aufgrund einer Infektion oder einer Schutzimpfung bereits Antikörper gebildet hat, trotzdem mehrmals – sogar in kurzen Zeitabständen – an einer Influenza erkranken.

Symptome

- Fieber, Hals-, Kopf-, Gliederschmerzen, Husten, Schnupfen
- Bei 80 % symptomlos.

Typischerweise tritt nach einer Inkubationszeit von 1–3 Tagen plötzlich Fieber mit starkem Krankheitsgefühl auf. Es kommen Husten, Halsschmerzen, Schnupfen, Abgeschlagenheit, Kopf- und Gliederschmerzen hinzu. Bei 80 % der Patienten verläuft eine Influenza allerdings ohne bzw. mit nur leichten Symptomen.

Diagnostik

Meist besteht eine Rötung der Rachenschleimhaut (Laryngo-Tracheo-Bronchitis), BSG und CRP sind erhöht, ggf. liegt eine Leukopenie vor. Das Virus oder Virusantigene sind evtl. im Rachenspülwasser nachweisbar.

Therapie

In den ersten 24 bis 48 Stunden sind bei Influenza A und B Neuraminidasehemmer (z.B. Zanamivir als Relenza®) wirksam. Die weitere Behandlung erfolgt symptomatisch:

- Bei Fieber reichliche Flüssigkeitszufuhr
- Evtl. Nasentropfen zum Abschwellen der Nasenschleimhaut für höchstens zehn Tage
- Fiebersenkung und Schmerzmittelgabe, z. B. mit Paracetamol
- Bei verschleimten Atemwegen Inhalationen mit 0,9 %iger Kochsalzlösung, evtl. zusätzlich schleimlösende Mittel wie Mucosolvan®
- Bei quälendem Reizhusten hustendämpfende Medikamente
- Bei Verdacht auf bakterielle Superinfektion Antibiotika.

Komplikationen

Besonders bei abwehrgeschwächten Patienten, älteren Menschen und Patienten mit chronischen Atemwegserkrankungen können sich Pneumonien entwickeln. Sie entstehen häufig durch Super-infektion mit Bakterien, z. B. Staphylokokken. Bei Ausbreitung der Bakterien kann es zu einer Mittelohrentzündung (Otitis media) oder einer Nasenebenhöhlen-Entzündung (Sinusitis) kommen. Gefürchtet sind eine Myokarditis und der Befall des Nervensystems mit Meningitis (Hirnhautentzündung) bzw. En-zephalitis (Gehirnentzündung).

- Pneumonie
- Mittelohr-entzündung
- Nasenneben-höhlenentzündung
- Myokarditis
- Meningitis, Enzephalitis.

4

Prophylaxe

Da die Viren durch Tröpfcheninfektionen übertragen werden, sollte man von Grippekranken Abstand halten und Menschenan-sammlungen besonders im Winter meiden. Für Menschen über 60 Jahre und Patienten mit kardiopulmonalen Erkrankungen oder Abwehrschwäche empfiehlt sich eine Impfung gegen Influ-enza. Um einen Schutz gegen die jeweils »aktuellen« Influenza-viren zu erreichen, muss die Impfung jedes Jahr im Herbst er-neuert werden.

Relativer Schutz durch jährliche Schutzimpfung im Herbst.

Pflege

Wichtig ist die regelmäßige Pneumonieprophylaxe durch Atem-übungen, Vibrationsbehandlung und Inhalationen (☞ 4.2.3, Pflege). Bei bettlägerigen Patienten ist auch an eine Thrombose-prophylaxe (☞ 2.1.3) zu denken.

4.2.2 Akute Bronchitis

Bei der akuten Bronchitis ist die Bronchialschleimhaut entzündet. Ist zusätzlich die Trachea betroffen, liegt eine **Tracheobronchitis** vor.

Entzündung der Bronchialschleimhaut.

Ursachen

Eine akute Bronchitis wird meistens durch Viren wie Rhino-, RS-, Corona- oder Influenzaviren hervorgerufen, weniger häufig durch Bakterien wie Pneumokokken oder Hämophilus influ-

- Viren
- Selten Bakterien und Pilze

- Andere Grund-
erkrankungen wie
Masern, Keuch-
husten.

Erkältungssymptome
mit Kopf-, Glieder-
und Muskel-
schmerzen.

- Lungen-
auskultation
- BSG ↑,
Leukozyten ↓/↑.

Symptomatische
Therapie.

enzae. Weiterhin tritt sie im Rahmen anderer Erkrankungen wie Keuchhusten oder Masern auf. Seltene Ursachen sind Pilze und Reizstoffe (Stäube, Gase).

Symptome
Kennzeichnend sind Erkältungssymptome mit Reizhusten und Brustschmerzen. Der Auswurf ist gering und zäh. Das Fieber steigt selten über 39°C. Es treten Kopf-, Glieder- und Muskelschmerzen auf.

Diagnostik
Die Diagnose wird anhand der klinischen Symptome gestellt. Bei der Lungenauskultation fallen brummende und giemende Rasselgeräusche auf. Die BSG ist gering erhöht. Grünlich-gelbes Sputum weist auf eine bakterielle (Super-)Infektion hin.

Therapie
Die Therapie der akuten Bronchitis oder Tracheobronchitis erfolgt symptomatisch: Die Patienten sollen nicht rauchen und viel warme Flüssigkeit trinken. Mukolytika verflüssigen das Bronchialsekret. Hustenstillende Medikamente dürfen nur bei quälendem Reizhusten eingesetzt werden, da sie das Abhusten des infektiösen Sekretes behindern. Antibiotika sind nur bei Zeichen einer bakteriellen Infektion, bei sehr hartnäckiger Bronchitis oder bei Verdacht auf eine bakterielle Pneumonie indiziert.

Komplikationen
- Auf eine viral bedingte Bronchitis kann sich eine bakterielle Infektion als sog. Sekundärinfektion aufpfropfen
- Bronchiolitis (Entzündung der kleinsten Bronchialverzweigungen) mit Verschluss der Bronchiolen. Vor allem kleine Kinder sind gefährdet
- Pneumonie
- Hyperreagibles Bronchialsystem mit hartnäckigem Hustenreiz und spastischer Bronchitis.

4.2.3 Pneumonie

Lungenentzündung.

Die Pneumonie (Lungenentzündung) ist eine Entzündung des Lungengewebes. In den Industrieländern stellt sie die häufigste Todesursache unter den Infektionskrankheiten dar.

Ursachen
Eine Pneumonie entsteht selten aus voller Gesundheit heraus. Pneumoniegefährdet sind vor allem Patienten, deren Immunabwehr durch eine andere Erkrankung oder hohes Alter geschwächt ist.

Es werden infektiöse von nicht-infektiösen Pneumonien unterschieden. Ursachen können sein:

- ❶ Krankheitserreger:
  - Bakterien, z. B. Pneumokokken, Hämophilus influenzae, Klebsiellen, Enterobacter, Legionellen, rufen meist eine alveolare Pneumonie hervor
  - Viren, z. B. RS-, Adeno-, Parainfluenzaviren, Influenzaviren Typ A/B, rufen meist eine interstitielle Pneumonie hervor
  - Pilze
  - Parasiten wie Protozoen und Würmer
- Chemische Schädigung, z. B. durch Aspiration von Mageninhalt (**Aspirationspneumonie),** verschiedene Reizgase
- Physikalische Schädigung, z. B. durch Strahlen oder Fremdkörper in den Bronchien
- Kreislaufstörungen, z. B. Lungeninfarkt aufgrund einer Minderdurchblutung der Bronchialarterien, die das Lungengewebe mit O_2 versorgen. Nachfolgend kommt es häufig zur Infarktpneumonie.

❷ Je nachdem, ob die Pneumonie ohne oder mit Vorerkrankungen des Patienten (Asthma, Immunschwäche) auftritt, werden **primäre** von **sekundären Pneumonien** unterschieden. Zu Hause erworbene Pneumonien werden als **ambulante Pneumonien** bezeichnet, tritt eine Pneumonie in der Klinik auf wird sie als **nosokomial** bezeichnet.

Symptome
Eine weitere Einteilung erfolgt nach dem Auftreten der Symptome in typische und atypische Pneumonien.

Typische Pneumonie
Sie wird meist durch Pneumokokken verursacht und ist gekennzeichnet durch:

- Schnellen Krankheitsbeginn mit Schüttelfrost und hohem Fieber, schweres Krankheitsgefühl
- Husten mit grünlich-gelbem Auswurf, der durch Blutbeimengungen auch rot-braun gefärbt sein kann
- Atemnot und Tachypnoe
- Atemabhängige Schmerzen bei begleitender Pleuritis.

Atypische Pneumonien
Hierunter versteht man Pneumonien, deren Krankheitsbild von dem einer typischen Pneumonie abweicht. Sie werden v. a. durch Viren, Legionellen, Mykoplasmen oder Chlamydien hervorgerufen. Kennzeichnend sind:

- Langsamer Beginn
- Kopf- und Muskelschmerzen, meist nur leichtes Fieber
- Trockener Reizhusten mit wenig Auswurf.

Unterschiedliche Einteilungen möglich:
- Nach der Ursache: Infektiöse und nichtinfektiöse Pneumonie

4

- Nach dem Vorliegen von Vorerkrankungen: Primäre und sekundäre Pneumonien.

- Nach den Symptomen: Typische und atypische Pneumonien.

Diagnostik

- Lungenauskultation: Rasselgeräusche, Bronchialatmen (verstärktes, hauchendes Atemgeräusch, klingt wie »ch«); bei einer atypischen Pneumonie oft nur geringer Auskultationsbefund
- Röntgen-Thorax: Verschattung des betroffenen Lungenbezirks
- Laborbefund: CRP ↑, BSG ↑, bei typischer Pneumonie Leukozytose mit Verringerung der eosinophilen Granulozyten und der Lymphozyten, ansonsten normale oder erniedrigte Leukozytenzahl
- Erregernachweis aus Sputum, Blut oder bronchoskopisch gewonnenem Material (evtl. durch Bronchiallavage). Bei einer Bronchiallavage werden die Bronchien mit physiologischer Kochsalzlösung gespült. In dem so gewonnenen Material können Krankheitserreger oder auch maligne Zellen bei einem Tumor nachgewiesen werden
- Antibiogramm: In einer Bakterien- oder Blutkultur wachsen die verursachenden Keime heran. Es werden Antibiotika hinzugegeben und getestet, wie stark der Zusatz bestimmter Antibiotika das Wachstum der Bakterien hemmt. Mit Hilfe des Antibiogramms ist nun eine gezielte Antibiotikatherapie möglich
- Bei Tuberkuloseverdacht Tuberkulintest und weitere spezielle Diagnostik.

Therapie

Allgemeinmaßnahmen

Symptomatisch und abhängig vom Erreger medikamentös.

- Körperliche Schonung; wichtig u. a., um den O_2-Bedarf zu begrenzen
- Schleimlösende Medikamente und reichlich Flüssigkeitszufuhr
- Hustendämpfende Medikamente nur bei quälendem Reizhusten
- Atemgymnastik, Inhalationstherapie.

Medikamentöse Therapie

Nachdem Material zur Bestimmung des Erregers gewonnen ist, wird mit einer ungezielten Antibiotikatherapie begonnen. Liegt das Antibiogramm vor, kann auf eine gezielte Behandlung umgestellt werden. Ambulant erworbene Pneumonien sprechen meist gut auf Antibiotika an. Im Gegensatz dazu ist eine nosokomiale Pneumonie häufiger unempfindlich gegen viele Antibiotika. Folgende Medikamente werden eingesetzt:

- Zu Hause erworbene bakterielle Pneumonie: Cephalosporine, Fluorchinolone, Aminopenicillin + Beta-Lactamase-Inhibitor

- Nosokomiale Pneumonie: Je nach Erreger Cephalosporine, Acylaminopenicillin, Fluorchinolone, Gyrasehemmer und Clindamycin, häufig in Kombination
- Pilzpneumonie: Antimykotika
- Virale Pneumonie: Eine spezifische Therapie mit Virostatika ist nur in einem ganz frühen Stadium erfolgversprechend. Antibiotika sind wirkungslos.

Komplikationen

- Bei schwerem Verlauf kann die Pneumonie zu einer Ateminsuffizienz mit zunehmender Dyspnoe führen. In der Blutgasanalyse zeigt sich ein niedriger pO_2 und evtl. ein Anstieg des pCO_2. Die Patienten benötigen dann O_2, ggf. müssen sie intubiert und beatmet werden
- Die eitrige Einschmelzung von Lungengewebe führt zu Lungenabszessen
- Eine Begleitpleuritis kann mit einem Pleuraerguss oder einem Pleuraempyem (Eiteransammlung im Pleuraspalt) einhergehen
- Weitere Komplikationen entstehen bei Streuung der Erreger: Otitis media, Meningitis, Hirnabszess, Endokarditis.

Pflege

Die Atemfunktion und damit der Heilungsverlauf einer Pneumonie können durch folgende pflegerische Maßnahmen positiv beeinflusst werden:

Lagerung

- Atemerleichternde Positionen sind z.B. Oberkörperhochlagerung und Kutschersitz (mit aufgestützten Armen zur bestmöglichen Ausnutzung der Atemhilfsmuskulatur)
- Verschiedene Lagerungen, wie die Dreh-Dehn-Lage, vergrößern die Atemfläche und helfen, das infektiöse Sekret zu mobilisieren und abzuhusten.

Atemübungen

Atemübungen (tiefes Ein- und Ausatmen, Lippenbremse, Atemtrainer wie Triflow®, Mediflow®) verbessern die Belüftung der Lungenabschnitte und die Sekretlösung. Nach den Übungen muss der Patient gezielt zum Abhusten aufgefordert werden, um das gelöste Sekret abhusten zu können.

Physikalische Therapie

- Vibrationen des Brustkorbes, z.B. durch ein Vibrax®-Vibrationsgerät oder durch Abklopfen, Abklatschen und Hackung unterstützen die Sekretlösung
- Inhalationen mit 0,9%iger Kochsalzlösung und evtl. zusätzlich schleimlösenden Medikamenten wie Mucosolvan®.

- Ateminsuffizienz
- Lungenabszesse
- Pleurabeteiligung
- Streuung der Erreger.

4

4.2.4 Tuberkulose

Die Tuberkulose (Tbc, Schwindsucht) ist eine Infektionskrankheit, die durch das **Mycobacterium tuberculosis** hervorgerufen wird. Häufig ist die Lunge betroffen, aber auch andere Organe können erkranken. Eine aktive Tuberkulose und Todesfälle durch Tbc sind meldepflichtig.

Ursachen und Einteilung

Mykobakterien werden durch Tröpfcheninfektion von Mensch zu Mensch übertragen. In den Industrieländern hat die Tbc stark abgenommen, in den Entwicklungsländern gehört sie jedoch zu den häufigsten Infektionskrankheiten. Besonders gefährdet sind AIDS-Kranke, Drogenabhängige, Alkoholkranke, Obdachlose, Immigranten und ältere Menschen. Begünstigend wirken auch Medikamente, die die Immunabwehr schwächen wie Kortikosteroide und Zytostatika. Bei einem intakten Immunsystem erkranken nur etwa 5% der Infizierten.

Stadieneinteilung:

- **Latente tuberkulöse Infektion:** Erster Kontakt mit Mykobakterien, die Tuberkulinreaktion ist positiv, radiologisch kann jedoch kein Organbefund nachgewiesen werden
- **Primärtuberkulose:** Mykobakterien kapseln sich in der Lunge ab *(Primärkomplex)* und können so zum Ausgangspunkt einer erneuten Infektion werden
- **Postprimäre Tuberkulose:** Bakterien, die sich im Organismus abgekapselt haben, werden reaktiviert und lassen die Erkrankung erneut aufflackern. Sie tritt meist auf, wenn der Patient abwehrgeschwächt ist.

Symptome
Primärtuberkulose

Meist verläuft die Primärtuberkulose für den Patienten unbemerkt oder mit unspezifischen Symptomen wie Husten, leichtem Fieber und Schwäche.

In einem Teil der Fälle kommt es zu:

- Pleuritis exsudativa
- Starke Anschwellung der Lymphknoten des Lungenhilus (Hiluslymphknoten-Tbc)
- Minimal lesions (engl.: kleinste Läsionen): Vom Primärkomplex ausgehend können Tuberkelbakterien in andere Organe streuen und sich dort abkapseln. Das ist vorerst harmlos. Die Erreger können jedoch von hier Ausgangspunkt einer postprimären Tuberkulose werden
- Miliartuberkulose: Wenn die Tuberkelbakterien über den Organismus streuen und der Patient abwehrgeschwächt ist, kann es zu schweren tuberkulösen Entzündungen der Lunge

und anderer Organe mit dicht gesäten kleinen Entzündungs-
herden (milium = Hirsekorn) kommen
- Sepsis
- Käsige Pneumonie mit Einschmelzungen.

Postprimäre Tuberkulose
In 80% der Fälle betrifft eine Reaktivierung der Tuberkelbakterien die Lunge, in 20% werden durch Aktivierung alter minimal
lesions auch andere Organe befallen, vor allem Urogenitaltrakt
(Genitaltuberkulose), Knochen, Gelenke, Pleura und Lymphknoten.
Auch die postprimäre Lungen-Tbc verläuft für den Patienten anfangs häufig unbemerkt. Mögliche Zeichen sind Leistungsabfall,
Müdigkeit, Gewichtsverlust, subfebrile Temperaturen, Nachtschweiß und chronischer Husten mit zunehmendem Auswurf.

- Reaktivierung abgekapselter Tuberkelbakterien
- 85 % Lunge, 15 % andere Organe
- Schleichender Beginn.

Offene und geschlossene Tuberkulose
Bei einer offenen Tuberkulose sind in Sputum, Urin, Menst-
rualblut oder Magensaft Tuberkelbakterien nachweisbar. Dies
bedeutet, dass der Patient ansteckend ist. Bei der geschlossenen
Tbc ist das nicht der Fall.

Offene Tbc: Tuber-
kelbakterien haben
Anschluss nach
außen → infektiös.

Diagnostik
- Röntgen-Thorax: Ein typischer tuberkulöser Primärkomplex
  besteht aus einem umschriebenen Lungeninfiltrat und ver-
  größerten Lymphknoten am Hilus. In späteren Stadien einer
  Lungentuberkulose entwickeln sich oft **Kavernen** (umschriebene Hohlräume durch Gewebseinschmelzung)
- Tuberkulintest: Ein positives Testergebnis kann frühestens
  5–6 Wochen nach einer möglichen Primärinfektion erwartet
  werden. Für den Test wird Tuberkuloprotein an der Ellen-
  beuge intrakutan gespritzt oder mit einem Stempel (Tine-
  Test®) eingebracht. So wird die immunologische Spätreaktion
  des Organismus auf das Tuberkuloprotein getestet. Der Test
  wird nach 72 Stunden abgelesen. Bei positiver Reaktion tritt
  eine Schwellung von mindestens 6 mm Durchmesser auf. Dies
  beweist lediglich einen stattgefundenen Kontakt des Immunsystems mit Tuberkelbakterien (durch Infektion oder Impfung), nicht aber eine aktive Tbc-Erkrankung. Bei negativem
  Test ist das Vorliegen einer Tbc unwahrscheinlich
- Mehrmalige bakteriologische Untersuchung von Sputum,
  Bronchialsekret (bronchoalveoläre Lavage), Liquor, (Schleim-)
  Hautabstriche, Urin (bei Verdacht auf Tbc des Urogenital-
  traktes) oder Lymphknotenpunktion.

- Rö-Thorax → Suche nach Primär-komplex bzw. älte-ren Kavernen
- Tuberkulintest
- Mehrmalige bakteriologische Untersuchung.

4

- Gabe von Tuberkulostatika
- Gefahr der Resistenzentwicklung bei unregelmäßiger Einnahme
- Kontrolle bzgl. Medikamentennebenwirkungen.

Therapie

Jede aktive Tbc muss behandelt werden, zu Anfang meist stationär. Bei offener Tbc müssen die Patienten isoliert werden. Die medikamentöse Behandlung erfolgt mit einer Viererkombination von **Tuberkulostatika** (= gegen Tuberkulosebakterien wirksame Chemotherapeutika) über zwei Monate und anschließend mit einer Zweierkombination über weitere vier Monate. Die Einnahme der Medikamente muss gut überwacht werden, da sich bei unregelmäßiger Einnahme schnell Resistenzen entwickeln. Aufgrund der Nebenwirkungen müssen Leber- und Nierenwerte engmaschig überwacht werden. Wichtig sind zudem augenärztliche und HNO-ärztliche Kontrolluntersuchungen.

Die Patienten sollen auf Alkohol und Nikotin verzichten.

Bei besonders gefährdeten Patienten (mit Abwehrschwäche, unter Immunsuppression oder bei AIDS-Erkrankten) kann eine Chemoprophylaxe mit Isoniazid erwogen werden.

- Lungenblutung
- Pneumothorax
- Sepsis.

Komplikationen

Bei der Lungen-Tbc kann es zur Lungenblutung kommen. Diese wird nach Möglichkeit bronchoskopisch gestillt. Weiterhin kann ein Pneumothorax (Luftansammlung im Pleuraraum mit Kollaps der Lunge) auftreten. Für den Patienten besteht insbesondere bei

Tab. 4.2 Überblick über die wichtigsten Tuberkulostatika.

Substanz (Abk.)	Handelsname (Bsp.)	Wichtigste Nebenwirkungen	Besonderes
Isoniazid (INH)	Isozid®	Hepatotoxisch, sensible Polyneuropathie	Alkoholverbot, Leberenzymkontrollen
Rifampicin (RMP)	Rifa®	Hepatotoxisch, Anaphylaktische Reaktionen	»Pille« evtl. unwirksam
Ethambutol (EMP)	Myambutol®	Sehstörungen, Nephrotoxisch	regelmäßige Sehtests
Pyrazinamid (PZA)	Pyrazinamid® Lederle	Harnsäureanstieg, Hepato- und nephrotoxisch, Myopathie, Arthralgie	zusätzliche Gabe von Allopurinol, Leberenzymkontrollen
Streptomycin (SM)	Strepto-Fatol®	Nephro- und ototoxisch	regelmäßige Gehörkontrollen, Reservepräparat

einer geschwächten Abwehrlage die Gefahr der Erregerstreuung mit nachfolgender Sepsis.

4.2.5 Lungenabszess

Ein Lungenabszess ist eine durch Einschmelzung von Gewebe in der Lunge entstandene Höhle, in der sich Eiter ansammelt.

Ursachen
Lungenabszesse können entstehen bei Pneumonie, Lungenkontusion (stumpfe Verletzung der Lunge, z.B. nach Thoraxverletzung), Lungeninfarkt oder durch verschleppte Keime aus dem Nasen-Rachenraum (Infektion Tonsillen oder Nasennebenhöhlen). Weiterhin können Lungenabszesse durch hämatogene Streuung, z.B. bei Zahnabszess, Prostatitis, Osteomyelitis oder durch lymphogene Streuung, z.B. bei Oberlippenfurunkel, Mundbodenphlegmone entstehen.

- Pneumonie
- Lungenkontusion
- Lungeninfarkt
- Hämatogene Streuung.

4

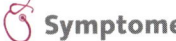 Symptome
Die Symptome können denen einer akuten Pneumonie entsprechen (Fieber, Thoraxschmerz, Husten, Dyspnoe). Ein Abszess kann jedoch auch klinisch stumm bleiben. Nach Einbruch des Abszesses in das Bronchialsystem kommt es zu übelriechendem Auswurf.

Diagnostik
- Röntgen-Thorax: Der Abszess stellt sich als unscharfe Verschattung der Lunge dar, evtl. mit Flüssigkeitsspiegel (Eiter).
- Bronchoskopie: Die Bronchien werden in Lokalanästhesie mit einem Spezialendoskop betrachtet. Bei einem Lungenabszess kann der Entzündungsherd so lokalisiert und Sekret zur Keimanalyse entnommen werden.
- Kulturelle Untersuchung von Sputum und Blut
- Labor: BSG ↑, Leukozytose.

Therapie
Der Abszess wird mittels Sonographie dargestellt und punktiert. Die Höhle kann über einen dünnen Schlauch gespült und drainiert werden. Antibiotika werden nach einer Keimbestimmung anfangs intravenös gegeben, später kann auf orale Antibiose umgestellt werden. Daneben ist zur Drainage eine entsprechende Lagerung und Thoraxklopfmassage bzw. Vibrationsmassage durchzuführen. Bei ausgedehnten Befunden muss evtl. der Thorax operativ eröffnet und der Abszess ausgeräumt werden.

- Abszessdrainage
- Antibiotika.

4.3 Obstruktive Lungenerkrankungen

Bei einer obstruktiven Lungenerkrankung sind die Atemwege eingeengt. Dies führt zu einem erhöhten Atemwegswiderstand und somit zu einer erschwerten Atmung.

Ursachen sind z.B.:

- Verlegung der Atemwege durch Sekret, Ödemflüssigkeit oder einen Fremdkörper
- Bronchospasmus, z.B. bei Asthma bronchiale
- Schleimhautschwellung
- Tumoren
- Stark vergrößerte Schilddrüse.

Bei einer Stenose der oberen Atemwege (Trachea, größere Bronchien) kommt es v.a. bei der Inspiration zu einer Atembehinderung und es kann ein pfeifendes Geräusch (Stridor) gehört werden.

Bei einer Stenose der unteren Atemwege ist v.a. die Exspiration erschwert, verlängert und muss aktiv unterstützt werden. Die eingeatmete Luft kann nicht mehr vollständig entweichen und es sammelt sich immer mehr Luft distal der Stenose an. Durch die so »gefesselte Luft« (trapped air) kann es zu einer Überblähung der Lunge kommen.

Lungenfunktionsdiagnostik

Mittels Spirometer.

Eine wichtige Rolle bei der Diagnostik verschiedener Lungenerkrankungen spielt die Lungenfunktionsprüfung. Sie umfasst mehrere Untersuchungen, deren Ergebnisse eine Aussage über die Leistungsfähigkeit der Lunge (u.a. Ventilation und Compliance) erlauben. Um die Lungenvolumina und deren Veränderungen zu beurteilen, setzt man die *Spirometrie* ein. Der Patient atmet durch einen Schlauch aus einem geschlossenen System Luft ein und aus. Dabei werden die Volumenveränderungen innerhalb der Lunge aufgezeichnet.

Atem- und Lungenvolumina

Ein gesunder, erwachsener Mann atmet pro Atemzug etwa 500 ml Luft ein und wieder aus (= **Atemzugvolumen**). Bei 14–16 Atemzügen/Minute ergibt das ein **Atemminutenvolumen** von ca. 7,5 l. Durch verstärkte Inspiration (nach der normalen Einatmung) können zusätzlich weitere 2 bis 3 l Luft eingeatmet werden (= **inspiratorisches Reservevolumen**). Durch verstärkte Ausatmung (nach der normalen Ausatmung) kann eine weitere Luftmenge von ca. 1,5 l ausgeatmet werden (= **exspiratorisches Reservevolumen**). Addiert man zu ihr das Atemzugvolumen und das inspiratorische Reservevolumen, so erhält man die **Vitalkapazität** (ca. 4,5 l). Dieser Wert gibt damit das maximal ein- und ausatembare Luftvolumen wieder.

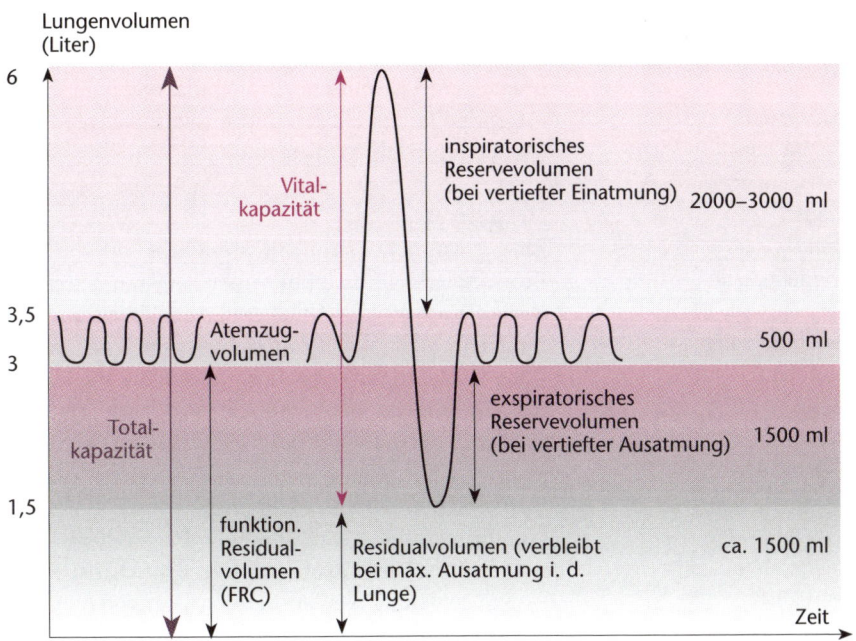

Abb. 4.3 Lungen- und Atemvolumina eines Erwachsenen. [A400]

Aber auch nach stärkster Ausatmung bleibt noch Luft in den Lungen zurück. Diese Restluft wird **Residualvolumen** genannt (ca. 1,5 l). Die Summe aus Vitalkapazität und Residualvolumen ergibt die **Totalkapazität** (ca. 6 l). Sie ist das maximal mögliche Luftvolumen, das die Lunge aufnehmen kann. Die **funktionelle Residualkapazität** setzt sich aus exspiratorischem Reservevolumen und Residualvolumen zusammen und ist das Volumen, das nach normaler Ausatmung in der Lunge verbleibt (ca. 2,5 l).

Bei der Diagnose einer obstruktiven Lungenerkrankung kommt der **Ein-Sekunden-Ausatmungskapazität** (FEV$_1$, Tiffeneau-Test) besondere Bedeutung zu. Sie gibt an, welches Volumen nach maximaler Einatmung in einer Sekunde ausgeatmet werden kann. Beim Gesunden beträgt sie 80% der Vitalkapazität, also 3,6 l.

Chronisch obstruktive Lungenerkrankungen

Die chronisch abstruktiven Lungenerkrankungen werden auch **COPD** (*engl.* **c**hronic **o**bstruktive **p**ulmonary **d**isease) genannt. Zu ihnen zählen die chronische obstruktive Bronchitis und das obstruktive Lungenemphysem.

4.3.1 Chronische Bronchitis

❸ Laut Definition der Weltgesundheitsorganisation (WHO) besteht eine chronische Bronchitis, wenn in zwei aufeinander folgenden Jahren Husten und Auswurf während mindestens drei Monaten pro Jahr vorliegen.

Ursachen

Eine chronische Bronchitis entsteht durch Schädigung der Bronchialschleimhaut über einen längeren Zeitraum. Wichtigster Risikofaktor ist das Inhalieren von Tabakrauch (auch Passivrauchen). 90% aller Bronchitiker sind Raucher. Eine geringere Rolle spielen häufige bronchopulmonale Infekte, Schadstoffe in der Luft (Ozon, Schwefeldioxid, Stickoxide), feucht-kalte Witterung und die individuelle Empfindlichkeit des Bronchialsystems.

Symptome und Einteilung

Eine Bronchitis entwickelt sich in drei Stadien:

- **Chronisch nicht-obstruktive Bronchitis:** »Raucherhusten« mit schleimig-weißem Auswurf, der von den Patienten häufig nicht sehr ernst genommen wird. Dieses Stadium ist noch reversibel
- **Chronisch obstruktive Bronchitis:** Husten mit zähem Auswurf, der sich nur schwer abhusten lässt. Dieser bildet den Nährboden für wiederkehrende bronchopulmonale Infekte, die die Bronchitis weiter verschlechtern. Die Bronchien verengen sich, es kommt zur Obstruktion. Dadurch kann der Patient die eingeatmete Luft nur erschwert ausatmen. Bei Anstrengung tritt anfallsweise Atemnot auf (Belastungsdyspnoe). Es kommt zum Leistungsabfall
- **Spätkomplikationen:** Lungenemphysem mit Cor pulmonale und respiratorischer Insuffizienz.

Diagnostik

- Lungenauskultation: Oft sind schon ohne Stethoskop aufgrund der Bronchialverengung pfeifende und brummende Rasselgeräusche zu hören. Bei stark ausgeprägtem Lungenemphysem werden die Atemgeräusche sehr leise
- Röntgen-Thorax: Wichtig zum Ausschluss anderer Lungenerkrankungen, insbesondere eines Bronchialkarzinoms. Ein Lungenemphysem ist auf dem Röntgenbild erkennbar
- Lungenfunktion mit Broncholysetest: Bestimmung der Ein-Sekundenausatmungs-Kapazität vor und nach Inhalation eines β_2-Sympathomimetikums. Es kann unterschieden werden, ob eine vorhandene Obstruktion reversibel oder bereits irreversibel ist
- Blutgasanalyse: Je nach Schweregrad der Erkrankung zeigt sich eine respiratorische Partial- oder Globalinsuffizienz.

In 2 aufeinander folgenden Jahren Auswurf für mind. 3 Monate pro Jahr.

- Tabakrauch
- Allergien
- Bronchopulmonale Infekte
- Luftverschmutzung
- Feucht-kalte Witterung
- Individuelle Empfindlichkeit.

Unterscheidung zwischen chronisch nicht-obstruktiver und chronisch obstruktiver Bronchitis.

Merke

Die chronische Bronchitis ist eine Ausschlussdiagnose. Es muss immer sichergestellt sein, dass die einförmige Symptomatik von Husten und Auswurf nicht durch eine andere Erkrankung, insbesondere ein Bronchialkarzinom hervorgerufen wird.

Therapie

Die Patienten müssen auf das Rauchen verzichten. Eine nicht-obstruktive Bronchitis kann sich dann noch zurückbilden. Es sollten atemgymnastische Übungen durchgeführt werden. Um das Abhusten des Schleims zu erleichtern sollte viel getrunken werden, mit NaCl-Lösungen inhaliert werden und Klopfmassagen durchgeführt werden. Bei schwerer Ateminsuffizienz erhalten die Patienten eine O_2-Dauertherapie.

Medikamentöse Therapie

Atemwegsinfekte müssen je nach Erreger konsequent mit Antibiotika behandelt werden. Zusätzlich können schleimlösende Medikamente gegeben werden. Die eigentliche Obstruktion der Atemwege wird in drei Stufen therapiert:

Stufe 1: Kurz wirkende β_2-Sympathomimetika (Salbutamol als Sultanol®) und/oder Anticholinergika als Dosieraerosol bei Bedarf (Tiotropim als Spiriva®). Sie führen zu einer Erschlaffung der Bronchialmuskulatur und erweitern so die Bronchien.

Stufe 2: Dauertherapie mit β_2-Sympathomimetika und/oder Anticholinergika. Tritt keine Besserung ein, wird zusätzlich Theophyllin gegeben.

Stufe 3: Inhalation von Kortikosteroiden und N-Acetylcystein.

Liegt eine starke Spastik der Atemwege vor, können vorübergehend systemisch Kortikosteroide gegeben werden.

Komplikationen

- Eitrige Bronchitiden, Pneumonien
- Lungenabszess
- Ateminsuffizienz: Werden die Patienten ateminsuffizient, müssen sie im Extremfall beatmet werden. Die Problematik besteht in der Entwöhnung vom Beatmungsgerät. Oft treten während einer langen Beatmungszeit zusätzliche Komplikationen auf, an denen der Patient verstirbt
- Bronchiektasen: Durch die chronische Entzündung weiten sich die Bronchien irreversibel. In diesen sammelt sich Sekret, welches schwer abgehustet werden kann und zu wiederkehrenden Infekten führt. Bei lange bestehenden Bronchiektasen bilden sich Verbindungen zwischen pulmonalen und bronchialen Blutgefäßen, es kommt zu Links-Rechts-Shunts mit der Folge einer Rechtsherzinsuffizienz und eines chronischen Cor pulmonale.

Abschluss eines Bronchialkarzinoms.

- Nikotinverzicht
- Atemgymnastik
- Klopfmassage
- Evlt. O_2-Dauertherapie.

4

Irreversible Erwei-
terung der Alveolen
durch:
- Chronisch obstruk-
  tive Bronchitis
- Asthma
- Lungenresektion
- Verlust an
  Elastizität.

4.3.2 Lungenemphysem

❹ Bei einem Lungenemphysem sind die Alveolen und peripheren Lungengefäße irreversibel erweitert.

Ursache

Häufigste Ursache ist die Zerstörung von Alveolarwänden und -septen aufgrund einer chronisch obstruktiven Bronchitis. Ferner kann es nach operativer Entfernung eines Lungenanteils durch die Ausdehnung des noch verbliebenen Lungengewebes zum **Überdehnungsemphysem** kommen. Bei jungen Patienten ohne Risikofaktoren kann ein erblicher Enzymmangel (α_1-Proteasen-inhibitor-Mangel) vorliegen, der ebenfalls zu einem Abbau des Lungengewebes führt. Ein Lungenemphysem kann jedoch auch als Alterserscheinung (**Altersemphysem**) auftreten, da das Lungengewebe im Laufe der Zeit an Elastizität verliert.

Mit Fortschreiten der Erkrankung bilden sich Emphysemblasen, die Gasaustauschfläche der Lunge ist reduziert und das Totraumvolumen vergrößert sich. Das bedeutet, dass die O_2-Aufnahme und die CO_2-Abgabe in der Lunge verringert sind. Durch den Umbau der Lunge und der damit verbundenen Reduzierung der kleinen Lungengefäße nimmt der Strömungswiderstand im Lungenkreislauf zu. Das rechte Herz muss gegen einen erhöhten Druck anpumpen, was langfristig durch die Hypertrophie und Dilatation zu einer Rechtsherzinsuffizienz und einem Cor pulmonale führt.

Symptome

Ein Emphysematiker hat häufig einen fassförmigen Thorax mit horizontal verlaufenden Rippen und geringer Atemexkursion. Man unterscheidet zwei Gruppen von Emphysematikern, bei denen die Übergänge jedoch fließend sind:
- **Pink puffer** (»rosa Schnaufer«): Er ist hager, hat eine ausgeprägte Dyspnoe mit trockenem Reizhusten, ist jedoch kaum zyanotisch. Es findet sich in der Regel eine respiratorische Partialinsuffizienz
- **Blue bloater** (»blauer Bläser«): Er ist übergewichtig, leidet kaum unter Dyspnoe, weist jedoch eine ausgeprägte Zyanose auf. Er hat Husten mit Auswurf und entwickelt frühzeitig eine Rechtsherzinsuffizienz mit Cor pulmonale. Meist findet sich eine respiratorische Globalinsuffizienz.

- Auskultation
- Rö-Thorax
- BGA
- Lungenfunktions-
  prüfung.

Diagnostik

Die Diagnose ist anhand des klinischen Bildes möglich. Außerdem zeigen sich bei der Lungenauskultation, im Röntgen-Thorax, CT, bei der Lungenfunktionsprüfung und den Blutuntersuchungen typische Befunde.

Therapie

Da die zerstörten Strukturen nicht wiederhergestellt werden können, ist es wichtig, das Fortschreiten der Erkrankung aufzuhalten. Dazu gehört ein absolutes Rauchverbot. Infekte müssen konsequent therapiert werden und gegen Influenzaviren und Pneumokokken sollte geimpft werden. Wichtig ist, dass die Patienten regelmäßig atemtherapeutische Übungen zur Ventilationsverbesserung durchführen. Medikamente zur Bronchospasmolyse werden nach dem 3-Stufen-Schema der chronischen Bronchitis eingesetzt. Bei fortschreitender respiratorischer Insuffizienz wird eine kontrollierte O_2-Dauertherapie durchgeführt. Bei ausgewählten Patienten kann eine Lungentransplantation erwogen werden.

Pflege
Verwendung eines Dosieraerosols

❸ Die Patienten müssen für den richtigen Gebrauch eines vom Arzt verordneten Dosieraerosols sorgfältig angeleitet werden, da sich der Verbrauch des Medikamentes so erheblich reduzieren lässt:

- Dosieraerosol schütteln, Schutzkappe abnehmen
- Ausatmen
- Mundstück mit den Lippen fest umschließen (Medikamentenpatrone zeigt nach oben), Kopf nach hinten neigen
- Zu Beginn eines langsamen, langen Atemzuges auf die Patrone drücken, dabei wird das Medikament freigesetzt
- Luft anhalten und bis fünf zählen
- Langsam durch die Nase ausatmen.

4.3.3 Asthma bronchiale

Das Asthma bronchiale (kurz: Asthma) ist eine chronische, entzündliche Atemwegsobstruktion, die anfallsweise zu Dyspnoe mit erschwerter und verlängerter Exspiration führt. Sie ist oft von Hustenattacken begleitet. 5% der Bevölkerung sind betroffen.

Ursachen und Einteilung

❺ Eine erblich bedingte Veranlagung mit einer Überempfindlichkeit der Bronchien spielt beim Auftreten des Asthmas eine Rolle. Die bronchiale Obstruktion beim Asthma wird hervorgerufen durch Verkrampfung der Bronchialmuskulatur (Bronchospasmus), Schleimhautschwellung und Sekretion eines zähen Schleimes. Es werden drei Formen unterschieden:

- **Allergisches Asthma** (extrinsic Asthma, 10%) wird durch Umweltallergene wie z.B. Blütenpollen, Tierhaare, Hausstaubmilben oder Mehl ausgelöst. Asthma bei einer Pollenallergie kann auf bestimmte Jahreszeiten beschränkt sein.

Seitenspalte:

- Nikotinverzicht
- O_2-Dauertherapie
- Atemgymnastik
- Atemwegsinfekte therapieren
- Schleimlösende Medikamente
- 3-Stufentherapie.

4

Anfallsweise Atemwegsobstruktion mit Dyspnoe und verlängerter Exspiration.

- **Nicht-allergisches Asthma** (intrinsic Asthma, 10%) wird hervorgerufen:
  - Am häufigsten durch Infektionen der Atemwege
  - Analgetikaasthma, häufig bei Einnahme von Acetylsalicylsäure oder nichtsteroidalen Antirheumatika
  - Chemische oder physikalische Irritationen, z.B. Staub, kalte Luft
  - Gastroösophagealer Reflux (☞ 5.2.1)
- **Mischformen** aus allergischem und nicht-allergischem Asthma (80%).

⚕ Symptome

- ❻ Leitsymptom ist die anfallsweise auftretende Dyspnoe mit Stridor (pfeifendes Atemgeräusch) während der verlängerten Ausatemphase sowie Erstickungsangst. Der Patient sitzt aufrecht und stützt seine Arme auf, um die Atemhilfsmuskulatur einzusetzen. Damit können der M. sternocleidomastoideus und die Schultergürtelmuskeln beim Einatmen sowie die Bauchmuskulatur beim Ausatmen besser genutzt werden
- Quälender Hustenreiz, durch den sich der Patient in einen Anfall hinein hustet
- Tachykardie
- Zähes, glasiges Sputum, das am Ende des Anfalles abgehustet wird.

Diagnostik

Bei bestehendem Asthma werden folgende Untersuchungen durchgeführt:
- Lungenauskultation: Giemende und brummende Atemgeräusche; ist die Lunge aufgrund der erschwerten Ausatmung überbläht, kann unter Umständen kaum etwas gehört werden (»silent chest«)
- Röntgen-Thorax: Überblähte Lunge, das Zwerchfell ist nach unten verlagert
- Lungenfunktion mit Broncholysetest: Erniedrigte Ein-Sekunden-Ausatmungskapazität, erniedrigte Vitalkapazität, erhöhtes Residualvolumen
- Blut: Bei allergischem Asthma IgE ↑; bei Infekten Leukozyten ↑, BSG ↑, CRP ↑
- Sputum: Wenig, zäh, glasig, bei Infekten grünlich-gelb
- Blutgasanalyse: Während eines Asthmaanfalles werden je nach Schweregrad der Ateminsuffizienz drei Stadien unterschieden: Hyperventilation, respiratorische Partialinsuffizienz, respiratorische Globalinsuffizienz.

Besteht der Verdacht auf allergisches Asthma, muss der Patient sorgfältig nach auslösenden Faktoren befragt werden. Zu einem beschwerdefreien Zeitpunkt werden verschiedene Suchtests auf

Sidebar (left margin):

- Exspiratorischer Stridor
- Glasiges Sputum
- Hustenreiz.

- Lungenauskultation
- Rö-Thorax
- Lungenfunktion
- Sputum
- BGA
- Allergietest.

häufige Allergene durchgeführt (Pollen, Hausstaubmilben, Tierhaare, berufliche Allergene). Beweisend ist allerdings nur ein inhalativer Allergenprovokationstest, bei dem geprüft wird, ob das Allergen an der Bronchialschleimhaut eine Atemwegsobstruktion auslöst. Daneben können Gesamt-IgE und spezifische IgE-Antikörper im Blut bestimmt werden.

Merke

Hauttest und inhalativer Allergenprovokationstest können im Extremfall einen anaphylaktischen Schock auslösen, daher immer Notfallmedikamente bereithalten!

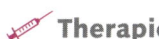

Therapie
Medikamentöse Therapie

Die Therapie des Asthmas erfolgt je nach Schweregrad der Erkrankung in vier Stufen:

Stufe 1: Bei Bedarf kurz wirkendes β_2-Sympathomimetika (z. B. Fenoterol als Berotec®), eine Dauermedikation erfolgt nicht.

Stufe 2: Zusätzlich inhalative Kortikosteroide (z. B. Budenosid als Pulmicort®) als Dauermedikation.

Stufe 3: Zusätzlich inhalative, lang wirkende β_2-Sympathomimetika (z. B. Formoterol als Foradil®) oder zusätzlich Montelukast (Singulair®) oder zusätzlich retardiertes Theophyllin oder inhalative Kortikosteroide in höherer Dosierung.

Stufe 4: Wie Stufe 3, inhalative Kortikosteroide jedoch in hoher Dosierung und zusätzlich orale Kortikosteroide.

Auf jeder Stufe der Therapie können zusätzlich schleimlösende Medikamente verordnet werden. Das beste Sekretolytikum ist jedoch reichlich Flüssigkeitszufuhr.

Prophylaktische Maßnahmen

Das Rauchen sollte eingestellt werden. Ebenso sollten Kaltluft, Nebel, Staub, Anstrengung und Medikamente, die einen Asthmaanfall auslösen können, gemieden werden. Bronchopulmonale Infekte müssen konsequent behandelt werden. Ein gastroösophagealer Reflux muss therapiert werden. Der Patient sollte bzgl. einer richtigen Atmung geschult werden und regelmäßig eine Atemselbstmessung mit einem Peak-Flow-Gerät durchführen.

Beim allergischen Asthma sollte versucht werden, das auslösende Allergen zu meiden, z. B. durch Berufswechsel, Verzicht auf Haustiere, Wohnungssanierung, tägliches Staubsaugen und häufigen Wechsel der Bettwäsche bei Milben. Bei Patienten mit allergischem Asthma, kann eine **Hyposensibilisierung** (spezifische Immuntherapie) im asthmafreien Intervall durchgeführt werden. Dafür wird das Allergen subkutan in kleinsten Dosen gespritzt, die im Verlauf der Therapie langsam gesteigert werden. So lässt

Dauertherapie in 4 Stufen.

4

- Auslösendes Allergen meiden
- Infektbehandlung.

Hyposensibilisierung bei allergischem Asthma.

sich evtl. eine Toleranz gegenüber dem entsprechenden Allergen erzeugen. Diese Therapie dauert mindestens drei Jahre und zeigt bei einer Pollen- oder Insektengiftallergie gute Erfolge.

Therapie eines akuten Asthma-Anfalls und Status asthmaticus

Merke

> Status asthmaticus: Schwerer Asthma-Anfall, der trotz Behandlung länger als 6–12 Stunden anhält. Lebensbedrohliches Geschehen!

- Patienten beruhigen und aufsetzen mit nach vorn abgestützten Armen (Kutschersitz) für den optimalen Einsatz der Atemhilfsmuskulatur, Lippenbremse einsetzen
- Kortikosteroide i.v. (Decortin®), um der entzündlichen Schwellung der Bronchien entgegenzuwirken
- β_2-Sympathomimetika als Dosieraerosol und Theophyllin i.v., um die Bronchien zu erweitern. Die bereits erfolgte Therapie muss hierbei berücksichtigt werden
- Bronchialsekret absaugen
- O_2-Gabe per Nasensonde (je nach Schweregrad 2–4 l/Min.); bei zunehmender Ateminsuffizienz und drohender Erschöpfung des Patienten Intubation und Beatmung auf der Intensivstation, Blutgase kontrollieren.

Komplikationen
- Obstruktives Lungenemphysem
- Pulmonale Hypertonie mit Cor pulmonale.

 Pflege

Im akuten Asthma-Anfall soll der Patient über die Lippenbremse ruhig ausatmen, um der Bronchokonstriktion entgegenzuwirken.

Der Patient wird angeleitet, ein Peak-flow-Messgerät zu verwenden. In dieses Gerät, das einem Blasrohr ähnelt, bläst der Patient hinein, und der Ausatmungsstrom bei kräftiger Exspiration wird gemessen. Sinkt dieser Wert, ist das ein frühes Anzeichen für eine Verschlechterung des Asthmas. So kann die Therapie umgestellt werden, bevor der Patient durch schwerere Symptome beeinträchtigt wird.

4.4 Restriktive Lungenerkrankungen

Bei einer restriktiven Lungenerkrankung kommt es zu einer temporären oder irreversiblen Einschränkung des Lungenvolumens. Die Dehnbarkeit (Compliance) der Lunge und somit auch die Blähungsfähigkeit und Diffusionsoberfläche ist verringert. **Ursachen** können u.a. sein:

- Thoraxdeformitäten wie z.B. Skoliose, M. Bechterew
- Lungenfibrose
- Pleuraerguss, Pleuraschwarte
- Operative Entfernung einzelner Lungenteile
- Atelektasen: Nicht belüftete, kollabierte (zusammengefallene) Lungenabschnitte.

4.4.1 Lungenfibrose

Eine Lungenfibrose entsteht durch den bindegewebigen Umbau des Lungengerüstes. Dadurch verringert sich sowohl die Compliance der Lunge während der Atmung als auch die Durchlässigkeit der Alveolarwände für O_2 und CO_2.

Bindegewebiger Umbau des Lungengerüstes.

Ursachen

- Infektionen, z.B. mit Pneumocystis carinii, Viren
- Einatmung verschiedener Schadstoffe:
  - Anorganische Stäube, die eine **Pneumokoniose** (Staublungenerkrankung) hervorrufen: U.a. Quarzstaub → Silikose, Asbeststaub → Asbestose, Berylliumstaub → Berylliose
  - Organische Stäube, die eine **exogen-allergische Alveolitis** hervorrufen: U.a. schimmeliges Heu → Farmerlunge, Klimaanlagen → »Befeuchterlunge«, Vogelexkremente, Federnstaub → Vogelhalterlunge
- Medikamente, z.B. Bleomycin, Busulfan
- Ionisierende Strahlen
- Kreislaufbedingte Lungenschäden wie z.B. chronische Stauungslunge bei Linksherzinsuffizienz, akutes Lungenversagen
- Systemerkrankungen wie z.B. Kollagenosen, Vaskulitiden, rheumatoide Arthritis, Sarkoidose.

- Vielfältige Ursachen
- 50 % idiopathisch.

Bei 50% aller Lungenfibrosen bleibt die Ursache unbekannt. Man spricht von **idiopathischer Lungenfibrose** oder **idiopathischer interstitieller Pneumonie.**

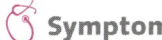 ### Symptome

Die Patienten haben ein allgemeines Krankheitsgefühl und trockenen Reizhusten. Anfangs tritt Atemnot nur bei Belastung auf, später auch in Ruhe, da zu wenig O_2 aus den Alveolen ins Blut gelangt. Die Patienten atmen rasch und oberflächlich.

- Trockener Reizhusten
- Zunehmende Dyspnoe.

Lungenfunktion:
Restriktive Lungen-
funktionsstörung.

Diagnostik

- Lungenauskultation: Knistergeräusche während der Einatmung
- Lungenfunktion: Vitalkapazität und totale Lungenkapazität
  werden kleiner, da die Lunge sich nur noch vermindert aus-
  dehnen kann. Die Diffusionskapazität ist erniedrigt
- Röntgen-Thorax: Je nach Ursache der Lungenfibrose zeigen
  sich im Röntgenbild verschiedene Veränderungen, z. B. kleine
  runde oder lineare Fleckschatten, wabige Lungenverände-
  rungen, Lungenschrumpfung, hochstehendes Zwerchfell.

- Therapie der
  Grunderkrankung
- Kortikosteroide,
  evtl. Immun-
  suppressiva
- O₂-Dauertherapie.

Therapie

Wichtig ist die Behandlung der Grundkrankheit, z. B. durch anti-
infektiöse Therapie, Absetzen auslösender Medikamente, Meiden
von Gefahrenstoffen (am Arbeitsplatz, z. B. durch Atemschutz-
maßnahmen, zu denen der Arbeitgeber gesetzlich verpflichtet
ist), aber auch durch Berufswechsel bzw. Umschulung. Schwere
Formen oder idiopathische Lungenfibrosen werden mit Kortikosteroiden und Immunsuppressiva sowie antioxidativ mit N-Acetylcystein behandelt. Bei schwerer Dyspnoe wird O_2 verabreicht
(O_2-Dauertherapie). Eine Lungen- oder Herz-Lungen-Trans-
plantation kann erwogen werden.

Merke

Pneumokoniosen und die exogen-allergische Alveolitis sind
meldepflichtige Berufskrankheiten, die häufig zur Invalidität
des Patienten führen.

- Cor pulmonale
- Silikose: Siliko-
  tuberkulose
- Asbestose:
  Bronchialkarzinom,
  Mesotheliom.

Komplikationen

Im fortgeschrittenen Stadium tritt eine respiratorische Insuffizienz mit Zyanose auf. Die chronische Hypoxie führt zur Entwicklung von Trommelschlägelfingern (kolbig verdickte Fin-
gerendglieder) mit stärker gekrümmten so genannten Uhr-
glasnägeln. Die Einengung der Lungenstrombahn bedeutet eine
Belastung des rechten Herzens, die zum Cor pulmonale führen
kann.
Bei der Silikose kommt es vermehrt zu bronchopulmonalen Infekten und in 10% der Fälle zu einer Lungentuberkulose, der so
genannten Silikotuberkulose.
Bei der Asbestose treten gehäuft Bronchialkarzinome, Mesothe-
liome (bösartige Tumoren der serösen Häute, d. h. von Pleura,
Peritoneum oder selten Perikard) und Karzinome des Kehlkopfes
auf.

4.2 Sarkoidose

Die Sarkoidose (M. Boeck, sprich: buhk) ist eine Systemerkrankung mit Ausbildung entzündlicher Knötchen, so genannter **Granulome,** die im gesamten Körper auftreten können. Am häufigsten sind Lunge und Lymphknoten betroffen.

Ursachen und Einteilung
Die Ursachen der Sarkoidose sind unbekannt. Es wird eine akute von einer chronischen Sarkoidose unterschieden. Nach dem Röntgenbefund der Lunge wird die chronische pulmonale Sarkoidose in vier Schweregrade eingeteilt:
I   Lymphknotenvergrößerung an beiden Lungenhili, reversibles Stadium
II Zusätzlicher Lungenbefall
III Lungenbefall ohne Beteiligung der Lymphknoten
IV Lungenfibrose mit irreversibler Lungenfunktionsstörung.

Symptome und Komplikationen
Die **akute Sarkoidose,** das so genannte Löfgren-Syndrom, ist gekennzeichnet durch eine Arthritis meist des Sprunggelenkes, ein Erythema nodosum (rotblaue, schmerzhafte Knoten meist an der Streckseite der Unterschenkel) und vergrößerte Lymphknoten am Lungenhilus. Fieber, Husten und eine erhöhte BSG können hinzukommen.
Eine **chronische Sarkoidose** ist weitaus häufiger als die akute Form und zeigt im Frühstadium oft keine Beschwerden. Die Diagnose wird meist zufällig bei einer Röntgenkontrolle der Lunge gestellt. Bei stärkerem Lungenbefall setzen Reizhusten und Atemnot ein bis hin zu Symptomen und Komplikationen einer Lungenfibrose.
Je nach befallenem Organ treten unterschiedliche Symptome auf:
- Haut (20%): Erythema nodosum, rotbräunliche Papeln, gelbbräunliche Plaques im Bereich bestehender Narben
- Augen (25 %): Iridozyklitis (Entzündung der Regenbogenhaut), Kalkablagerungen in Binde- und Hornhaut, Tränendrüsenbefall
- Parotitis (Entzündung der Ohrspeicheldrüse)
- Nervensystem: Lähmung des N. facialis (VII. Hirnnerv), Meningitis, Diabetes insipidus (☞ 8.1.3), Hypophysenvorderlappeninsuffizienz (☞ 8.1.2)
- Andere Organe wie Lymphknoten, Leber, Milz, Myokard und Skelettmuskulatur können betroffen sein.

Diagnostik
- Röntgen-Thorax und CT: Lymphknotenvergrößerung bzw. fleckige oder streifige Lungeninfiltrate
- Bronchoskopie mit bronchoalveolärer Lavage: Bei der bronchoalveolären Lavage werden die Bronchien mit physiolo-

---

Systemerkrankung mit Ausbildung von Granulomen, bevorzugt in Lunge und Lymphknoten.

Röntgenologisch 4 Stadien.

4

Akute Sarkoidose:
- Arthritis
- Erythema nodosum
- Lymphknotenvergrößerung am Lungenhilus.

Chronische Sarkoidose:
- Anfangs häufig keine Beschwerden
- Entwicklung bis zur Lungenfibrose möglich.

gischer Kochsalzlösung gespült und durch anschließendes Absaugen Material aus den Bronchien gewonnen. Bei der Sarkoidose finden sich typische Granulome im Biopsat sowie typische Entzündungszellen in der Spülflüssigkeit

- Lungenfunktion: Evtl. Zeichen einer restriktiven Lungenfunktionsstörung. Diese führt zu einer Verringerung der Lungenvolumina, da die Dehnungsfähigkeit der Lunge vermindert und der Gasaustausch behindert ist (Diffusionskapazität ↓)
- Augenärztliche Untersuchung bei Befall der Augen
- MRT und Liquordiagnostik bei Befall des Nervensystems.

Therapie

Eine Sarkoidose ist oft nicht behandlungs-, aber immer kontrollbedürftig. Die Sarkoidose vom Schweregrad I und das Löfgren-Syndrom bessern sich in 70–90 % der Fälle auch ohne spezielle Therapie. Ab Stadium II bzw. bei Befall extrapulmonaler Organe werden Kortikosteroide eingesetzt. Wenn diese nur unzureichend wirken, können zusätzlich Immunsuppressiva gegeben werden.

- Oft nicht behandlungs-, aber kontrollbedürftig
- Ab Stadium II: Kortikosteroide.

Abb. 4.4
Symptome einer Sarkoidose.

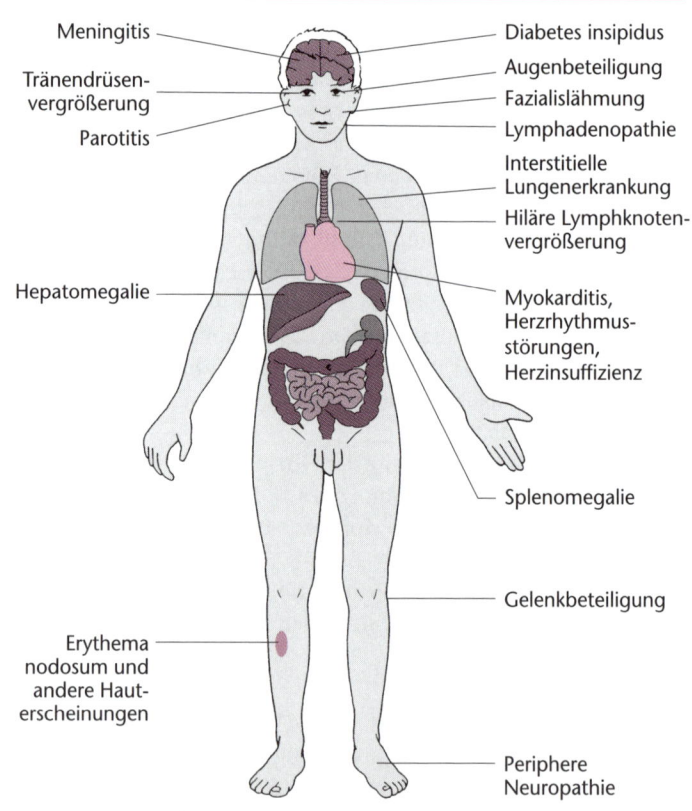

Meningitis
Tränendrüsenvergrößerung
Parotitis
Hepatomegalie
Erythema nodosum und andere Hauterscheinungen

Diabetes insipidus
Augenbeteiligung
Fazialislähmung
Lymphadenopathie
Interstitielle Lungenerkrankung
Hiläre Lymphknotenvergrößerung
Myokarditis, Herzrhythmusstörungen, Herzinsuffizienz
Splenomegalie
Gelenkbeteiligung
Periphere Neuropathie

4.5 Mukoviszidose

Die Mukoviszidose (zystische Fibrose) ist die häufigste erbliche Stoffwechselerkrankung in Mitteleuropa. Sie wird autosomal rezessiv vererbt und betrifft etwa jedes 2500ste Neugeborene. Die mittlere Lebenserwartung der Erkrankten liegt bei 32 Jahren.

Häufigste autosomal-rezessiv vererbte Stoffwechselerkrankung.

Ursachen
Aufgrund eines Defektes des CFTR-Gens enthalten die Epithelzellmembranen defekte Chloridkanäle. Folge ist, dass alle exokrinen Drüsen (Pankreas, Dünndarmdrüsen, Bronchialdrüsen, Gallenwege, Gonaden, Schweißdrüsen) große Mengen eines abnorm zähen Sekretes produzieren.

Exokrine Drüsen produzieren extrem zähes Sekret.

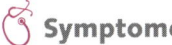

Symptome
- Bronchien und Lunge: Häufige Infektionen, da der Schleim einen idealen Nährboden für Krankheitserreger bildet, chronischer Husten, Bronchiektasen, Pneumothorax, obstruktives Lungenemphysem, pulmonale Hypertonie, Ateminsuffizienz
- Pankreas: Exokrine Pankreasinsuffizienz, d.h. mangelnde Sekretion von Verdauungsenzymen mit Durchfällen und Fettstühlen (Steatorrhoe), evtl. pankreatogener Diabetes mellitus
- Darm: Bei 10% der Betroffenen Mekoniumileus nach der Geburt (Darmverschluss durch den ersten zähen Stuhlgang des Kindes), bei 20% der Kinder und Jugendlichen kommt es zu einem distalen intestinalen Obstruktionssyndrom
- Leber und Gallenwege: Biliäre Zirrhose bei 10% der erwachsenen Patienten, Cholelithiasis
- Gedeihstörungen und mangelhafte Gewichtszunahme bei Kindern
- Bei Frauen verminderte Fertilität, bei Männern Infertilität.

- Häufige Infektionen
- Exokrine Pankreasinsuffizienz
- Mekoniumileus
- Biliäre Zirrhose
- Gedeihstörung
- ↓ Fertilität.

Diagnostik
- Schweißtest: Chloridgehalt im Schweiß ↑
- Albumingehalt im Mekonium ↑
- Trypsinogen im Blut ↑
- Gennachweis.

Therapie
Die Therapie richtet sich nach den bestehenden Symptomen und sollte in spezialisierten Zentren erfolgen: Infekte des Bronchialsystems müssen dem Erreger entsprechend behandelt werden. Es werden Inhalationen mit DNAse und/oder Tobramycin durchgeführt. Bei Pankreasinsuffizienz müssen Verdauungsenzyme und fettlösliche Vitamine parenteral substituiert werden. Bei biliärer Zirrhose wird Ursodeoxycholsäure gegeben.
Neben der medikamentösen Therapie ist es wichtig, dass die Patienten schon früh spezielle Atem- und Inhalationstechniken er-

- Therapie von Atemwegsinfekten, Pankreasinsuffizienz, biliärer Zirrhose
- Spezielle Atem- und Inhalationstechniken
- Lungentransplantation.

4

lernen, damit sie möglichst viel infektiöses Bronchialsekret abhusten können. Im Säuglingsalter werden bestimmte Lagerungsdrainagen und Klopfmassagen angewandt. So kann die Entwicklung schwerer Lungenschäden hinausgezögert werden.
Bei zunehmender respiratorischer Insuffizienz wird eine O_2-Langzeittherapie durchgeführt und eine Lungentransplantation erwogen.

4.6 Bronchialkarzinom

Das Bronchialkarzinom ist ein bösartiger Tumor der Bronchien, der vom Epithel der Bronchialschleimhaut ausgeht. In Deutschland ist es die häufigste zum Tode führende Krebserkrankung bei Männern, bei Frauen nimmt die Häufigkeit zu.

Ursachen und Einteilung

85% aller Bronchialkarzinome sind auf das Inhalieren von Zigarettenrauch (auch passiv) zurückzuführen. Eine zahlenmäßig untergeordnete Rolle spielt die Inhalation bestimmter Arbeitsstoffe (z.B. Asbest, Chrom) oder von Luftschadstoffen (Ruß, Stäube). Personen, bei denen ein Elternteil an einem Bronchialkarzinom erkrankt ist, haben ein 2–3fach höheres Risiko, selbst zu erkranken.
Je nach Zellart des Karzinoms werden unterschieden: Kleinzelliges Bronchialkarzinom (25%), Plattenepithelkarzinom (40%), Adenokarzinom (25%), großzelliges Bronchialkarzinom (10%).

Symptome

❼ Ein Bronchialkarzinom macht sich meist erst spät bemerkbar. Anfangs kommt es zu Husten, Atemnot und Thoraxschmerzen, später auch zu Hämoptysen (Aushusten von Blut, bzw. blutigem Sputum). Wie bei jeder bösartigen Tumorerkrankung treten im fortgeschrittenen Stadium Leistungsabfall, Gewichtsabnahme, Fieber und Nachtschweiß auf. Der Tumor kann den N. recurrens und den N. phrenicus (Zwerchfellnerv) infiltrieren und so zu Heiserkeit bzw. Zwerchfelllähmung mit -hochstand führen.
Paraneoplastisches Syndrom: Wie andere Tumoren auch können Bronchialkarzinome hormonähnliche Stoffe mit entsprechenden Wirkungen produzieren: Eine ACTH-Produktion z.B. führt zum Cushing-Syndrom, die Freisetzung von Parathormonähnlichen Substanzen zur Hyperkalzämie. Weitere Symptome eines paraneoplastischen Syndroms sind Thrombozytose mit Thromboseneigung sowie Neuro- und Myopathie.

Ausgehend vom Epithel der Bronchialschleimhaut.

- Zigarettenrauch, auch passiv
- Arbeitsstoffe wie Asbest, Chrom
- Genetische Veranlagung.

Unterscheidung verschiedener Karzinomarten.

Symptome zeigen sich oft erst spät:
- Husten, Atemnot
- Thoraxschmerzen
- Hämoptysen
- Gewicht ↓, Fieber, Nachtschweiß
- Heiserkeit, Zwerchfelllähmung
- Paraneoplastisches Syndrom.

Merke

Bei Rauchern ≥ 40 Jahre sollte man bei unspezifischen Lungen-
symptomen immer auch an ein Bronchialkarzinom denken. Jeder Husten, der trotz Therapie länger als vier Wochen andauert,
wiederholte Pneumonien, Asthma und Bronchitis mit kurzer
Krankheitsdauer müssen definitiv abgeklärt werden.

Diagnostik

- Röntgen-Thorax in zwei Ebenen: Hinter jeder Lungenver-
  schattung kann sich ein Bronchialkarzinom verstecken
- CT, um die genaue Lage und Ausbreitung des Tumors zu bestimmen und vergrößerte mediastinale Lymphknoten zu entdecken
- Untersuchung des Sputums auf Tumorzellen
- Bronchoskopie mit Biopsie des verdächtigen Gewebes und
  bronchoalveolärer Lavage. Kann die Tumorart so nicht bestimmt werden, muss eine Biopsie von außen durch die Brustwand (Thorakotomie) vorgenommen werden
- Suche nach Fernmetastasen durch Sonographie des Abdomens, Schädel-CT, Skelettszintigraphie
- Präoperative Lungenfunktionsprüfung, um abschätzen zu
  können, ob bei dem Patienten eine Lungenteilresektion möglich ist. Bei einer schlechten Lungenfunktion kann nicht operiert werden
- Bestimmung folgender Tumormarker zur Verlaufskontrolle:
  NSE (neuronenspezifische Enolase), SCC (*engl.* squamous
  cell carcinoma antigen), CEA (carcinoembryonales Antigen),
  CYFRA 21-1.

- Rö-Thorax, CT
- Bronchoskopie mit
  Biopsie, Sputum
- Tumormarker
- Lungenfunktion
- Suche nach
  Metastasen.

Therapie

Wenn der Tumor noch nicht zu weit fortgeschritten ist und keine
Metastasen vorliegen, ist eine Operation angezeigt: Dabei wird
meistens entweder ein Lungenlappen (Lobektomie) oder eine
Lungenhälfte (Pneumektomie) entfernt. Allerdings sind $^2/_3$ der
Patienten bei Diagnosestellung bereits inoperabel. Dann erfolgt
eine Strahlen-, Laser- und/oder Chemotherapie, um den Tumor
zu verkleinern bzw. in seinem Wachstum zu stoppen und so die
Lebenserwartung und -qualität der Patienten zu verbessern. Bei
einem kleinzelligen Bronchialkarzinom stellt die Chemotherapie
das zentrale Behandlungsverfahren dar, oft wird sie mit einer
Strahlentherapie kombiniert.

Im fortgeschrittenen Stadium werden außerdem Analgetika, hustendämpfende Medikamente u. a. unterstützende Medikamente
eingesetzt.

Die Prognose der Patienten hängt von Diagnosezeitpunkt und
Tumortyp ab. Insgesamt ist sie schlecht: Die 5-Jahresüberlebens-
rate aller Patienten zusammen beträgt nur 5 %.

Abhängig von Karzi-
nomtyp und Erkran-
kungsstadium:

- OP
- Strahlen-, Laser-,
  Chemotherapie
- Analgetika, husten-
  dämpfende
  Medikamente.

Komplikationen

- Metastasen: Früh in die regionalen Lymphknoten; hämatogene Streuung in Leber, Gehirn, Nebennieren und Skelett (Wirbelsäule)
- Atelektasen
- Pleuritis carcinomatosa: Ein Tumorbefall der Pleura geht oft von Lymphgefäßen der Lunge aus. Er führt zu einer chronischen Entzündung, häufig mit Pleuraerguss.

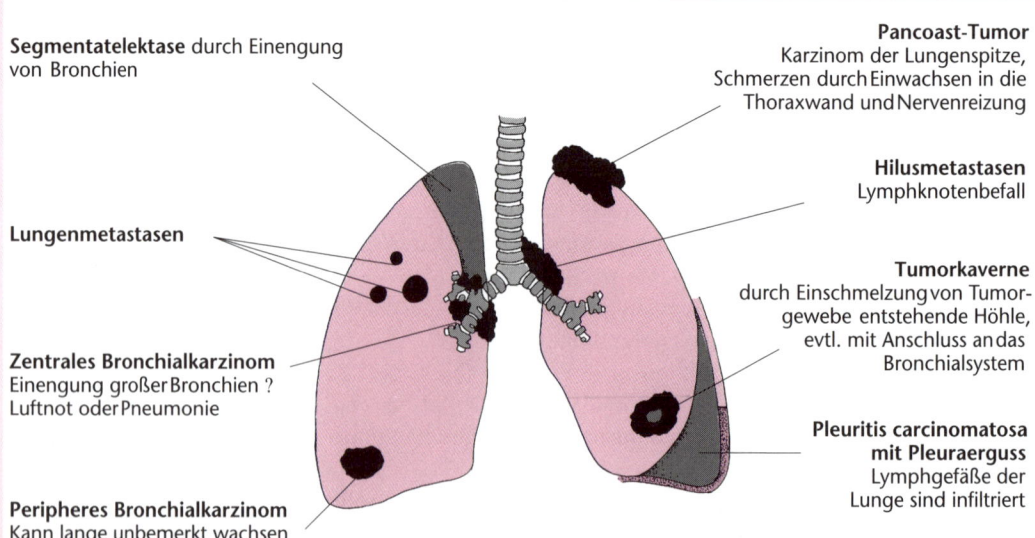

Segmentatelektase durch Einengung von Bronchien

Lungenmetastasen

Zentrales Bronchialkarzinom
Einengung großer Bronchien ?
Luftnot oder Pneumonie

Peripheres Bronchialkarzinom
Kann lange unbemerkt wachsen

Pancoast-Tumor
Karzinom der Lungenspitze,
Schmerzen durch Einwachsen in die
Thoraxwand und Nervenreizung

Hilusmetastasen
Lymphknotenbefall

Tumorkaverne
durch Einschmelzung von Tumorgewebe entstehende Höhle,
evtl. mit Anschluss an das
Bronchialsystem

**Pleuritis carcinomatosa
mit Pleuraerguss**
Lymphgefäße der
Lunge sind infiltriert

Abb. 4.5 Mögliche Befunde im Röntgen-Thorax bei einem Bronchialkarzinom. [A400–215]

4.7 Akutes Lungenversagen

Das akute Lungenversagen (ARDS, *engl.* adult respiratory distress syndrome, Schocklunge) tritt bei vorher lungengesunden Personen durch unterschiedliche Schädigungen der Lunge auf.

Ursachen

- Einatmung toxischer Gase
- Sepsis
- Polytrauma
- Verbrennung
- Schock
- DIC, Massentransfusion.

Das Lungengewebe kann direkt geschädigt werden, z. B. durch Aspiration von Mageninhalt oder Inhalation von toxischen Gasen wie Stickstoffdioxid (NO_2) oder Rauchgasen. Weitere Ursachen sind Sepsis, Polytrauma (lebensbedrohliche Verletzung mehrerer Organe, z. B. durch Verkehrsunfall), Verbrennung, Schock, disseminierte intravasale Gerinnung sowie Massentransfusion.

Alle Ursachen bewirken, dass die Kapillarwände des Lungengewebes durchlässiger werden und so Flüssigkeit ins Lungengewebe und die Alveolen übertritt. Damit liegt ein Lungenödem vor. Wenig später bildet sich eine Lungenfibrose, wodurch der Gasaustausch schwer behindert wird.

Symptome

Anfangs fällt eine Hypoxie ($pO_2 \downarrow$) mit Hyperventilation und respiratorischer Alkalose auf. Bei Fortschreiten der Erkrankung entwickelt sich eine zunehmende Dyspnoe mit Globalinsuffizienz ($pO_2 \downarrow$, $pCO_2 \uparrow$) und respiratorischer Azidose. Die Symptome können sich innerhalb weniger Stunden bis mehrerer Tage ausbilden.

- Anfangs: $pO_2 \downarrow$, Hyperventilation, respiratorische Alkalose
- Später: $pO_2 \downarrow$, $CO_2 \uparrow$, respiratorische Azidose.

Diagnostik

- Blutgasanalyse: Je nach Schwere des Krankheitsbildes zeigt sich anfangs eine Hypoxie ($pO_2 \downarrow$) und später eine zusätzliche Hyperkapnie ($pCO_2 \uparrow$)
- Röntgen-Thorax: Zu Beginn der Erkrankung normal, dann typisches Bild eines Lungenödems mit beidseitig diffuser Verschattung (»weiße Lunge«)
- Lungenfunktion: Verminderte Diffusionskapazität und Vitalkapazität.

- BGA
- Rö-Thorax
- Lungenfunktion.

Therapie

Die Patienten müssen so schnell wie möglich auf der Intensivstation behandelt werden. Schock und auslösende Erkrankung müssen therapiert werden. Problematisch ist die ausreichende Versorgung mit O_2. Dafür wird der Patient mit einer besonderen Technik beatmet, bei der durch erhöhten Beatmungsdruck der Gasaustausch verbessert wird. Die Hochfrequenzoszillationsventilation stellt eine alternative Beatmungsform dar. Weitere Beatmungsverfahren, z. B. extrakorporale Verfahren des Gasaustausches, befinden sich in der klinischen Erprobung. Antibiotika werden hochdosiert verabreicht, da eine zusätzliche Pneumonie meist nicht überlebt wird. Als letzte Möglichkeit kann eine Lungentransplantation in Erwägung gezogen werden.

Intensivmedizinisches Krankheitsbild:
- Schockbekämpfung
- Therapie der Grunderkrankung
- Beatmung
- Antibiotika
- Evtl. Lungentransplantation.

4.8 Lungenembolie

Eine Lungenembolie wird durch den plötzlichen Verschluss einer Lungenarterie durch Material verursacht, das mit dem Blutstrom in eine Lungenarterie geschwemmt wurde (z. B. Thrombus, Luft, Fett).

Verschluss einer Lungenarterie.

Ursachen

❽ In der überwiegenden Zahl der Fälle handelt es sich bei dem eingeschwemmten Material um einen Thrombus. Voraussetzung für

Meistens durch Thrombembolie ausgelöst.

Verschiedene
Risikofaktoren.

eine solche **Thrombembolie** ist eine venöse Thrombose (☞ 2.2.3). Ein Blutgerinnsel reißt sich von der Thrombose los und wird mit dem Venenblut zum rechten Herzen und von dort in die Lunge gespült. Auslösende Faktoren sind z. B. morgendliches Aufstehen, Pressen auf der Toilette oder körperliche Anstrengung.

Der Embolus stammt in 60% der Fälle aus den Venen der unteren Extremitäten, in 30% aus den Beckenvenen und in 10% aus den Venen der oberen Extremitäten, des Kopfes oder aus dem rechten Herzen. Die Risikofaktoren der Lungenembolie entsprechen denen der tiefen Venenthrombose. Embolien können aber auch durch Gewebeteile, Fett (aus den großen Röhrenknochen, z. B. nach einer Fraktur) oder Luft (z. B. aus defekten Infusionspumpen) entstehen.

Symptome

❾ Je größer das Lungenareal ist, das durch die verschlossene Lungenarterie versorgt wird, desto schwerer ist die Symptomatik des Patienten. Kleinere Lungenembolien werden aufgrund ihrer geringen Symptome häufig übersehen, sind jedoch trotzdem gefährlich, da sie oft Vorboten größerer Embolien sind.

Diagnostik

- D-Dimere
- BGA
- Rö-Thorax
- EKG
- Ventilations-Perfusionsszintigraphie
- Angiographie.

- Bestimmung der D-Dimere (Fibrinogen-Spaltprodukt)
- Blutgasanalyse: Da in einem Teil der Lunge kein Gasaustausch mehr stattfindet, ist der O_2-Gehalt des Blutes erniedrigt. Diesen O_2-Mangel versucht der Organismus durch Hyperventilation auszugleichen. Dadurch wird Kohlendioxid verstärkt abgeatmet, und die Kohlendioxid-Konzentration im Blut sinkt: $pO_2\downarrow$, $pCO_2\downarrow$ (respiratorische Alkalose)
- Röntgen-Thorax: Ist häufig normal, kann jedoch z. B. durch eine Aufhellungszone hinter dem Gefäßverschluss auf eine Lungenembolie hinweisen
- EKG und Echokardiographie: Verändert durch die Rechtsherzbelastung
- Ventilations-Perfusionsszintigraphie:
  - Intravenöse Gabe von ^{99m}Technetium-markierten Albuminmakroaggregaten (Perfusionsszintigraphie), die sich in den durchbluteten Lungengefäßen absetzen. Nicht durchblutete Lungenbezirke stellen sich nicht dar und können auf diese Weise identifiziert werden
  - Bei der Ventilationsszintigraphie wird mit Hilfe eines radioaktiv markierten Gases die räumliche Verteilung der Lungenbelüftung dargestellt. Diese ist bei der Lungenembolie zunächst nicht gestört. Die Kombination beider Verfahren ermöglicht die Unterscheidung einer Lungenembolie von anderen Erkrankungen, bei denen die Durchblutung eines Lungenabschnitts sekundär infolge einer mangelnden Ventilation verringert ist (z. B. Atelektase)

Tab. 4.6 Schweregradeinteilung der Lungenembolie.

	I (klein)	II (submassiv)	III (massiv)	IV (fulminant)
Ausdehnung der Gefäßverschlüsse	periphere Äste	Segmentarterien	Pulmonalarterienast	Pulmonalarterienhauptstamm oder mehrere Lappenarterien
Klinik	leichte Dyspnoe, Thoraxschmerz	akute Dyspnoe, Thoraxschmerz, Tachypnoe	akute schwere Dyspnoe, Thoraxschmerz, Zyanose, Unruhe, Synkope	Dyspnoe, Schocksymptomatik, drohender Herz-Kreislauf-Stillstand
Blutdruck	normal	leicht erniedrigt	stark erniedrigt	Schock

■ Pulmonalisangiographie und digitale Subtraktionsangiographie (DSA): Hierbei werden die Lungengefäße mittels Röntgenkontrastmittel dargestellt. Eine Lungenembolie lässt sich so sicher nachweisen. Diese Untersuchung sollte jedoch nur durchgeführt werden, wenn sich daraus Konsequenzen für die weitere Therapie ergeben.

Therapie

Eine Lungenembolie stellt ein bedrohliches Krankheitsbild dar, deshalb muss schnell gehandelt werden.

- Abhängig vom Schweregrad
- Antikoagulation
- Ggf. Lysetherapie
- Embolektomie des Thrombus.

■ Patienten halbsitzend lagern und beruhigen, evtl. Beruhigungsmittel (z. B. Valium®)

■ O$_2$-Gabe nasal (2 – 6 l/Min.), ggf. Intubation

■ Antikoagulation: 5000 – 10 000 IE Heparin im Bolus, danach 400 – 500 IE/kg Körpergewicht über 24 Std. infundieren. Nach 7 – 10 Tagen Therapie auf Cumarine (Marcumar®) umstellen, um zu verhindern, dass sich der Embolus durch Anlagerung weiterer thrombotischer Materials vergrößert

■ Bei ausgedehnten Lungenembolien wird versucht, den Embolus und die verursachende Thrombose mittels Streptokinase oder t-PA aufzulösen (Lyse ☞ 1.2)

■ Ggf. Schmerzmittelgabe, z. B. Fentanyl®

■ Ggf. Embolektomie mittels Kathetermethoden

■ Nach einer Lungenembolie erhalten die Patienten für 6 – 12 Monate orale Antikoagulantien (Marcumar®), bei sich wiederholenden Lungenembolien ist eine lebenslange Antikoagulation erforderlich.

Komplikationen
- Lungeninfarkt: Wird der Embolus nicht rechtzeitig aufgelöst, so stirbt der betroffene Lungenabschnitt ab, da er nur noch über kleine Bronchialarterien mit O_2 und Nährstoffen versorgt wird und dies besonders bei Linksherzinsuffizienz oft nicht ausreicht
- Pleuritis, Pleuraerguss
- Cor pulmonale
- Weitere Embolien (ohne Antikoagulation des Patienten in 30% der Fälle), 70% aller zum Tode führenden Embolien treten in Schüben auf.

Pflege
Nach einer Operation werden die Patienten früh mobilisiert, um eine Phlebothrombose und damit die Gefahr einer Lungenembolie zu vermeiden. Sind die Patienten über diesen Zusammenhang informiert, erhöht sich ihr Verständnis für das Tragen der Anti-Embolie-Strümpfe sowie die Motivation für selbstständige Mobilisation (z. B. Beingymnastik im Bett).

4.9 Erkrankungen der Pleura

4.9.1 Pleuritis

Entzündung der Pleura.

Die Pleuritis ist eine Entzündung der Pleura (Rippen- oder Lungenfellentzündung).

Ursachen und Einteilung

Meist sekundär als Folge anderer Erkrankungen.

Eine Pleuritis entsteht meist sekundär im Gefolge einer anderen Erkrankung, z. B. einer Tuberkulose, einer Pneumonie oder eines Tumors von Lunge oder Pleura. Aber auch eine Urämie, ein Lungeninfarkt, ein Myokardinfarkt, eine Pankreatitis oder Kollagenosen können eine Pleuritis hervorrufen.

Pleuritis sicca: ohne Pleuraerguss.
Pleuritis exsudativa: mit Pleuraerguss.

Man unterscheidet die trockene **Pleuritis sicca** von der feuchten **Pleuritis exsudativa.** Bei Letzterer gibt die entzündete Pleura Flüssigkeit in die Pleurahöhle ab, so dass ein Pleuraerguss entsteht. Die trockene Form geht meist in die feuchte über.

Symptome

- Schmerzen beim Atmen
- Atemnot.

Die Pleuritis sicca verursacht Reizhusten und stechende Schmerzen beim Atmen, weshalb der Patient versucht, möglichst flach zu atmen (Schonatmung mit eingeschränkter Atembewegung). Die Schmerzen lassen häufig nach, wenn ein Pleuraerguss auftritt. Verdrängt der Pleuraerguss das Lungengewebe, hat der Patient Atemnot.

Diagnostik

- Lungenauskultation: Reibegeräusche beim Atmen, die wie Lederknarren klingen
- Blut: BSG ↑, CRP ↑, Leukozytose
- Röntgen-Thorax: Zwerchfellhochstand, Verschattung bei Pleuraerguss
- Punktion eines Pleuraergusses und Untersuchung der Ergussflüssigkeit.

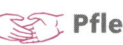 **Therapie**

Die auslösende Grundkrankheit muss behandelt werden. Wenn der Patient aufgrund der Schmerzen flach atmet, müssen Schmerzmittel gegeben werden, um das tiefe Durchatmen zu erleichtern.

Pflege

Pflegerisch steht die Pneumonieprophylaxe mit Atemübungen (☞ 4.2.3) im Vordergrund. Der Patient sollte möglichst auf der gesunden Lungenseite liegen, um die Ausdehnung und Belüftung der erkrankten Seite zu fördern.

4.9.2 Pleuraerguss

Ein Pleuraerguss (Pleura = Brustfell) ist eine Flüssigkeitsansammlung im Pleuraspalt (Brustfellhöhle).

Ursachen und Einteilung

Je nach Zusammensetzung der Flüssigkeit im Pleuraspalt wird zwischen Transsudat und Exsudat unterschieden:

Transsudat: Die Ergussflüssigkeit tritt aus den Kapillaren aus, z. B. aufgrund einer Lungenstauung bei Linksherzinsuffizienz. Sie ist serös, enthält kaum Eiweiß, wenig Zellen und Bakterien.

Exsudat: Die Ergussflüssigkeit wird von dem umliegenden Gewebe produziert. Sie ist serös, eitrig, fibrinös oder blutig und enthält größere Mengen Eiweiß. Je nach Ursache des Ergusses können auch Bakterien, Blutbestandteile, Cholesterin oder Tumorzellen in der Flüssigkeit nachgewiesen werden.

Ursachen eines Pleuraergusses können sein:

- Bösartige Tumoren (60%), z. B. metastasierendes Mammakarzinom, Bronchialkarzinom
- Infektionen (30%), z. B. Tuberkulose, Pneumonie
- Pleuritis
- Dekompensierte Linksherzinsuffizienz
- Niedriger kolloidosmotischer Druck, z. B. bei Leberzirrhose, nephrotischem Syndrom
- Pankreatitis
- Kollagenosen.

- Atemnot
- Druckgefühl in der Brust.

- Auskultation
- Rö-Thorax
- Sonographie
- Pleurapunktion.

Symptome

Die Flüssigkeit in der Pleurahöhle kann das Lungengewebe verdrängen. Je nach Flüssigkeitsmenge (wenige Milliliter bis mehrere Liter) treten in unterschiedlicher Stärke Atemnot und Druckgefühl in der Brust auf.

Diagnostik

- Lungenauskultation: Abgeschwächtes Atemgeräusch über dem Pleuraerguss
- Röntgen-Thorax: Ab etwa 100 ml ist der Erguss zu erkennen; durch die Flüssigkeitsansammlung erscheinen die Zwerchfellkuppeln abgeflacht
- Sonographie: Ab ca. 10 ml ist der Erguss nachweisbar
- Pleurapunktion: Unter örtlicher Betäubung wird unter sterilen Bedingungen der Pleuraerguss punktiert und Flüssigkeit entnommen (Probepunktion). Diese wird chemisch, bakteriologisch und zytologisch untersucht, um die Ursache zu klären. Behindert der Erguss die Atmung, werden größere Mengen Flüssigkeit abgelassen.

Merke

Ein Pleuraerguss wird aus diagnostischen Gründen punktiert. Ein blutiger Pleuraerguss gilt solange als tumorverdächtig, bis das Gegenteil bewiesen ist.

- Therapie der Grunderkrankung
- Pleurodese.

Therapie

Im Vordergrund steht die Therapie der auslösenden Grunderkrankung. Bei ständig wiederkehrenden Pleuraergüssen wird der Erguss drainiert oder das Rippenfell wird mit einer speziellen Technik, der **Pleurodese,** mit dem Lungenfell verklebt, um die Ergussbildung zu verhindern.

4.9.3 Pleuraempyem

Ein Pleuraempyem ist eine Eiteransammlung in der Pleurahöhle.

- Entzündung
- Trauma
- Thoraxoperation.

Ursachen

Ursachen sind meist Entzündungen wie Pneumonie, Mediastinitis, Bronchiektasen, ein Bauchhöhlen- oder Lungenabszess. Seltener tritt ein Pleuraempyem auf nach einem Trauma oder nach einer Thoraxoperation. Durch Verklebung der beiden Pleurablätter können aus ursprünglich einer Eiterhöhle mehrere Kammern entstehen.

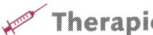 **Symptome**

- Schlechter Allgemeinzustand, hohes Fieber
- Dyspnoe, evtl. Husten mit Auswurf
- Thorax- und Schulterschmerz
- Lokale Überwärmung und Rötung.

Therapie

Über einen großlumigen Schlauch wird der Pleuraraum durch die Thoraxwand gespült und drainiert (Thoraxsaugdrainage). Nach Keimbestimmung werden gezielt Antibiotika intravenös über mehrere Wochen gegeben. Bei Bildung von Pleuraschwarten sowie bei gekammerten Empyemen muss meist operativ vorgegangen werden.

- Thoraxsaug-
  drainage
- Antibiotika.

Komplikationen

- Sepsis
- Bildung gekammerter Empyeme
- Bronchopleurale Fistel, Durchbruch nach außen durch die Thoraxwand
- Bildung von Pleuraschwarten.

4.9.4 Pneumothorax

Bei einem Pneumothorax strömt Luft durch die verletzte Pleura in den Pleuraspalt. Dadurch wird der physiologische interpleurale Unterdruck aufgehoben. Aufgrund der Eigenelastizität der Lunge kommt es zu einem teilweisen oder kompletten Kollaps des betroffenen Lungenflügels. Er steht dann nur vermindert oder gar nicht zum Gasaustausch zur Verfügung.

Einteilung

Der idiopathische **Spontanpneumothorax** kommt am häufigsten bei Männern zwischen 20 und 40 Jahren vor. Er entsteht oft ohne äußere Gewaltanwendung durch die Ruptur einer direkt unter der Pleura gelegenen Emphysemblase.

Dem sekundären Spontanpneumothorax liegt eine andere Lungenerkrankung zugrunde, z.B. ein Lungenabszess oder ein Bronchialkarzinom.

Vom Spontanpneumothorax wird der **traumatische Pneumothorax** unterschieden. Er kann entweder offen oder geschlossen sein:

- Offener Pneumothorax: Luft strömt von außen durch die verletzte Brustwand ein (z.B. nach einer Stichverletzung)
- Geschlossener Pneumothorax: Luft aus verletzten Atemwegen oder Lungengewebe dringt durch die verletzte Pleura (z.B. nach Rippenfraktur oder Bronchusriss).

4

Ein lebensbedrohlicher Notfall ist der **Spannungspneumothorax:** Luft dringt durch die verletzte Pleura beim Einatmen in den Thorax ein, entweicht aber beim Ausatmen nicht. Die »Spannung«, d.h. der starke Überdruck auf der verletzten Seite, drückt das Mediastinum zur gesunden Seite. Die Herzfunktion und die Funktion der gesunden Lunge werden mit jedem Atemzug stärker beeinträchtigt.

 Symptome

- Akut einsetzende Dyspnoe, Husten, Zyanose
- Stechende Schmerzen auf der betroffenen Thoraxseite
- Asymmetrische Atembewegungen

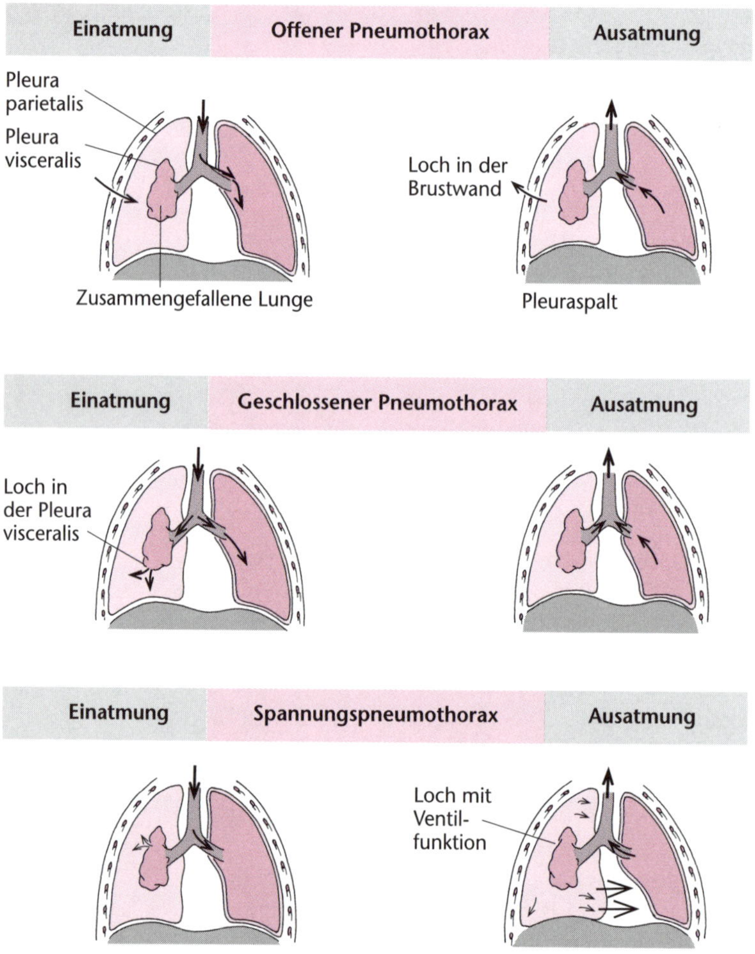

Einatmung	Offener Pneumothorax	Ausatmung

Pleura parietalis
Pleura visceralis
Loch in der Brustwand
Zusammengefallene Lunge
Pleuraspalt

Einatmung	Geschlossener Pneumothorax	Ausatmung

Loch in der Pleura visceralis

Einatmung	Spannungspneumothorax	Ausatmung

Loch mit Ventilfunktion

Abb. 4.7 Verschiedene Formen des Pneumothorax. [A400-190]

- Einseitig hypersonorer Klopfschall, einseitig fehlendes Atemgeräusch.

Therapie

Beim kleinen Spontanpneumothorax wird die Luft innerhalb von 3–4 Tagen von selbst resorbiert. Diese Spontanresorption kann durch O_2-Gabe gefördert werden. Ist der Pneumothorax größer, muss die Luft durch eine Pleurasaugdrainage entfernt werden.

Beim Spannungspneumothorax wird notfallmäßig mit einer großlumigen Kanüle in den 2. ICR gestochen, um ihn zu entlasten. Die Luft kann so entweichen und der Überdruck wird aufgehoben. Die endgültige Versorgung besteht dann in einer Dauersaugdrainage.

- O_2-Gabe
- Pleurasaugdrainage.

? Übungsfragen

❶ Durch welche Erreger kann eine Pneumonie verursacht sein?

❷ Was ist der Unterschied zwischen primären und sekundären Pneumonien?

❸ Was ist eine chronische Bronchitis und was sind ihre Symptome?

❹ Was ist ein Lungenemphysem und wie entsteht es?

❺ Nennen Sie Faktoren, welche die Obstruktion der Atemwege bei einem Asthmaanfall verursachen!

❻ Wie äußert sich ein Asthma bronchiale?

❼ Welche klinischen Symptome treten bei einem Bronchial-Ca auf und welches ist der bekannteste Risikofaktor für ein Bronchial-Ca?

❽ Welcher Personenkreis ist prädestiniert für eine Lungenembolie?

❾ Nennen Sie die Symptome einer Lungenembolie!

4

5 Erkrankungen des Magen-Darm-Traktes

5.1 Leitsymptome

Zu den typischen Symptomen bei Erkrankungen des Magen-Darm-Traktes zählen Dysphagie (Schluckstörungen), Übelkeit und Erbrechen, Abdominalschmerzen, Obstipation, Diarrhoe sowie Blut im Stuhl.

5.1.1 Dysphagie

Schluckbeschwerden.

Bei der Dysphagie (Schluckstörung) hat der Patient das Gefühl, beim Schlucken ein Hindernis überwinden zu müssen. Häufig klagt er über ein Druckgefühl hinter dem Sternum, erbricht oder verschluckt sich.

Ursachen

- ❶ Einengung des Ösophagus, z.B. durch Ösophaguskarzinom, verschluckten Fremdkörper, Ösophagusdivertikel, vergrößerte Nachbarorgane, z.B. Schilddrüse
- Achalasie, Sklerodemie (☞ 10.3.2)
- Refluxösophagitis
- Lähmung von Schlundmuskeln, z.B. nach ischämischem Insult (Schlaganfall) (☞ 2.1.3).

Merke

Schluckstörungen sind immer ein Alarmsymptom, das abgeklärt werden muss. Bei Patienten > 45 Jahre sind sie zu 40% durch ein Ösophaguskarzinom bedingt.

Komplikationen

Aspirations-pneumonie.

Die Gefahr einer Dysphagie besteht in der **Aspiration** (Eindringen fester oder flüssiger Stoffe in die Atemwege) von Nahrung. Damit gelangt Speise in Trachea und Lunge. Können die Speisen durch Husten nicht wieder nach oben befördert werden – insbesondere bei Patienten mit gestörtem Schluckreflex – rufen sie eine Aspirationspneumonie (☞ 4.2.3) hervor.

5.1.2 Übelkeit und Erbrechen

Übelkeit und Erbrechen (*Emesis*) gehören zu den typischen Symptomen gastroenterologischer Erkrankungen. Beim Erbrechen ziehen sich Magen, Bauchmuskulatur und Zwerchfell unwillkürlich zusammen und der Nahrungsbrei wird retrograd (rückläufig) durch den Mund entleert. Durch starkes Erbrechen verliert der Körper Flüssigkeit und Elektrolyte. Die Folgen sind Dehydratation (☞ 7.4.1) und Elektrolytverschiebungen. Besonders gefährdet sind Kinder und alte Menschen, da sie über geringere Flüssigkeitsreserven verfügen.

Blutiges Erbrechen wird als Hämatemesis bezeichnet und kommt u. a. bei oberen gastrointestinalen Blutungen und Blutungen aus dem Nasen-Rachen-Raum vor.

- Nahrungsbrei wird retrograd durch den Mund entleert
- Evtl. Dehydratation und Elektrolytverschiebungen → Gefahr v. a. für Kinder und alte Menschen.

Ursachen

Die Ursachen von Übelkeit und Erbrechen sind sehr vielfältig. Neben einer Reizung der Magenschleimhaut kann auch die Reizung des zentralen Brechzentrums im Gehirn Erbrechen auslösen.

- Erkrankungen des Magen-Darm-Traktes
- Infektionen durch Bakterien oder Viren
- Medikamente, z. B. Eisentabletten, Zytostatika, Antibiotika
- Vergiftungen, z. B. mit Alkohol
- Neurologische Erkrankungen, z. B. Hirnhautentzündung, Hirndruck
- Stoffwechselentgleisungen, z. B. bei Diabetes mellitus
- Frühschwangerschaft
- Psychisch bei Angst oder Aufregung.

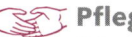 **Pflege**

Erbricht ein Patient, muss er vor Aspiration geschützt werden. Deshalb sollte der Patient sofort aufgesetzt werden und den Kopf nach vorne beugen; bettlägerige Patienten werden auf die Seite gedreht. Zahnprothesen sollten entfernt werden. Bei häufigerem Erbrechen stehen Nierenschale und Papiertücher zwar in Griff-, nicht aber in Sichtweite des Patienten: Manchmal genügt allein der Anblick, um erneutes Erbrechen auszulösen.

5.1.3 Abdominalschmerzen

Abdominalschmerzen werden durch verschiedene Erkrankungen von Bauchorganen, seltener durch Krankheiten anderer Organsysteme hervorgerufen.

5

Die Schmerzbeschreibung des Patienten bei Abdominalbeschwerden gibt wichtige Hinweise auf die Grunderkrankung!

Solange keine Diagnose besteht:
- Patienten nüchtern lassen
- Keine Analgetika oder Spasmolytika.

≤ 3 Stuhlgänge/Woche.

Ursachen

- Zunehmende Schmerzen: Appendizitis, Cholangitis, Cholezystitis, Pankreatitis
- Kolikartig (an- und abschwellende Schmerzen durch abwechselnde Kontraktion und Erschlaffung der glatten Muskulatur von Hohlorganen), z. B. bei Gallen- oder Nierensteinen, aber auch bei entzündlichen Darmerkrankungen mit Durchfall
- Ausstrahlende Schmerzen, z. B. in die rechte Schulter bei Cholezystitis, in den Rücken bei Pankreatitis, in die Schamlippen/Hoden bei Harnsteinen.

 Pflege

Solange die Ursache der Schmerzen nicht bekannt ist, bleibt der Patient nüchtern, damit ggf. invasive Maßnahmen wie Endoskopie und Operation durchgeführt werden können. Es dürfen keine schmerzstillenden (*Analgetika*) oder krampflösenden Medikamente (*Spasmolytika*) gegeben werden, weil Art und Verlauf des Schmerzes für die Diagnosefindung wichtig sind. Dem Patienten wird das Vorgehen erklärt; die Mitteilung, dass es sich um Routinemaßnahmen handelt, wirkt häufig beruhigend. Bei der Krankenbeobachtung achten die Pflegenden besonders auf Vitalzeichen, Schmerzen und Ausscheidungen (Erbrochenes, Urin, Stuhl).

5.1.4 Obstipation

❷ Obstipation (Verstopfung) ist eine verzögerte Darmentleerung, die durch eine geringe Stuhlfrequenz (weniger als drei Stuhlgänge in der Woche) mit hartem Stuhl und mangelndem Defäkationsreiz gekennzeichnet ist.

Ursachen
- Bei etwa 10% der Bevölkerung: Faserarme Kost, geringe Flüssigkeitsaufnahme, mangelnde Bewegung und ein unterdrückter Defäkationsreiz
- Medikamente, z. B. Antidepressiva, Opiate, aluminiumhaltige Antazida, Laxanzienabusus (Missbrauch von Abführmitteln, s. u.)
- Elektrolytstörungen, z. B. Hypokaliämie (☞ 7.3.3)
- Schmerzhafte Hämorrhoiden, Analfissur, die zu einer unwillkürlichen Unterdrückung des Defäkationsreizes führen
- Einengung des Darmlumens, z. B. durch ein Kolonkarzinom oder -adenom, Verwachsungen (Briden), Fremdkörper
- Neurologische Erkrankungen, z. B. Parkinson-Syndrom, Multiple Sklerose
- Hypothyreose (☞ 8.2.3).

Merke

Laxanzien führen zu einem Gewöhnungseffekt. Der Patient benötigt immer mehr und immer stärker wirksame Abführmittel. Diese rufen als Nebenwirkung eine Hypokaliämie hervor, die die Obstipation langfristig weiter verschlechtert.

Obstipationsprophylaxe

- Mindestens 1,5–2 l Mineralwasser oder Tee (kein Kaffee oder schwarzen Tee) täglich trinken. Ältere Menschen müssen meist zum Trinken angehalten werden, da ihr Durstgefühl vermindert ist
- Ballaststoffreiche Ernährung in Form von Früchten, Gemüse, Vollkornbrot, Salat
- Meiden von obstipierenden Nahrungsmitteln wie Schokolade, Weißbrot, schwarzer Tee, Rotwein
- Körperliche Betätigung
- Bei Stuhldrang sofort eine Toilette aufsuchen, Stuhldrang nicht unterdrücken
- Die Einnahme von Laxantien sollte auf wenige Ausnahmen beschränkt sein, wenn der Patient nicht pressen darf (z.B. nach Herzinfarkt, nach bestimmten Operationen) oder zur Darmreinigung vor Darmspiegelungen oder anderen Eingriffen.

> - Ausreichende Trinkmenge 1,5–2 l/Tag
> - Ballaststoffreiche Ernährung
> - Bewegung.

5.1.5 Diarrhoe

Bei der Diarrhoe (Durchfall) kommt es zu mehr als drei Stuhlentleerungen pro Tag, der Stuhlgang ist flüssig und die Stuhlmenge vermehrt (≥ 250 g/Tag). Eine starke Diarrhoe führt zu einem Flüssigkeits- und Elektrolytverlust, der besonders für Kinder und ältere Menschen bedrohlich werden kann.

> ≥ 3 Stuhlgänge/Tag, Stuhl flüssig, Stuhlmenge ↑.

Ursachen

- Infektionen des Magen-Darm-Traktes durch Viren, Bakterien, seltener durch Würmer oder Protozoen (z.B. Amöben) sowie Lebensmittelvergiftungen
- Nebenwirkung von Medikamenten wie Antibiotika, Zytostatika, Laxanzien
- Nahrungsmittelallergie (häufig in Kombination mit Hauterscheinungen wie Urtikaria)
- Entzündliche Darmerkrankungen: M. Crohn, Colitis ulcerosa, Divertikulitis
- Kolonkarzinom, -adenom (Alarmzeichen: Diarrhoe im Wechsel mit Obstipation)
- Pankreasinsuffizienz mit ungenügender Sekretion von Verdauungsenzymen

> - Akute Durchfälle: meist infektiös
> - Chronische Durchfälle: meist nichtinfektiös.

- Hormonelle Störungen: Hyperthyreose, Gastrinom
- Autonome Neuropathie (Schädigung des vegetativen Nervensystems), z. B. bei Diabetes mellitus
- Reizdarm-Syndrom bei psychischen Einflüssen, z. B. Angst, Nervosität (häufig, aber nur als Ausschlussdiagnose akzeptabel).

Merke

> Während akute Durchfälle meist infektiös bzw. durch eine Lebensmittelvergiftung bedingt sind, haben chronische Durchfälle (Dauer länger als ein Monat) oft nicht-infektiöse Ursachen.

 Pflege

Das Aussehen des Stuhlgangs gibt Hinweise auf die Grunderkrankung und auf den Krankheitsverlauf. Auffällig veränderter Stuhl wird dem Arzt gezeigt, damit er weitere Untersuchungen veranlassen kann.

5.1.6 Blut im Stuhl

Die Ursachen von Blut im Stuhl decken sich mit denen von Blutungen im Gastrointestinaltrakt. Im Vordergrund stehen Magen- und Duodenalulzera, Karzinome des Gastrointestinaltraktes, entzündliche Darmerkrankungen, Divertikel, Hämorrhoiden.

Einteilung

Je nach Ort der Blutung unterschiedliches Aussehen.

- Bei Blutungen im oberen Gastrointestinaltrakt treten **Teerstühle** auf: Dieser schwarze, glänzend und klebrige Stuhl entsteht durch Abbau von Hämoglobin im Darm. Bei träger Darmpassage können auch Blutungen aus dem unteren Dünndarm oder oberen Dickdarm Teerstuhl verursachen
- Rote Blutauflagerungen auf dem Stuhl stammen in der Regel aus dem Rektum oder dem Analkanal, kommen aber auch bei massiven Blutungen im oberen Gastrointestinaltrakt mit schneller Darmpassage vor. Hellrote spritzende Blutungen sind meist auf Hämorrhoiden zurückzuführen
- Blutiger Durchfall wird häufig bei entzündlichen Darmerkrankungen beobachtet
- Bei leichten Blutungen ist das Blut nicht im Stuhlgang sichtbar. Dieses **okkulte Blut** kann mit Hilfe eines Testbriefes (z. B. Hämoccult®) nachgewiesen werden.

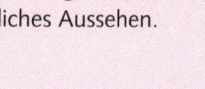 **Pflege**

Test auf okkultes Blut.

Bei einem Test auf okkultes Blut im Stuhl muss auf Folgendes geachtet werden:

- Drei Tage vor Testbeginn soll der Patient kein rohes Fleisch, Blutwurst o. Ä. essen, weil auch dieses Blut mit dem Test positiv erfasst wird. Auch größere Mengen von Salat, Vitamin C oder Eisen führen zu einem falsch-positiven Testergebnis
- Der Patient erhält drei mit seinem Namen beschriftete Testkärtchen. Auf gekennzeichnete Felder streicht er seine Stuhlprobe. Zur Auswertung des Tests wird eine Lösung auf die Stuhlproben getropft, die den Stuhl bei Blutbeimengungen verfärbt.

Merke

Bei einem positiven Testergebnis – »Blut im Stuhl« – muss die Ursache der Blutung festgestellt werden. Meistens wird eine Koloskopie, ggf. ein Gastroskopie durchgeführt werden, um ein Karzinom sicher auszuschließen.

5.2 Erkrankungen des Ösophagus

5.2.1 Gastroösophageale Refluxkrankheit

Bei der gastroösophagealen Refluxkrankheit (GERD, engl. *gastroesophageal reflux disease*) kommt es zum Rückfluss von Mageninhalt in den Ösophagus (Speiseröhre). In der Folge kann es zu entzündlichen Veränderungen der Ösophagusschleimhaut kommen, der Refluxösophagitis.

Entzündung der Ösophagusschleimhaut durch Reflux von Mageninhalt.

Ursachen und Entstehung

Die Kardia wird vom unteren Ösophagussphinkter (Speiseröhrenschließmuskel) verschlossen. Er öffnet sich beim Gesunden nur während des Schluckens, um Speisebrei vom Ösophagus in den Magen zu transportieren. Bei der gastroösophagealen Refluxkrankheit (GERD) öffnet sich der untere Ösophagussphink-

Unterer Ösophagussphinkter gestört.

0	Gastroösophagealer Reflux ohne Schleimhautveränderungen
I	Einzelne Erosionen in geröteter Schleimhaut
II	Zusammenfließende Läsionen, die jedoch nicht den gesamten Umfang einnehmen
III	Zirkuläre, d. h. über den gesamten Umfang ausgedehnte Läsionen
IV	Komplikationen wie Ulkus oder Striktur (Verengung)

Tab. 5.1
Klassifikation der gastroösophagealen Refluxkrankheit (GERD).

ter auch, wenn nicht geschluckt wird. Der saure Mageninhalt gelangt in den Ösophagus und greift dort die Schleimhaut an, die darauf mit einer Entzündung reagiert. Auch eine Schwangerschaft ruft häufig einen Reflux hervor. Weitere Ursachen sind Magenausgangsstenose, Sklerodermie oder Achalasie.

Symptome

❸ Hauptsymptom der Refluxkrankheit sind brennende Schmerzen hinter dem Sternum, sog. **Sodbrennen,** die besonders nach dem Essen und im Liegen auftreten. Häufig geben die Patienten (saures) Aufstoßen an. Insbesondere wenn, wie z. B. beim Bücken, Druck auf den Magen ausgeübt wird, können Nahrungsreste aus dem Magen zurück in den Mund fließen (Regurgitation). Weiterhin können Schluckbeschwerden, Magenschmerzen, Luftaufstoßen, Reizhusten und Heiserkeit auftreten.

Diagnostik

Die Ösophagusschleimhaut wird mittels einer Spiegelung des Ösophagus (Ösophagoskopie, Endoskopie) beurteilt. Dabei werden Biopsien (Gewebeproben) entnommen, um die Diagnose zu sichern. Allerdings sind bei etwa 60% der Betroffenen während der Spiegelung keine Veränderungen der Schleimhaut festzustellen. Weiterhin kann eine pH-Metrie der unteren Speiseröhre über 24 Stunden durchgeführt werden. Dafür wird dem Patienten eine pH-Messsonde in den unteren Ösophagus eingeführt, die den ph-Wert registriert.

Endoskopien des Magen-Darm-Traktes

Endoskopien sind »Spiegelungen« innerer Hohlorgane und Hohlräume, um u. a. deren Schleimhaut betrachten und beurteilen zu können. Vor allem bei Karzinomverdacht werden auch Gewebeproben (Biopsien) entnommen. Weiterhin können endoskopisch Polypen abgetragen oder Blutungen gestillt werden. Endoskopien des Magen-Darm-Traktes werden nach dem jeweilig gespiegelten Abschnitt bezeichnet:

- **Ösophagoskopie:** Spiegelung der Speiseröhre
- **Gastroskopie:** Spiegelung des Magens
- **Duodenoskopie:** Spiegelung des Duodenums (Zwölffingerdarm)
- **Koloskopie:** Spiegelung des Kolons (Dickdarm). Hierbei werden entweder nur Rektum und Sigma eingesehen (Rektosigmoidoskopie) oder aber das gesamte Kolon
- **Rektoskopie:** Spiegelung des Rektums (Enddarm). Die Rektoskopie wird im Gegensatz zu den anderen Endoskopien mit einem starren statt einem fexiblen Endoskop durchgeführt.

Marginalien

- Sodbrennen
- Regurgitationen
- Dysphagie
- Reizhusten
- Magenschmerzen.

- Ösophagoskopie mit Biopsien
- pH-Metrie.

Therapie

Treten lediglich geringe Symptome einer Refluxerkrankung auf, so sind häufig gezielte Verhaltensänderungen des Patienten ausreichend, um die Beschwerden zu lindern:

- Regelmäßig vier bis fünf kleine, fettarme Mahlzeiten pro Tag einnehmen
- Drei Stunden vor dem Schlafen nichts mehr essen
- Mit erhöhtem Oberkörper und in Rechtsseitenlage schlafen
- Gewicht reduzieren
- Keine einengenden Kleidungsstücke (z.B. Gürtel, Korsett) tragen
- Auf bestimmte Speisen und Getränke wie Alkohol, Nikotin, Süßspeisen, säurehaltige Getränke verzichten, da sie die Säureproduktion im Magen anregen
- Medikamente meiden, die als Nebenwirkung den Druck des unteren Ösophagus senken (z.B. Nitrate, Kalziumantagonisten, Theophyllin).

> - Änderung der Ess- und Schlafgewohnheiten.

Medikamentöse Therapie

Bei stärkeren Beschwerden werden Protonenpumpenblocker (z.B. Omeprazol als Antra®) oder H_2-Blocker (z.B. Ranitidin als Zantic®) eingesetzt, die die Säureproduktion im Magen hemmen.

> - Protonenpumpenblocker
> - H_2-Blocker.

Operative Therapie

Bessern sich im Stadium IV die Beschwerden unter der medikamentösen Therapie nicht, so ist die operative Verengung des Mageneingangs (Fundoplicatio nach Nissen) in Erwägung zu ziehen.

> - Fundoplicatio.

Komplikationen

- Aus den Schleimhauterosionen einer chronischen Refluxösophagitis können Ulzera entstehen, die in seltenen Fällen bluten
- Narbige Veränderungen der Ösophaguswand führen zu Stenosen des Ösophagus mit Schluckbeschwerden
- Nächtliche Aspiration von Mageninhalt (Aspirationspneumonie)
- **Barrett-Ösophagus:** Das Plattenepithel des unteren Ösophagus wird durch spezialisiertes Zylinderepithel ersetzt. Der Barrett-Ösophagus ist eine Präkanzerose, die sich zum Adenokarzinom entwickeln kann. Daher sind regelmäßige endoskopische Kontrollen mit Entnahme von Gewebe notwendig.

Pflege

Die Refluxösophagitis erfordert meist die Umstellung von Ess- und Schlafgewohnheiten, die dem Patienten schwer fällt. Er braucht die Unterstützung seiner Umgebung, um seinen Tagesablauf zu ändern. Meist bessern sich die Beschwerden dadurch nach kurzer Zeit deutlich, sodass der Patient motiviert ist, die Änderungen beizubehalten.

5.2.2 Hiatushernie

Zwerchfellbruch → Organe des Abdomens verlagern sich in den Thorax.

Die Hiatushernie ist ein Zwerchfellbruch. Der Ösophagus zieht aus dem Brustraum durch eine Öffnung (lat.: Hiatus) im Zwerchfell in den Bauchraum. Werden durch diese Öffnung Organe – meistens Magenanteile – aus dem Bauchraum in den Brustraum gedrängt, liegt eine Hiatushernie vor. Es werden unterschieden:

- **Axiale Gleithernie:** Häufigste Form (90%), bei der der obere Teil des Magens, die Kardia, in den Brustraum verlagert ist
- **Paraösophageale Hernie:** Die Kardia liegt in regelrechter Position; Teile des Magens oder tiefer gelegener Bauchorgane sind *neben* den Ösophagus in den Brustraum verschoben.

Ursachen

Lockerung des Bandapparates

Druck im Abdomen ↑, z. B. bei Schwangerschaft.

Ursache einer Hiatushernie ist oft der gelockerte Bandapparat am Mageneingang. Gleithernien treten mit zunehmendem Alter häufiger auf. Daneben kann auch ein erhöhter Druck im Bauchraum, z. B. bei Schwangerschaft oder ausgeprägter Obstipation, für eine Hiatushernie verantwortlich sein.

Symptome

Häufig asymptomatisch.

90% aller Patienten mit einer Gleithernie haben keinerlei Beschwerden. Selten tritt ein Reflux von Mageninhalt in den Ösophagus mit nachfolgender Refluxösophagitis auf.

Auch die paraösophageale Hernie kann asymptomatisch verlaufen. Die Patienten klagen jedoch häufiger über Völlegefühl mit Aufstoßen, ein Druckgefühl in der Herzgegend sowie über Atemnot.

Abb. 5.2
Formen der Hiatushernie. [A400–190]

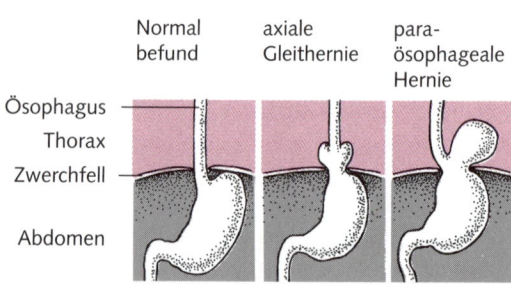

Diagnostik

Über den Ösophagusbreischluck – möglichst in Kopftieflage des Patienten bei gleichzeitiger Bauchpresse – wird eine Hiatushernie dargestellt: Während der Patient Kontrastmittel trinkt, wird der Ösophagus geröntgt. Zur weiteren Diagnostik wird die Ösophagoskopie hinzugezogen.

- Ösophagusbreischluck
- Ösophagoskopie.

Therapie

Eine Gleithernie wird lediglich therapiert, wenn Beschwerden aufgrund einer Refluxösophagitis vorliegen.

Eine paraösophageale Hernie hingegen ist eine komplikationsträchtige Erkrankung. Deshalb bedarf sie auch als Zufallsbefund bei beschwerdefreien Personen der operativen Behandlung. Bei der Operation werden der Magen und andere Bauchorgane ins Abdomen zurückverlagert und der Magen an der vorderen Bauchwand fixiert.

- Bei Gleithernie Therapie nur bei Beschwerden
- OP bei paraösophagealer Hernie.

Komplikationen

Komplikationen treten insbesondere bei der paraösophagealen Hiatushernie auf: An der Durchtrittsstelle der Bauchorgane in den Brustraum kann es zu Einklemmungen dieser Organe und damit zur Unterbrechung ihrer Blutzufuhr kommen (Inkarzeration). Weiterhin können Schleimhauterosionen und -ulzera mit Blutungen auftreten.

- Organeinklemmungen mit Inkarzeration
- Ulzera.

5.2.3 Ösophagusdivertikel

Das Ösophagusdivertikel ist entweder eine Aussackung der gesamten Ösophaguswand, ein **echtes Divertikel,** oder eine Ausstülpung von Schleimhaut durch eine bestehende Muskellücke der Ösophaguswand, ein **Pseudodivertikel.**

- Unterscheidung echtes Divertikel – Pseudodivertikel.

Ursachen

Ösophagusdivertikel entstehen entweder durch erhöhten Druck im Ösophagusinneren bei gestörtem Muskelzusammenspiel, sog. **Pulsionsdivertikel,** oder durch Zug von außen, sog. **Traktionsdivertikel.** Sie sind typischerweise an drei verschiedenen Stellen des Ösophagus lokalisiert:

- Zervikale Zenker-Divertikel (70%) am Ösophaguseingang (ein Pulsionsdivertikel)
- Epibronchiale Divertikel (20%) in Höhe der Trachealbifurkation (ein Traktionsdivertikel durch Narbenzug, meist infolge von Entzündungen der mediastinalen Lymphknoten)
- Epiphrenale Divertikel (10%) dicht oberhalb des Zwerchfells (ein Pulsionsdivertikel).

- Pulsionsdivertikel: Erhöhter Druck im Ösophagus
- Traktionsdivertikel: Zug von außen.

3 typische Lokalisationen.

5

Abb. 5.3
Lage der Ösophagus-
divertikel. [A300]

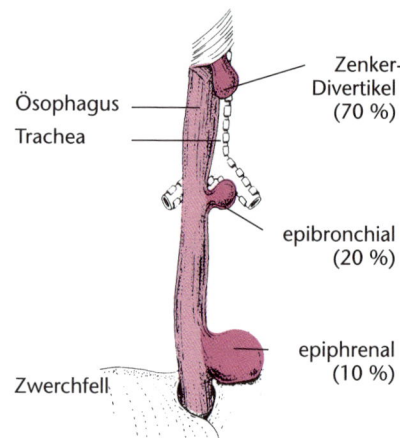

Ösophagus
Trachea

Zenker-
Divertikel
(70 %)

epibronchial
(20 %)

epiphrenal
(10 %)

Zwerchfell

- Schluck-
  beschwerden
- Regurgitationen.

Symptome und Diagnostik

Die Patienten klagen über Schluckbeschwerden. Oft fällt Mundgeruch auf, der durch Regurgitation verursacht wird: Speisereste sammeln sich im Divertikel und fließen vor allem beim Liegen in den Mund zurück. Beim zervikalen Zenker-Divertikel kommt es typischerweise zu Druckbeschwerden im Halsbereich und zunehmender Schluckbehinderung. Die Diagnose wird über den Ösophagusbreischluck und Ösophagoskopie gestellt.

OP meist nur beim
Zenker-Divertikel.

Therapie

Beim zervikalen Zenker-Divertikel ist in der Regel die operative Entfernung die Therapie der Wahl. Dies ist auch als endoskopische Wandresektion möglich. Aufgrund der geringen Beschwerden und Komplikationen ist bei den übrigen Divertikelformen eine Resektion nur selten erforderlich.

- Aspirations-
  pneumonie
- Ulzera → Blutung,
  Perforation.

Komplikationen

Nachts besteht die Gefahr, dass bei Regurgitation Speisereste unbemerkt aspiriert werden und so eine Aspirationspneumonie verursachen. Ulzerationen im Divertikelsack können zu Blutungen oder Perforation des Ösophagus führen.

Erweiterung des
Ösophagus aufgrund
unzureichender
Öffnung des unteren
Ösophagus-
sphinkters.

5.2.4 Achalasie

Die Achalasie ist gekennzeichnet durch einen erhöhten Druck des unteren Ösophagussphinkters, der durch Degeneration des Nervenplexus innerhalb der Sphinktermuskulatur (Plexus myentericus) verursacht ist. Die Folge ist eine gestörte Peristaltik beim Schluckakt: Während des Schluckens erschlafft der Sphinkter nicht ausreichend, die Nahrung sammelt sich im Ösophagus an und wird nur verzögert in den Magen transportiert. Dadurch weitet sich der Ösophagus oberhalb des Zwerchfells.

Symptome

Die Patienten klagen über Schluckbeschwerden und Regurgitation von Speisebrei aus dem erweiterten Ösophagus. Meistens bevorzugen die Patienten flüssige Kost. Aufgrund der gestörten Nahrungsaufnahme kann es zu massivem Gewichtsverlust kommen.

- Schluck-
  beschwerden
- Regurgitationen
- Gewichtsverlust.

Merke

Die Symptome einer Achalasie können auch durch ein Karzinom der Kardia oder des Ösophagus hervorgerufen werden.

Diagnostik

Im Ösophagusbreischluck zeigt sich ein typischer Befund: Die sog. Sektglasform des stark erweiterten Ösophagus oberhalb des Zwerchfells. Das Kontrastmittel wandert nur langsam in den Magen.

Mit Hilfe der Manometrie wird der Ruhedruck des unteren Ösophagussphinkters gemessen, der bei Achalasie regelmäßig erhöht ist. Ebenso lässt sich die fehlende Erschlaffung des Sphinkters während des Schluckens feststellen.

Um einen Tumor des Ösophagus oder der Kardia auszuschließen, wird eine Ösophago-Gastroskopie mit Biopsien durchgeführt.

- Ösophagus-
  breischluck
- Manometrie
- Ösophago-
  Gastroskopie.

5

Therapie

Ziel der Therapie ist es, den Druck des unteren Ösophagussphinkters zu senken, so dass die Nahrung wieder ungehindert in den Magen gelangen kann. Bei leichten Achalasieformen kann der Druck des unteren Ösophagussphinkters medikamentös gesenkt werden (z.B. durch Kalziumantagonisten wie Nifedipin). Langzeitresultate sind jedoch enttäuschend, so dass meist eine **Ballondilatation** angezeigt ist: Hierzu wird ein Katheter in den Magen vorgeschoben. In Höhe des unteren Ösophagussphinkters wird ein am Katheter befestigter Ballon aufgeblasen, der den Ösophagus aufdehnt. Diese Therapie muss aufgrund von Rezidiven häufig wiederholt werden. Bei anhaltender Erfolglosigkeit dieses Verfahrens wird operativ vorgegangen, indem die Muskulatur des unteren Ösophagussphinkters geschlitzt wird (**Myotomie**). Sowohl bei der Ballondilatation als auch bei der Myotomie kann es nachfolgend zu einer Refluxösophagitis kommen.

Eine Achalasie muss endoskopisch kontrolliert werden, da eine erhöhte Gefahr für ein Ösophaguskarzinom besteht.

- Kalzium-
  antagonisten
- Ballondilatation
- Myotomie
- Endoskopische
  Langzeitkontrolle.

- Aspiration
- Karzinomatöse Entartung.

Komplikationen

Insbesondere bei nächtlichen Regurgitationen von Speiseresten aus dem erweiterten Ösophagus besteht die Gefahr einer Aspirationspneumonie. Langfristig kann sich im erweiterten Ösophagusabschnitt ein Karzinom entwickeln.

5.2.5 Ösophaguskarzinom

Meist Plattenepithelkarzinom, bevorzugt an den drei physiologischen Engen des Ösophagus.

Das Ösophaguskarzinom ist ein bösartiger Tumor, der vorzugsweise an einer der drei physiologischen Engen des Ösophagus (Ösophaguseingang, Aortenbogen, Zwerchfellenge) lokalisiert ist. In der Mehrzahl der Fälle handelt es sich um ein Plattenepithelkarzinom. Aus einem vorbestehendem Barrett-Ösophagus entwickelt sich meist ein Adenokarzinom. Männer sind häufiger betroffen als Frauen mit einem Altersgipfel um 60 Jahre.

- Rauchen, Alkohol
- Heiße Getränke
- Achalasie
- Refluxösophagitis.

Ursachen

Rauchen, Alkoholkonsum und heiße Getränke begünstigen ein Ösophaguskarzinom. Auch Vorschädigungen des Ösophagus, z. B. durch eine Achalasie oder Refluxösophagitis, sind Risikofaktoren.

- Symptome oft erst spät
- Leitsymptom ist die Dysphagie.

Symptome

Die Symptome eines Ösophaguskarzinoms treten spät auf und sind oft wenig spezifisch:
- Leitsymptom ist die Dysphagie (Schluckstörung), die allerdings erst auftritt, wenn bereits $2/3$ des Ösophaguslumens verlegt sind
- Gewichtsabnahme wegen der eingeschränkten Nahrungsaufnahme sowie der Tumorerkrankung
- Schmerzen hinter dem Sternum und im Rücken.

Diagnostik
- Ösophagoskopie mit Biopsie, um den Tumor histologisch einordnen zu können
- Ösophagusbreischluck zeigt eine Raumforderung
- Röntgen und CT-Thorax zur Metastasensuche im Brustraum (Lunge, Lymphknoten), Ultraschall und CT-Abdomen zur Metastasensuche im Bauchraum (Leber, Lymphknoten), Skelettszintigraphie um Knochenmetastasen zu erkennen.

- Wenn möglich, radikale OP
- Strahlen-/Chemotherapie
- Im fortgeschrittenen Stadium: palliative Therapie, z. B. PEG.

Therapie

Einzig die radikale operative Entfernung des Tumors bietet dem Patienten Heilungschancen. Da das Ösophaguskarzinom jedoch erst spät Symptome zeigt, kann nur noch $1/3$ der Patienten mit dieser Zielsetzung operiert werden. Durch eine präoperative Radiochemotherapie kann der Tumor unter Umständen verkleinert werden, um dann operiert zu werden.

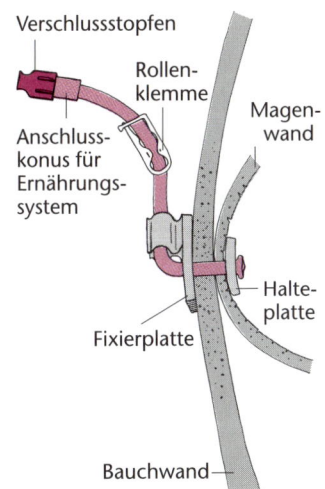

Verschlussstopfen

Rollen-
klemme

Anschluss-
konus für
Ernährungs-
system

Magen-
wand

Halte-
platte

Fixierplatte

Bauchwand

Abb. 5.4
Perkutane endo-
skopische Gastro-
stomie. [A300−157]

5

Im fortgeschrittenen Stadium ist Ziel der Therapie, die Nahrungsaufnahme zu sichern und so die Lebensqualität des Patienten zu
verbessern. Es wird versucht, den Tumor mittels Lasertherapie zu
verkleinern und so das Lumen des Ösophagus zu vergrößern.
Endoskopisch kann ein Kunststofftubus eingelegt werden, um so
das Lumen des Ösophagus offen zu halten. Ist dies nicht mehr
möglich, wird eine perkutane endoskopische Gastrostomie (PEG)
angelegt.

Komplikationen
- Rekurrensparese: Wenn der Tumor den N. recurrens (inner-
  viert die Stimmbandmuskulatur) infiltriert, wird der Patient
  heiser
- Ösophago-bronchiale Fistel, wenn der Tumor ins Bronchialsystem einwächst. Nahrung gelangt in die Lunge, und es
  kommt zur Aspirationspneumonie
- Metastasen in Leber, Lunge und Lymphknoten.

5.3 Erkrankungen von Magen und Duodenum

5.3.1 Gastritis

Die Gastritis ist eine Entzündung der Magenschleimhaut, die
akut oder chronisch verlaufen kann.

Magenschleimhaut-
entzündung.

Ursachen und Einteilung
Akute Gastritis

- Medikamenten-
  nebenwirkung
- Stress.

❹ Eine akute Gastritis entwickelt sich schnell. Sie kann als Nebenwirkung bestimmter Medikamente wie nichtsteroidale Antirheumatika (NSAR), Kortikosteroide und Zytostatika auftreten, wenn diese Medikamente in höherer Dosierung oder über einen längeren Zeitraum eingenommen werden. Auch Stresssituation, wie schweres Trauma, Schock oder Operation können eine Gastritis auslösen.

Chronische Gastritis

3 Typen der chronischen Gastritis, abhängig von ihrer Ursache.

Die chronische Gastritis entwickelt sich hingegen über einen längeren Zeitraum. 50 % der 50-Jährigen haben eine chronische Gastritis. Sie wird in drei verschiedene Typen eingeteilt:

Tab. 5.5 Klassifikation der chronischen Gastritis.

Typ A (ca. 5 %)	Autoimmungastritis: Es finden sich Autoantikörper gegen die Belegzellen der Magenschleimhaut. Da Belegzellen die Magensäure (HCl) produzieren, kommt es zur Anazidität (fehlende Magensäure). Liegen weiterhin Autoantikörper gegen den intrinsic factor vor, kann der Körper kein Vitamin B_{12} mehr aufnehmen und es kommt zu einer perniziösen Anämie (☞ 3.2.1).
Typ B (ca. 85 %)	Bakterielle Besiedelung: Infektion der Magenschleimhaut mit dem Bakterium Helicobacter pylori (H. pylori). Je dichter die Magenschleimhaut besiedelt ist, desto ausgeprägter sind die Symptome.
Typ C (5–10 %)	Chemische Reizung der Magenschleimhaut durch zurückfließenden Gallensaft oder Medikamente.

Symptome und Diagnostik

Gastroskopie mit Biopsie.

Die meisten Patienten haben nur geringe oder gar keine Beschwerden. Manche klagen über ein Druckgefühl im Oberbauch, Appetitlosigkeit und gelegentliche Übelkeit.
Über die Gastroskopie verbunden mit Biopsien der Magenschleimhaut wird die Diagnose gesichert. Das entnommene Biopsiemateriel wird gezielt auf Helicobacter pylori untersucht. Das Bakterium kann auch mit Hilfe eines ^{13}C-Atemtestes oder einer Antigensuche im Stuhl nachgewiesen werden. Bei einer Typ A-Gastritis werden Autoantikörper gegen Belegzellen und intrinsic factor nachgewiesen.

Therapie
Akute Gastritis

- Ursache beseitigen
- Verzicht auf
  Kaffee, Alkohol,
  Nikotin
- Ggf. Antazida.

Die Ursache muss beseitigt werden, z. B. durch Absetzen entbehrlicher Medikamente. Nach Nahrungskarenz erfolgt ein stufenweiser Kostaufbau unter Verzicht auf Kaffee, Alkohol und Nikotin.

Medikamente sind meist nicht erforderlich, evtl. können Antazida (Magnesiumhydroxid, Aluminiumhydroxid als Maaloxan®), die die Magensäure neutralisieren, verordnet werden. Bei Risikopatienten, z.B. Intensivpatienten, müssen prophylaktisch Medikamente zum Schutz der Magenschleimhaut gegeben werden (☞ 5.3.2).

Chronische Gastritis

Typ A: Bei perniziöser Anämie wird Vitamin B_{12} i.m. gespritzt. Regelmäßige Gastroskopien sind angezeigt, da ein erhöhtes Magenkarzinom-Risiko besteht.

Typ B: Ziel ist die Beseitigung von Helicobacter pylori mit der Eradikationstherapie. Dazu werden Protonenpumpenblocker und zwei verschiedene Antibiotika (Clarithromycin, z.B. Klacid®, und Amoxicillin, z.B. Clamoxyl®) über sieben Tage gegeben (Triple-Therapie). Der Protonenpumpenblocker wird vor dem Essen, Antibiotika werden nach dem Essen eingenommen.

Komplikationen

Die Gefahr einer akuten Gastritis besteht in einer gastrointestinalen Blutung, wenn durch Schleimhautdefekte Blutgefäße geschädigt werden. Bei chronischen Gastritiden werden vermehrt Magenkarzinome und Malt-Lymphome beobachtet. Bei einer Typ B-Gastritis entwickeln sich häufiger gastroduodenale Ulzera.

5.3.2 Ulcus ventriculi und Ulcus duodeni

Schädigungen der Schleimhaut, die die Muscularis mucosae nicht durchdringen, heißen **Erosionen**. Ein **Ulkus** (Geschwür) ist ein Schleimhautdefekt, der die Muscularis mucosae durchbricht und so tiefere Wandschichten des Magens bzw. Duodenums schädigt. Das **Ulcus duodeni** (Zwölffingerdarmgeschwür) tritt etwa dreimal so häufig auf wie das **Ulcus ventriculi** (Magengeschwür). Ein Ulkus entwickelt sich, wenn das Gleichgewicht zwischen schleimhautschädigenden und schleimhautschützenden Faktoren gestört ist. Schädigende Faktoren sind u.a. Helicobacter py-

---

Vit.-B_{12}-Injektion.

Eradikationstherapie.

- Blutungen
- Ulzera
- Magenkarzinom.

5

- Erosion: Muscularis mucosae intakt
- Ulkus: Muscularis mucosae durchbrochen.

Ungleichgewicht schleimhautschädigender und -schützender Faktoren.

Abb. 5.6
Schematische Darstellung eines Ulkus. [L190]

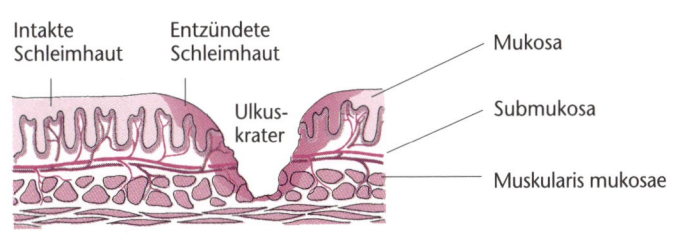

Intakte Schleimhaut · Entzündete Schleimhaut · Ulkuskrater · Mukosa · Submukosa · Muskularis mucosae

lori, Salzsäure des Magensaftes, Stress, Rauchen und nichtsteroidale Antirheumatika. Bei 99% der Patienten mit Ulcus duodeni, bei 75 % der Patienten mit Ulcus ventriculi sowie bei 50% der gesunden Erwachsenen findet sich eine Besiedlung der Schleimhaut mit Helicobacter pylori.

Zu den schleimhautschützenden Faktoren zählen Schleim, Bikarbonat, Epithelerneuerung und eine gute Durchblutung der Magenschleimhaut.

Seltene Ursachen eines Ulkus sind das Zollinger-Ellison-Syndrom (☞ 6.4.4) oder ein Hyperparathyreoidismus (☞ 8.3.1).

Symptome

5 Die Symptome können Hinweise auf die Lokalisation des Ulkus geben:

- Schmerzen *nach* dem Essen oder unabhängig davon → Ulcus ventriculi
- Nacht- und Nüchternschmerz, der sich meist nach dem Essen bessert → Ulcus duodeni
- Blutiges oder kaffeesatzartiges Erbrechen und Teerstühle sind Anzeichen für eine Ulkusblutung.

Diagnostik

Endoskopie mit Biopsie.

Endoskopisch werden mehrere Biopsien entnommen. Das Gewebe wird histologisch und mikrobiologisch auf Helicobacter pylori untersucht. Daneben kann Helicobacter pylori auch durch einen ^{13}C-Atemtest oder durch eine Antigentestung im Stuhl nachgewiesen werden. Gleichzeitig muss ein Magenkarzinom sicher ausgeschlossen werden: 5 – 10% aller Ulzera sind exulzerierte (geschwürig aufgebrochene) Karzinome.

Therapie

- Kein Alkohol, Nikotin
- Stressreduktion
- Keine Ulkusbegünstigenden Medikamente.

Häufige, kleine Mahlzeiten sind sinnvoll, hochprozentiger Alkohol und Nikotin müssen vermieden werden. Ulkus-begünstigende Medikamente sind nach Möglichkeit abzusetzen. Die Patienten sollten versuchen, ihren Tagesablauf stressfrei zu gestalten.

Medikamentöse Therapie

Bei Helicobacter pylori: Tripel-Therapie.

Helicobacter pylori wird mit der Triple-Therapie behandelt, woraufhin die Ulkuskrankheit in der Regel ausheilt. Rezidive sind selten. Der Eradikationserfolg muss 6 – 8 Wochen nach der Therapie durch eine Gastroskopie überprüft werden.

Bei Helicobacter pylori-negativen Ulcera werden Protonenpumpenblocker oder H$_2$-Blocker verordnet, welche die Magensäureproduktion hemmen.

Medikation:
- Protonenpumpenblocker
- H$_2$-Blocker.

Operative Therapie

Operiert wird, wenn Komplikationen auftreten oder ein Magenkarzinom nicht sicher ausgeschlossen werden kann.

Komplikationen

❻ Komplikationen treten oft aus heiterem Himmel auf, ohne dass der Patient bis dahin von seiner Ulkuserkrankung wusste:

Perforation: bei etwa 5% aller Ulkuspatienten. Das Ulkus durchbricht die Wand des Magens oder des Duodenums. Der Patient verspürt einen plötzlichen starken Schmerz, der in den Rücken oder die Schulter ausstrahlt. Es besteht eine Verbindung zur freien Bauchhöhle, so dass Magensaft, Luft und Bakterien in diese austreten können. Folge kann eine lebensbedrohliche Peritonitis (Bauchfellentzündung) sein. Eine Perforation muss so schnell wie möglich operativ verschlossen werden.

Penetration: Das Ulkus bricht in ein Nachbarorgan ein, am häufigsten in Pankreas oder Kolon. Auch hier ist eine Operation notwendig, um die pathologische Verbindung zwischen den Organen wieder zu verschließen. Der Krankheitsverlauf ist meist nicht so dramatisch wie bei der Perforation.

Obere gastrointestinale Blutung: Bei 20% aller Ulkuspatienten. Ist die Blutung massiv, kommt es zum Bluterbrechen (Hämatemesis) und Volumenmangel mit Schockzeichen. Ist die Blutung schwach, kann Blut nur im Stuhl nachgewiesen werden bzw. die Patienten setzen Teerstuhl ab. Aufgrund der meist unbemerkten Sickerblutung entwickelt sich eine Anämie.

Eine **obere gastrointestinale Blutung** wird in 50% der Fälle durch ein Ulkus hervorgerufen. Weitere Ursachen sind:

- Gastroduodenale Refluxkrankheit (25 %)
- Ösophagusvarizen (15%)
- Mallory-Weiss-Syndrom (Schleimhauteinrisse im Ösophagus-Kardiabereich nach heftigem Erbrechen, 5%)
- Magenkarzinom (3%) u.a.

Der Patient erbricht rotes oder kaffeesatzfarbenes Blut und setzt Teerstuhl ab, bei sehr starken Blutungen sogar rotes Blut. Es kommt zum Volumenmangelschock.

Zu den Spätkomplikationen eines Ulkus zählen eine **narbige Magenausgangsstenose** sowie die **karzinomatöse Entartung** eines chronischen Ulcus ventriculi.

5.3.3 Magenkarzinom

Das Magenkarzinom geht von den Drüsen- oder Epithelzellen des Magens aus (meist Adenokarzinom). Es tritt vorwiegend zwischen dem 50. und 70. Lebensjahr auf. In Westeuropa ist seine Häufigkeit rückläufig.

Ursachen

Risikofaktoren für ein Magenkarzinom sind:

- Chronische Gastritis Typ A (Autoimmungastritis) und chro-

Randspalte:

- Perforation → Lebensgefahr
- Penetration
- Blutung.

- Magenausgangsstenose
- Karzinom.

Meist Adenokarzinom.

Verschiedene Risikofaktoren.

nische Gastritis Typ B (Besiedlung mit Helicobacter pylori)
- Gutartige adenomatöse Magenpolypen und M. Ménétrier (Riesenfaltenmagen)
- Hoher Nitratgehalt der Nahrung, z. B. in geräucherten und gesalzenen Speisen: Nitrate werden im Magen durch Bakterien in Nitrite umgewandelt, aus denen karzinogene Nitrosamine entstehen
- Genetische Faktoren, positive Familienanamnese.

Symptome

Symptome meist unspezifisch.

❼ Die Patienten haben meist nur geringe, unspezifische Magenbeschwerden, zu denen folgende Symptome hinzutreten können:
- Gewichtsabnahme, Leistungsknick
- Abneigung gegen Fleisch
- Brechreiz
- Druckgefühl im Oberbauch.

Diagnostik
- ❽ Gastroskopie mit Biopsie aller verdächtigen Veränderungen und deren histologische Untersuchung
- Endosonographie: Um das Ausmaß der Infiltration des Karzinoms in die Magenwand zu erkennen, wird endoskopisch ein Ultraschallkopf in den Magen eingeführt
- Sonographie der Leber und des Abdomens, CT-Abdomen, Röntgen-Thorax, Skelettszintigraphie, Schädel-CT, um vorhandene Metastasen zu erkennen
- Bestimmung des Tumormarkers CA 72-4 zur Verlaufskontrolle.

Therapie

Entscheidend ist die Frühdiagnose. Wenn möglich OP, sonst palliative Maßnahmen.

Entscheidend für die Therapie ist eine frühzeitige Diagnose des Magenkarzinoms. Daher muss bei anhaltenden Magenbeschwerden trotz dreiwöchiger Therapie eine Gastroskopie zum Ausschluss eines Karzinoms erfolgen. Patienten mit bekannten Risikofaktoren sollten regelmäßig gastroskopisch untersucht werden.

Operation
Je nach Lokalisation und Ausdehnung des Tumors wird eine Gastrektomie (Entfernung des gesamten Magens) oder eine Magenteilresektion durchgeführt. Zusätzlich können unter Umständen großes und kleines Netz, Lymphknoten, Milz und Teile des Ösophagus entfernt werden. Große, primär nicht operable Tumore können durch eine präoperative Radio-/Chemotherapie evtl. verkleinert werden, um dann operiert zu werden.

Palliative Therapie

Ist die Erkrankung bereits zu weit fortgeschritten, wird palliativ (die Beschwerden lindernd) behandelt: Die Nahrungspassage wird mittels Lasertherapie oder durch endoskopisches Einsetzen eines Kunststofftubus bzw. Stents gesichert, ggf. auch über eine perkutane endoskopisch kontrollierte Jejunostomie (Ernährungsfistel). Hinzu kommt eine gezielte Schmerztherapie.

- Lasertherapie
- Ernährungsfistel
- Stent.

Komplikationen

- Metastasierung des Tumors
  - Per continuitatem, d.h. durch direktes Einwachsen in Nachbarorgane wie Ösophagus, Duodenum, Pankreas, Kolon oder Peritoneum (Bauchfellkarzinose, häufig mit Aszites)
  - Lymphogen in regionale Lymphknoten
  - Hämatogen vor allem in Leber, Lunge, Skelett und Gehirn
- Akute Magenblutung
- Tumorkachexie (Auszehrung).

Andere Magentumoren

- Non-Hodgkin-Lymphome des Magens, z.B. Malt-Lymphom
- Gastrointestinale Stromatumoren (GIST)
- Gutartige Magentumoren wie Polypen und Adenome, Leiomyome (Muskeltumoren), Lipome (Fettgewebstumoren, selten) sowie Neurofibrome (Tumoren der Nervenscheiden).

? Übungsfragen

❶ Nennen Sie die Ursachen einer Dysphagie!

❷ Welche Ursachen können einer chronischen Obstipation zugrunde liegen?

❸ Für welche Erkrankung spricht Sodbrennen?

❹ Nennen Sie Hauptsymptome und Hauptursachen der akuten Gastritis!

❺ Was sind die Symptome eines Ulcus ventriculi und Ulcus duodeni?

❻ Welche Ulkuskomplikationen können auftreten?

❼ Nennen Sie Symptome eines Magenkarzinoms!

❽ Welche Untersuchung wird bei Verdacht auf ein Magenkarzinom durchgeführt, um die Diagnose zu stellen?

5

5.4 Erkrankungen des Dünndarms, Dickdarms und Enddarms

5.4.1 Malassimilationssyndrom

Mit der Nahrung aufgenommene Nährstoffe gehen über den Darm verloren.

Das Malassimilationssyndrom ist ein Symptomenkomplex, der bei verschiedenen Erkrankungen des Verdauungssystems auftreten kann. Hierbei verliert der Körper aufgenommene Nährstoffe über den Darm mit der Folge von Mangelerscheinungen.

Ursachen

Das Malassimilationssyndrom kann durch eine Maldigestion oder eine Malabsorption hervorgerufen werden.

Maldigestion

Mangelhafte Verdauung.

Die Nahrung wird nur mangelhaft verdaut. Dabei ist die Vorverdauung der Nahrung im Magen oder die Aufspaltung der Nahrungsbestandteile durch Pankreassaft und Galle aufgrund fehlender Enzyme gestört, z. B. nach Magenresektion, chronischer Pankreatitis oder Cholestase (Gallestau, z. B. durch Tumor).

Malabsorption

Störung der Resorption und/oder des Abtransportes von Nährstoffen.

Die Resorption der bereits gespaltenen Nahrungsbestandteile und/oder deren Abtransport über die Blut- und Lymphbahnen sind gestört. Dies tritt z. B. auf bei:
- **Laktasemangel** (häufig): Eine verminderte Aktivität des Milchzucker spaltenden Enzyms Laktase führt zu Beschwerden nach Milchgenuss, sog. Laktoseintoleranz
- Nach Dünndarmresektion
- M. Crohn
- **Zöliakie** (einheimische Sprue): Sie beruht auf einer Überempfindlichkeit gegen das Protein Gluten im Klebereiweiß vieler Getreidesorten mit reaktiver Zottenatrophie der Dünndarmschleimhaut. Unter einer glutenfreien Diät (Verzicht auf Produkte aus Weizen, Roggen, Hafer, Gerste) normalisiert sich die Schleimhaut wieder
- Störungen der enteralen Durchblutung oder Lymphdrainage, z. B. M. Whipple
- Hormonal aktive Tumoren, z. B. Zollinger-Ellison-Syndrom.

Symptome

- Diarrhoe, Steatorrhoe
- Gewichtsverlust
- Vitaminmangelerscheinungen
- Anämie
- Eiweißmangelödeme.

Leitsymptome sind chronische Diarrhoen mit Fettstühlen (Steatorrhoe) und Gewichtsverlust. Der Mangel an den fettlöslichen Vitaminen A, D, E und K ruft entsprechende Mangelerscheinungen hervor. Werden zu wenig Vitamin B_{12}, Folsäure oder Eisen resorbiert, tritt eine Anämie auf. Eiweißmangel führt zu hypoproteinämischen Ödemen. Erniedrigte K^+- sowie Ca^{2+}-

Spiegel im Blut rufen entsprechende Symptome hervor (☞ 7.3).

Diagnostik

Ein Malassimilationssyndrom wird anhand der klinischen Symptomatik diagnostiziert. Der Fettgehalt des Stuhls wird bestimmt. Ein Fettstuhl besteht, wenn mehr als 7 g Fett am Tag ausgeschieden werden. Eine Malabsorption lässt sich von einer Maldigestion durch den Xylose-Toleranz-Test und den Vitamin B_{12}-Resorptionstest (Schilling-Test) unterscheiden. Für den Xylose-Toleranz-Test nimmt der nüchterne Patiente 25 g D-Xylose ein. Bei einer Malabsorption werden im Urin verminderte Xylosewerte nachgewiesen.

Um die Ursache eines Malassimilationssyndroms festzustellen, erfolgen je nach Symptomatik verschiedene weitere Untersuchungen. Bei Verdacht auf M. Crohn, Zöliakie oder M. Whipple sind Magen-Darm-Spiegelungen mit Entnahme von Biopsien zur histologischen Untersuchung angezeigt.

- Xylose-Toleranztest
- Biopsien zur Differenzialdiagnose bei Malassimilationssyndrom.

Therapie

An erster Stelle steht die Behandlung der Grunderkrankung. Fehlende Verdauungsenzyme bzw. mangelhaft resorbierte Substanzen, u.a. fettlösliche Vitamine, Vitamin B_{12} und Eisen, müssen ersetzt werden. Der Wasser- und Elektrolythaushalt muss überwacht und ausgeglichen werden. Unter Umständen ist eine vorübergehende parenterale Ernährung nötig.

- Therapie der Grunderkrankung
- Substitution fehlender Nährstoffe.

5.4.2 Kolonpolypen

Als Polypen bezeichnet man alle umschriebenen Vorwölbungen der Schleimhaut ohne Rücksicht auf ihre gewebliche Abstammung, Größe oder Dignität (Gut- bzw. Bösartigkeit). Bei über 60-Jährigen finden sich in ca. 30% der Fälle Kolonpolypen. Sie nehmen mit dem Alter an Häufigkeit zu.

Ursachen und Einteilung

Wahrscheinlich spielen Ernährungsfaktoren eine Rolle bei der Entstehung von Polypen: Wenig Ballaststoffe und viel Fleisch scheinen begünstigend zu wirken.

Es werden unterschieden:

- Adenome: Gutartige Tumoren, die vom Epithel der Schleimhaut ausgehen, über die Hälfte der Adenome ist im Rektum lokalisiert. Aus Kolonadenomen entwickeln sich Kolonkarzinome (Adenom-Karzinom-Sequenz). Sonderformen sind:
  - Familiäre adenomatöse Poypposis (FAP): Autosomal-dominant vererbt, mehr als 100 Adenome, hohes Entartungsrisiko, Vorsorgeuntersuchungen ab dem 12. Lebensjahr

- Meistens Adenome
- V. a. im Rektum lokalisiert.

– Peutz-Jeghers-Syndrom: Autosomal-dominant vererbt, Polyposis des Dünndarmes
■ Entzündliche und hyperplastische Polypen: Gutartige Veränderung der Schleimhaut
■ Harmatome (gutartiger Tumor, der selten entartet).

Symptome und Diagnostik

Die meisten Patienten haben keinerlei Beschwerden. Häufig sind Polypen ein Zufallsbefund während einer Koloskopie. Tiefgelegene Polypen können rektal getastet werden. Polypen können auch bluten oder Schleim absondern, was dann als Stuhlbeimengung zu sehen ist. Wird ein Kolonadenom festgestellt, muss der gesamte Dickdarm auf weitere Adenome untersucht werden.

Therapie

Kolonadenome können maligne entarten und sollten daher immer vollständig reseziert werden. Dies ist bei den meisten gestielten Adenomen schon während der Endoskopie möglich. Sie werden mit einer Biopsiezange oder Schlinge abgetragen. Größere Polypen werden operativ über eine Kolonteilresektion entfernt. In jedem Fall schließt sich eine histologische Untersuchung an.

Bei der familiären adenomatösen Polyposis wird aufgrund des hohen Entartungsrisikos nach der Pubertät eine prophylaktische Proktokolektomie (sphinktererhaltende Entfernung des Dickdarms) durchgeführt.

Komplikationen

Es treten Blutungen, Ileus (Darmverschluss) und maligne Entartung auf.

Abb. 5.7
Polypektomie mit
Diathermieschlinge.
[A400-190]

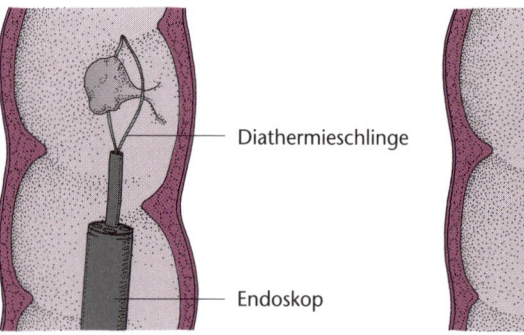
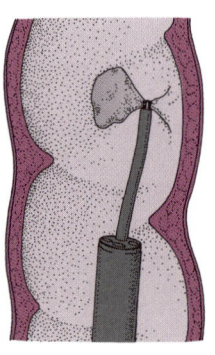

Diathermieschlinge

Endoskop

Randspalte:

■ In der Regel symptomlos
■ Blut, Schleimabsonderung.

Endoskopische oder operative Entfernung, da Gefahr der Entartung.

5.4.3 Kolorektales Karzinom

Das kolorektale Karzinom ist sowohl bei Männern als auch bei Frauen das zweithäufigste Karzinom. Es geht meist von den Drüsenzellen aus (Adenokarzinom). In 90 % der Fälle tritt es nach dem 50. Lebensjahr auf. Die Prognose ist bei frühzeitigem Erkennen relativ günstig.

Ursachen
Risikofaktoren für ein kolorektales Karzinom sind:
- Kolonadenome
- Familiäre adenomatöse Polyposis
- Colitis ulcerosa
- Fettreiche, ballaststoffarme Ernährung, Nikotin, Alkohol, Übergewicht
- Familiäre Belastung.

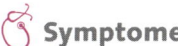 Symptome
❶ Die Symptome sind uncharakteristisch und treten meist erst auf, wenn die Erkrankung schon weiter fortgeschritten ist:
- Blut im Stuhl
- Plötzliche Änderung der Stuhlgewohnheiten, z.B. Wechsel zwischen Obstipation und Diarrhoe
- Leistungsminderung, Müdigkeit.

Diagnostik
- ❷ Tastbefund: 10% aller kolorektalen Karzinome können rektal getastet werden
- Stuhluntersuchung: Der Stuhl wird auf okkultes Blut hin untersucht. Ist kein Blut im Stuhl nachzuweisen, ist ein Karzinom jedoch nicht ausgeschlossen
- Die hohe Koloskopie stellt die diagnostische Methode der Wahl dar. Ist diese nicht möglich, ist eine Röntgen-Doppelkontrastuntersuchung des Kolons (Kolonkontrasteinlauf) indiziert: Über einen Einlauf wird das Kolon mit Röntgenkontrastmittel gefüllt und nach Ablassen des Kontrastmittels Luft eingebracht. Der so gedehnte Darm wird geröntgt. Diese Untersuchung ermöglicht eine bessere Beurteilung der Kolonschleimhaut als die ausschließliche Prallfüllung des Kolons mit Kontrastmittel
- Blutuntersuchungen:
  - Aufgrund wiederholter Blutungen aus dem Tumor kann eine Anämie vorliegen.
  - Ggf. sind die BSG und der Tumormarker CEA (**c**arcino**e**mbryonales **A**ntigen) erhöht. CEA dient auch der Verlaufskontrolle
- Sonographie, CT-Abdomen, Zystoskopie (endoskopische Untersuchung der Harnblase über die Harnröhre), gynäkolo-

---

Bösartiger Tumor des Kolons oder Rektums, meist von Drüsenzellen ausgehend.

Verschiedene Risikofaktoren.

Symptome oft erst im fortgeschrittenen Stadium.

5

- Rektale Austastung
- Untersuchung auf Blut im Stuhl
- Koloskopie, evtl. Doppelkontrast-Röntgenuntersuchung
- Metastasensuche
- CEA zur Verlaufskontrolle.

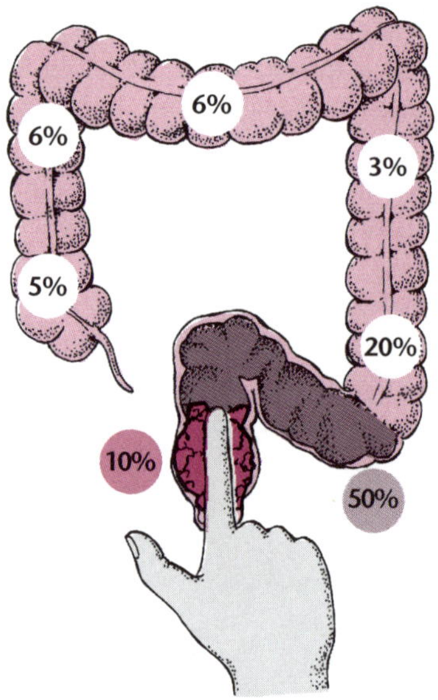

Abb. 5.8
Prozentuale Verteilung der kolorektalen Karzinome auf die einzelnen Darmabschnitte. [L190]

- OP, evtl. mit Strahlen- und Chemotherapie kombiniert
- Laser-, Radio- und Chemotherapie als palliative Maßnahmen.

Patienten sollen lernen, die Stomapflege selbstständig durchzuführen.

gische Untersuchung sowie Röntgen-Thorax, um Metastasen und Infiltrationen zu erkennen.

Therapie
Operative Therapie

❸ Heilungsaussichten bestehen nur, wenn der betroffene Kolonabschnitt mit Mesenterium und regionalen Lymphknoten entfernt werden kann (in ca. 70% der Fälle). Hierbei ist häufig die vorübergehende oder dauerhafte Anlage eines Anus praeter naturalis (künstlicher Darmausgang) notwendig. Bei fortgeschrittenen Rektumkarzinomen wird unter Umständen eine präoperative Radio-/Chemotherapie durchgeführt, um den Tumor zu verkleinern. An die Operation wird oftmals eine Chemotherapie mit 5-Fluorouracil angeschlossen; beim Rektumkarzinom auch eine Strahlentherapie. Einzelne Metastasen in Lunge oder Leber können operativ entfernt werden.

Nicht-operable Tumoren können durch Laser-, Radio- und Chemotherapie verkleinert werden, um so einem Ileus (Darmverschluss) vorzubeugen. Wie bei allen Tumorpatienten ist der Erhalt der Lebensqualität, z.B. durch eine ausreichende Schmerztherapie, vorrangig.

Anus praeter naturalis, Stoma

Ein Stoma (»Mund«) ist eine operativ angelegte Öffnung eines Hohlorganes nach außen, um Urin, Magen- oder Darminhalt abzuleiten. Je nachdem, welcher Darmabschnitt nach außen abgeleitet wird, wird das Stoma benannt. Ebenso ist davon die Beschaffenheit des Stuhles abhängig:

- **Ileostoma** (Stomaanlage im Dünndarm): Im rechten oder linken Mittelbauch gelegen. Der Stuhl ist dünnflüssig und aufgrund der Verdauungsenzyme und Gallensäuren aggressiv. Deshalb reizt er die Bauchhaut, wenn der Stomabeutel die umgebende Haut nicht ausreichend schützt
- **Kolostoma** (Stomaanlage im Dickdarm): Lokalisation unterschiedlich, abhängig vom entfernten Darmanteil, z. B. Zökostoma, Transversostoma, Sigmoidostoma. Der Stuhl ist fester und nicht so aggressiv wie beim Ileostoma.

Nachsorge

Tumorrezidive treten häufig in den ersten beiden Jahren nach der Operation auf. Daher sollte der Patient regelmäßig zur Nachsorgeuntersuchung gehen, bei der ein Röntgen-Thorax, eine Endoskopie und Sonographie, evtl. ein CT des Abdomens sowie Blutuntersuchungen durchgeführt werden. Bei einem Rezidiv steigen die CEA-Werte im Blut wieder an.

Komplikationen

- Metastasen: Lymphogen, hämatogen in Leber und Lunge
- Ileus
- Einbrechen des Tumors in Nachbarorgane wie z. B. die Harnblase.

Prophylaxe

Ab dem 50. Lebensjahr besteht für jeden die Möglichkeit einer kostenlosen Krebsvorsorgeuntersuchung, bei der nach okkultem Blut im Stuhl gesucht und der Patient rektal untersucht wird. Weiterhin wird auch bei unauffälligem Befund und fehlenden Risikofaktoren alle 10 Jahre eine Koloskopie empfohlen und von der Krankenkasse bezahlt. Personen mit Risikofaktoren sollten schon früher regelmäßig Koloskopien durchführen lassen.

Untersuchungen zur Krebsfrüherkennung.

5

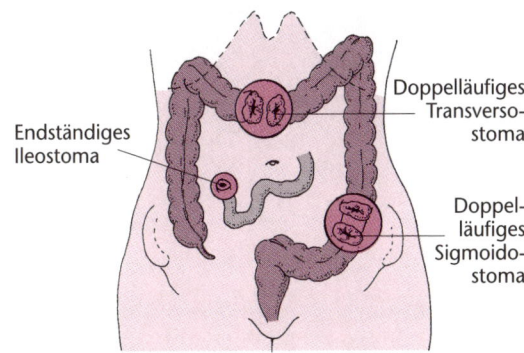

Abb. 5.9
Verschiedene Enterostomaarten und ihre typischen Platzierungen in der Bauchdecke. [L190]

Endständiges Ileostoma

Doppelläufiges Transversostoma

Doppelläufiges Sigmoidostoma

Pflege

Viele Patienten müssen nicht nur lernen, die Lebensveränderungen durch ihre Erkrankung anzunehmen, sondern ebenso ihren künstlichen Darmausgang zu akzeptieren. Damit der Betroffene seine Selbstständigkeit nicht einbüßt, ist es wichtig, dass er selbst die Stomapflege erlernt. Kontakte zu anderen Stomapatienten z.B. in Selbsthilfegruppen, sowie zu einer Stomatherapeutin unterstützen den Patienten bei der Akzeptanz des Stomas.

- Pseudodivertikel: Ausstülpung der Darmschleimhaut durch Muskellücken
- Echtes Divertikel: Ausstülpung der gesamten Darmwand
- Divertikulitis: Entzündung der Divertikel.

- Darmwandschwäche
- Darminnendruck ↑, z.B. bei Obstipation.

5.4.4 Divertikulose und Divertikulitis

Bei den meisten Divertikeln des Dünn- und Dickdarms handelt es sich um Ausstülpungen der Darmschleimhaut durch Gefäßmuskellücken, sog. **Pseudodivertikel** (falsche Divertikel). Sie treten am häufigsten im Colon sigmoideum auf. Seltener sind Ausstülpungen der gesamten Darmwand, sog. **echte Divertikel,** die z.B. im Zoekum lokalisiert sind. Liegen mehrere Divertikel vor, handelt es sich um eine **Divertikulose.** Entzünden sich die Divertikel, so besteht eine **Divertikulitis.** Divertikel nehmen mit dem Alter zu, jenseits des 70. Lebensjahres haben etwa 50% der Menschen Kolondivertikel.

Ursachen

Divertikel entstehen aufgrund einer Darmwandschwäche bei gleichzeitig erhöhtem Innendruck im Darmlumen. Ballaststoffarme Ernährung und Obstipation begünstigen die Entstehung. Bei 20% der Patienten mit Divertikeln kommt es durch Stuhlstau

Abb. 5.10
Echte und falsche Divertikel des Kolons. [A400-190]

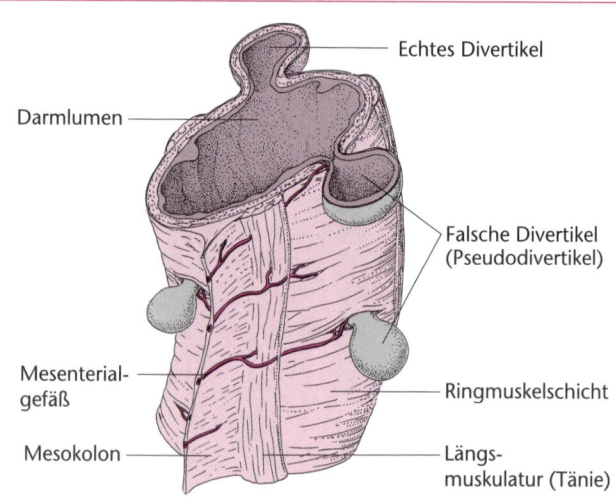

(Obstipation) und Entzündung der Divertikelwand zu einer Divertikulitis.

Symptome

Eine Divertikulose verursacht meist keine Beschwerden. Erst die Divertikulitis bereitet Schmerzen, Stuhlunregelmäßigkeiten und evtl. Temperaturerhöhung.

Erst Divertikulitis zeigt Symptome.

Diagnostik

Eine Divertikulose ist meist ein Nebenbefund bei einer Koloskopie.

Eine Divertikulitis wird aufgrund der Symptome diagnostiziert. Bei der Divertikulitis ist der entzündete Darmabschnitt manchmal als druckschmerzhafte Walze zu tasten, da die Stuhlpassage behindert ist. Im Blut findet sich eine Leukozytose, die BSG ist erhöht. Entzündete Divertikel können mittels Sonographie und CT nachgewiesen werden. Eine Endoskopie sollte aufgrund des Perforationsrisikos nur nach strenger Indikationsstellung durchgeführt werden.

Divertikulose: Nebenbefund bei Koloskopie.

Divertikulitis: druckschmerzhafte Walze, Leukozyten ↑, BSG ↑, evtl. CT.

Therapie

Die Therapie richtet sich nach den Beschwerden und dem Grad der Entzündung:

Therapie je nach Beschwerden und Entzündungsgrad.

- Divertikulose: Stuhlregulierung, ballaststoffreiche Ernährung, reichlich Flüssigkeit, Bewegung
- Leichte Divertikulitis: Breitbandantibiotikum, schlackenarme Kost
- Schwere Divertikulitis: Nahrungskarenz, parenterale Ernährung, Breitbandantibiotikum, Eisblase
- Komplikationen oder Therapieresistenz: Operative Entfernung des divertikeltragenden Darmabschnitts.

Sind die Symptome abgeklungen, wird wieder auf ballaststoffreiche Ernährung umgestellt.

Komplikationen

- Perforation mit Abszessbildung oder Peritonitis (Bauchfellentzündung)
- Blutung
- Stenose
- Fisteln in angrenzende Organe.

5.4.5 Morbus Crohn

Der M. Crohn (Enterocolitis regionalis) ist eine schubweise auftretende Entzündung, die die gesamte Darmwand durchdringt. Sie kann alle Teile des Magen-Darm-Traktes befallen. Meist sind

- Schubweise auftretende Entzündung des Magen-Darm-Traktes

- Betrifft alle Wand-schichten
- Häufig im termi-nalen Ileum und proximalen Kolon lokalisiert
- Diskontinuierliche Ausbreitung.

einzelne Abschnitte entzündet, zwischen denen gesundes Gewebe liegt. Häufig betroffen sind das terminale Ileum (letzter Dünn-darmabschnitt) und das angrenzende proximale Kolon. Der Krankheitsbeginn liegt in der Regel zwischen dem 20. und 30. Le-bensjahr. Die Erkrankung verläuft in Schüben. Bei den meisten Patienten nehmen die Beschwerden mit zunehmendem Alter ab.

Ursachen

Die Ursachen des M. Crohn sind unbekannt. Immunologische Faktoren (gesteigerte Abwehrreaktion der T-Lymphozyten, Zu-nahme der Entzündungsmediatoren) spielen eine Rolle. Bei 50% der Patienten findet sich eine Mutation auf dem Chromosom 16.

Symptome

- Kolikartige Schmerzen, deren Lokalisation abhängig vom be-troffenen Darmabschnitt ist, häufig im rechten Unterbauch
- Durchfälle, meist ohne Blutbeimengungen
- Subfebrile Temperaturen
- Bei 30% der Patienten liegt gleichzeitig eine Laktoseintoleranz vor

Auch Symptome außerhalb des Ma-gen-Darm-Traktes sind möglich.

- Typisch sind auch Symptome, die nicht den Magen-Darm-Trakt betreffen:
  - Haut: Erythema nodosum (rotblaue, druckschmerzhafte Flecken, meist an den Schienbeinen), Aphten
  - Augen: Uveitis, Iritis (Entzündung von Aderhaut bzw. Iris), Episkleritis (Entzündung des lockeren Gewebes zwi-schen Lederhaut und Bindehaut)
  - Gelenke: Arthritis
  - Leber: Primär sklerosierende Cholangitis.

Diagnostik

- Kolo-Ileoskopie mit Entnahme von Biopsien. Ist die Diagnose gestellt, muss der gesamte Verdauungstrakt vom Ösophagus bis zum Anus auf weitere Manifestationen untersucht wer-den
- Röntgen-Kontrastmitteluntersuchung oder Hydro-MRT des Dünndarmes, da dieser endoskopisch kaum beurteilt werden kann
- Bakteriologische Stuhluntersuchung, um eine infektiöse Darmerkrankung auszuschließen
- Blut: BSG ↑, CRP ↑, Leukozytose, evtl. Anämie durch den Blutverlust bei blutigen Durchfällen.

- Diätetische und medikamentöse Therapie
- OP nur bei Komplikationen.

Therapie
Diätetische Therapie

Die Patienten sollen Speisen die sie nicht vertragen (z. B. Milch-produkte) meiden. Im akuten schweren Krankheitsschub erhal-ten die Patienten ballaststofffreie Flüssignahrung oder sie werden parenteral ernährt. Dies entlastet die entzündeten Darmabschnitte. Bei Malabsorption werden fehlende Nährstoffe substituiert. Eine Osteoporoseprophylaxe wird mit Vitamin D und Kalzium durchgeführt

Medikamentöse Therapie

- 5-Aminosalizylsäure (5-ASA, Mesalazin, z. B. Salofalk®) bei leichtem bis mittelschwerem Schub und zur Prophylaxe über mindestens ein Jahr
- Kortikosteroide im schweren Schub oder im mittelschweren Schub, wenn 5-Aminosalicylsäure allein nicht wirksam ist
- Immunsuppressiva (Azathioprin, 6-Mercaptopurin)
- TNF-Antikörper (Infliximab als Remicade®) bei schweren Schüben
- Metronidazol (z. B. Clont®) bei Fisteln.

Selbsthilfegruppen und psychosomatische Hilfe sollten allen Patienten angeboten werden.

Operative Therapie

Operiert wird nur bei Komplikationen, z. B. Fistelbildung. Dabei wird so wenig Darm wie nötig reseziert, da die Operation die Erkrankung an sich nicht heilt.

Komplikationen

- ❹ Fisteln (40 %): Bei Fisteln zwischen Darm und Harnblase bemerken die Betroffenen Luftblasen (Darmgase) beim Wasserlassen. Es treten vermehrt Harnwegsinfekte auf, da Darmbakterien in die Harnwege gelangen. Fisteln zwischen Anus und Haut sind häufig das erste Symptom eines M. Crohn. Sie führen zu unkontrolliertem Austritt von Darminhalt (Wäscheverschmutzung) und sind dadurch für die Patienten äußerst unangenehm. Weiterhin treten Fisteln zwischen verschiedenen Darmschlingen auf
- Anorektale Abszesse (25 %)
- Darmstenose mit Ileus: Einengungen des Darms durch narbige Veränderungen oder durch entzündliches Anschwellen der Darmschleimhaut
- Malabsorptionssyndrom mit Gewichtsverlust, Vitamin B_{12}-Mangel mit megaloblastärer Anämie
- Wachstumsstörungen bei Kindern.

Als Spätkomplikationen können ein kolorektales Karzinom oder eine Amyloidose auftreten.

Pflege

Der Umgang mit den Patienten kann schwierig sein. Sie sind häufig sehr empfindlich und verschlossen, weshalb die Pflege beson-

- Fisteln
- Abzesse
- Ileus
- Malabsorption.

- Kolorektales Karzinom
- Amyloidose.

ders einfühlsam erfolgen sollte. Die Patienten profitieren evtl. von einer Psychotherapie oder einer Selbsthilfegruppe.

5.4.6 Colitis ulcerosa

5 Die Colitis ulcerosa ist wie der M. Crohn eine chronisch-entzündliche Darmerkrankung, die jedoch nur die Schleimhaut des Dickdarms betrifft. Sie breitet sich meist kontinuierlich vom Rektum nach proximal aus.

- Chronisch-entzündliche Darmerkrankung
- Betrifft nur die Kolonschleimhaut
- Kontinuierliche Ausbreitung vom Rektum nach proximal.

Ursachen
Die genauen Ursachen sind wie beim M. Crohn ungeklärt. Genetische, immunologische und psychosomatische Faktoren werden auch hier diskutiert.

Symptome
Leitsymptom sind blutig-schleimige Durchfälle, hinzu kommen Abdominalschmerzen, subfebrile Temperaturen und Gewichtsabnahme. Symptome außerhalb des Magen-Darm-Traktes entsprechen denen beim M. Crohn, sind aber seltener.

Diagnostik
- Kolo-Ileoskopie mit Entnahme von Biopsien, die histologisch beurteilt werden
- Sonographie, um Wandverdickungen des Kolons zu erkennen
- Bakteriologische Stuhluntersuchung zum Ausschluss einer infektiösen Darmerkrankung
- Blut: BSG ↑, CRP ↑, Anämie, Leukozytose.

- Ileokoloskopie mit Biopsien
- Evtl. Kolonkontrasteinlauf.

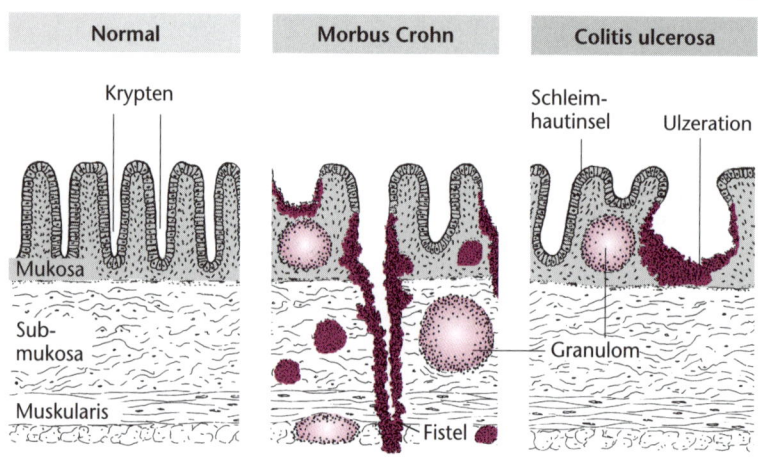

Abb. 5.11 Wandbefall bei M. Crohn und Colitis ulcerosa im Vergleich. [A400-190]

Therapie

Die diätetische Therapie entspricht der des M. Crohn. Im akuten Schub wird 5-Aminosalicylsäure gegeben, bei mittelschweren bis schweren Verläufen zusätzlich Kortikosteroide und evtl. die Immunsuppressiva Cyclosporin A oder Azathioprin. Beschränkt sich der Befall auf Rektum und Colon sigmoideum, werden 5-Aminosalicylsäure und Kortikosteroide auch rektal als Klysma oder Schaumpräparat angewandt. Nach einem Schub wird die Therapie mit 5-Aminosalizylsäure über mehrere Jahre fortgesetzt.

Operative Therapie

Bei Komplikationen oder erfolgloser medikamentöser Therapie ist eine **Proktokolektomie** angezeigt: Dabei wird das gesamte Kolon inkl. Rektum entfernt und der Dünndarm mit dem Anus verbunden, so dass der Patient keinen Anus praeter naturalis benötigt. Mit dieser Operation sind die Betroffenen im Gegensatz zu Patienten mit M. Crohn geheilt.

Komplikationen

- Toxisches Megakolon: Bei massiver Entzündung der Darmwand kann es zur hochgradigen Erweiterung des Dickdarms kommen. Die Patienten sind schwer krank, haben hohes Fieber, einen aufgetriebenen Leib und zeigen evtl. Schockzeichen. Wegen der Gefahr einer Perforation müssen sie operiert werden
- Massive Blutung
- Kolorektales Karzinom: Je länger die Krankheit besteht und je mehr Kolonabschnitte befallen sind, desto höher ist das Risiko einer malignen Entartung
- Seltene Spätkomplikation: Amyloidose (☞ 3.5).

? Übungsfragen

❶ Ein 65-jähriger Patient klagt über Blutbeimengungen im Stuhl und über Wechsel von Obstipation und Diarrhoe. Welcher Krankheitsverdacht muss diagnostisch vollständig abgeklärt werden?

❷ Nennen Sie diagnostische Maßnahmen beim Verdacht auf Vorliegen eines Kolonkarzinoms! Welches ist die häufigste Lokalisation des Dickdarm-Karzinoms?

❸ Nennen Sie Behandlungsmöglichkeiten des Dickdarm-Karzinoms!

❹ Nennen Sie Komplikationen des M. Crohn!

❺ Was verstehen Sie unter einer Colitis ulcerosa?

Diätetische Therapie wie bei M. Crohn.

Proktokolektomie.

5

6 Erkrankungen der Leber, der Gallenwege und der Bauchspeicheldrüse

6.1 Leitsymptome

Typische Leitsymptome für Erkrankungen der Leber, der Gallenwege und der Bauchspeicheldrüse (Pankreas) sind Abdominalbeschwerden (☞ 5.1.3), Ikterus und Aszites.

6.1.1 Ikterus

Gelbfärbung von Skleren und Haut, wenn Bilirubin ≥ 2 mg/dl.

Ikterus (Gelbsucht) ist eine Gelbfärbung der Skleren und der Haut, die durch eine erhöhte Bilirubinkonzentration im Blut und Gewebe (Gesamt-Bilirubinkonzentration im Serum ≥ 2 mg/dl bzw. 34 µmol/l) hervorgerufen wird. Bilirubin ist ein Abbauprodukt des Hämoglobins, das im Blut an Albumin gebunden wird, sog. *indirektes Bilirubin*. In der Leber wird es durch Konjugation (Bindung) an Glukuronsäure wasserlöslich, sog. *direktes Bilirubin*, und mit der Galle über die Gallenwege in den Darm ausgeschieden.

Ursachen und Einteilung

Unterscheidung nach dem Ort der Störung:
- Prähepatischer Ikterus
- Intrahepatischer Ikterus
- Posthepatischer Ikterus.

Unterschiedliche Störungen in der Bilirubinproduktion und Bilirubinausscheidung in den Darm können zu einem Anstieg des Bilirubinspiegels führen. Je nachdem an welcher Stelle die Störung auftritt, werden unterschieden:

- **Hämolytischer Ikterus** (auch prähepatischer Ikterus): Erythrozyten, und damit auch Hämoglobin, werden vermehrt abgebaut. Ursache ist z.B. eine Hämolyse bei Transfusionszwischenfällen. Das anfallende Bilirubin kann von der Leber nicht mehr bewältigt werden und sammelt sich im Blut an → indirektes Bilirubin im Serum ↑
- ❶ **Hepatozellulärer Ikterus** (auch intrahepatischer Ikterus): Das Lebergewebe (Parenchym) ist geschädigt, so dass die Aufnahme des Bilirubins in die Leberzellen, die Konjugation oder – am häufigsten – seine Abgabe in die Gallenwege gestört sind, z.B. bei Leberzirrhose, Hepatitis, als Medikamentennebenwirkung → direktes und evtl. indirektes Bilirubin im Serum ↑
- ❷ **Cholestatischer Ikterus** (Verschlussikterus, posthepatischer Ikterus): Er ist die Folge eines gestörten Galleabflusses

und kann aufgrund einer gestörten Gallesekretion innerhalb der Leber auftreten wie z.B. bei Leberzirrhose oder Hepatitis. Weiterhin kann es zu einer Abflussstörung in den außerhalb der Leber liegenden Gallenwegen kommen wie z.B. bei Gallensteinen, Tumoren der Gallenwege oder des Pankreas → direktes Bilirubin im Serum ↑.

Bei Störungen der Bilirubinausscheidung färbt sich der Stuhl hell (acholischer Stuhl), der Urin aufgrund der ersatzweisen Ausscheidung von direktem Bilirubin über die Nieren dagegen dunkel.

6.1.2 Aszites

Aszites (Bauchwassersucht) ist die Ansammlung von Flüssigkeit in der freien Bauchhöhle und ist in der Regel Zeichen einer ernsten Erkrankung. Klinisch ist Aszites erst ab einer Flüssigkeitsmenge von etwa 1 l nachweisbar, sonographisch ab etwa 30 ml. Der Bauchumfang des Patienten kann im Verlauf der Aszitesentwicklung stark zunehmen.

Flüssigkeit in der freien Bauchhöhle.

Ursachen und Einteilung
Aszites kann durch den Einfluss verschiedener Faktoren entstehen:

Folge verschiedener Faktoren.

- Pfortaderhochdruck, z.B. bei Leberzirrhose (80 %), Lebervenenverschluss (Budd-Chiari-Syndrom) oder Rechtsherzinsuffizienz mit Abpressen von Flüssigkeit aus den Leberkapillaren
- Gestörter Lymphabfluss, z.B. durch Tumoren oder Fibrosen
- Tumoren der Eierstöcke oder des Bauchfells (Peritonealkarzinose)
- Entzündungen, z.B. von Peritoneum oder Pankreas
- Verminderter Proteingehalt des Blutes (Hypoproteinämie), z.B. beim nephrotischen Syndrom (☞ 7.2.1) oder bei fortgeschrittener Lebererkrankung
- Unterstützt wird die Aszitesentstehung durch einen sekundären Hyperaldosteronismus (☞ 8.4.2), der sich zur Aufrechterhaltung des arteriellen Blutdrucks ausbildet.

Nicht selten treffen mehrere Faktoren aufeinander: Eine Leberzirrhose verursacht z.B. einen Pfortaderhochdruck und führt gleichzeitig durch Störung der Albuminsynthese in der Leber zu einer Hypoproteinämie.

Therapie
Neben der Behandlung der Grunderkrankung, müssen Flüssigkeits- und Kochsalzaufnahme beschränkt werden. Mit Diuretika (z.B. Aldosteron-Gegenspieler wie Spironolacton als Aldactone®)

- Behandlung der Grunderkrankung
- Flüssigkeits- und Kochsalzeinschränkung

6

- Diuretikagabe
- Punktion und Ab-
lassen von Aszites.

wird versucht, den Aszites auszuschwemmen. Versagt diese Therapie, wird der Aszites im linken Unterbauch des Patienten auf
einer gedachten Linie zwischen Spina iliaca anterior superior und
Bauchnabel punktiert. Um den durch die Aszitespunktion ent-
standenen Proteinverlust auszugleichen, wird anschließend Al-
buminlösung intravenös infundiert.

6.2 Erkrankungen der Leber

6.2.1 Hepatitis

Leberentzündung
durch Viren, als Be-
gleiterscheinung bei
Infektionserkrankun-
gen, aber auch nicht-
infektiöse Ursachen.

Die Hepatitis ist eine Leberentzündung. Häufigste Ursache einer
infektiösen Hepatitis sind spezifische Viren, die mit den Groß-
buchstaben A bis E gekennzeichnet werden. Weiterhin kann eine
Hepatitis als Begleiterscheinung bei verschiedenen anderen Infektionserkrankungen auftreten. Davon abgegrenzt werden nicht-
infektiöse Hepatitiden.

Ursachen
Hepatitiden werden nach ihrer Verlaufsform in akute und chronische Hepatitiden unterteilt. Eine akute Hepatitis liegt vor, wenn
die Erkrankung innerhalb von sechs Monaten ausgeheilt ist, ansonsten wird sie als chronisch bezeichnet.

Infektiöse
Hepatitiden:
- Hepatitis A, B, C,
D, E
- Begleithepatitiden.

Infektiöse Hepatitiden
Die Hepatitis-Viren unterscheiden sich u.a. in ihrem Übertra-
gungsweg:
- ❸ **Hepatitis A:** Das Hepatitis-A-Virus wird fäkal-oral durch
verunreinigtes Wasser oder Nahrungsmittel übertragen
- **Hepatitis B:** Das Hepatitis-B-Virus wird parenteral durch Blut
und kontaminierte Instrumente z.B. bei Bluttransfusionen
oder Verletzungen mit einer Kanüle, sexuell und während der
Geburt von der Mutter auf das Kind übertragen (perinatal)
- **Hepatitis C:** Das Hepatitis-C-Virus wird parenteral, perinatal,
seltener auch sexuell übertragen
- **Hepatitis D:** Das Hepatitis-D-Virus ist an das Vorhandensein
des Hepatitis-B-Virus gebunden und wird wie dieses parenteral, sexuell oder während der Geburt übertragen
- **Hepatitis E:** Das Hepatitis-E-Virus wird fäkal-oral übertragen
- Eine **Begleithepatitis** kann im Rahmen verschiedener Infek-
tionskrankheiten auftreten, wie einer Infektion mit Herpes-
Viren, Coxsackieviren, Leptospiren, Brucellen oder Salmonella typhi.

Nicht-infektiöse
Hepatitiden:
- Alkoholhepatitis

Nicht-infektiöse Hepatitiden
- Alkoholhepatitis

- Medikamentös-toxische Hepatitis z.B. durch Tetrazykline, Thyreostatika, Sulfonylharnstoffe
- Andere Lebererkrankungen wie primär biliäre Zirrhose, autoimmune Hepatitis, Tumoren.

- Medikamentös-toxische Hepatitis
- Stoffwechsel-erkrankungen.

Symptome

Etwa 2/3 aller Patienten mit einer Hepatitisinfektion sind symptomfrei.

Nach unterschiedlichen Inkubationszeiten (2–25 Wochen) verläuft das akute Stadium einer Virushepatitis ähnlich: Es treten Allgemeinsymptome wie Müdigkeit, Appetitlosigkeit, Gelenkbeschwerden und Druckgefühl im rechten Oberbauch auf. Bei einem Teil der Patienten kommt es zum Ikterus, mit dunklem Urin, hellem Stuhl und – durch den Gallensäureanstieg – zum Juckreiz. Leber und Milz können vergrößert sein (Hepatosplenomegalie).

Eine chronische Hepatitis äußert sich durch Müdigkeit, Leistungsminderung, Gelenkbeschwerden, Druckschmerz im rechten Oberbauch und Leberhautzeichen (Palmarerythem, Gefäßspinnen, Lackzunge u.a.). Bei Frauen können Menstruationsstörungen auftreten, bei Männern eine Hodenatrophie.

Oft symptomlos.
- Allgemein-beschwerden
- Ikterus
- Juckreiz
- Hepatospleno-megalie.

Chronische Hepatitiden: Erkrankungsdauer ≥ 6 Monate.

Diagnostik

Typischerweise steigen die Transaminasen GOT und GPT an, weiterhin sind Bilirubin, γ-GT und die alkalische Phosphatase erhöht. Bei schwerem Verlauf sinken die Syntheseparameter der Leber wie Albumin, Cholinesterase und Quick-Wert (als Maß für die Bildung von Gerinnungsfaktoren) ab.

Entscheidend für die Diagnose einer Hepatitis ist die Bestimmung der viralen Antigene und Antikörper. So beweisen IgM-Antikörper gegen die einzelnen Viren eine frische Infektion. Der alleinige Nachweis von IgG-Antikörpern zeigt eine bereits durchgemachte Infektion an.

Bei Vorliegen einer chronischen Hepatitis kann mithilfe einer Leberbiopsie die entzündliche Aktivität und die Entwicklung einer Leberfibrose beurteilt werden.

- GOT ↑, GPT ↑, Bilirubin ↑, γ-GT ↑, AP ↑
- Albumin ↓, Cholinesterase ↓, Quick-Wert ↓
- Nachweis viraler Antigene und Antikörper.

6

Therapie

Eine kausale Therapie der akuten viralen Hepatitis existiert nicht. Es muss auf Alkohol und alle nicht unbedingt erforderlichen Medikamente verzichtet werden, um das entzündete Organ zu entlasten. Im akuten Stadium erweist sich Bettruhe als günstig. Die akute Hepatitis C wird mit Interferon-α therapiert. Bei einer chronischen Hepatitis B, C oder D wird ebenfalls Interferon-α gegeben, bei einer chronischen Hepatitis C zusätzlich Ribavirin. Heilt eine Hepatitis B unter dieser Therapie nicht aus, stehen zusätzlich die Virustatika Lamivudin und Adevofir zur Verfügung. Zusätzlich sollten alle Patienten mit einer chronischen Hepatitis gegen Hepatitis A und B geimpft werden.

- Verzicht auf Alkohol und Medikamente
- Bettruhe
- Hepatitis B, C und D: α-Interferon.
Infektiosität beachten!

Hepatitis A und E:
- Nahrungsmittel-
  hygiene.

Hepatitis B, C und D:
- Sorgfältiger Um-
  gang mit Blut-
  produkten
- Aktive oder passive
  Impfung.

- Übergang von
  akuter in chroni-
  sche Form
- Leberzellkarzinom
- Leberversagen.

- Fettzufuhr höher
  als Fettabbau
- Häufigste Ursa-
  chen: ↑ Alkohol-
  konsum, Diabetes
  mellitus, Über-
  ernährung.

Prophylaxe
Hepatitis A und E: In Endemiegebieten kann einer Infektion durch konsequente Nahrungsmittelhygiene vorgebeugt werden: Wasser sollte abgekocht und auf Rohkostsalat und ungekochte Muscheltiere verzichtet werden. Gegen Hepatitis A kann geimpft werden. Schutz vor einer Ansteckung besteht etwa zehn Jahre.
Hepatitis B, C und D: Mit Blut(-produkten) sollte – im klinischen Bereich generell – sorgfältig umgegangen werden: Einmalhandschuhe tragen und die benutzten Kanülen und Instrumente nach Gebrauch sofort sicher entsorgen.
Im Krankenhaus und Rettungsdienst Tätigen sowie Säuglingen, Patienten mit chronischen Lebererkrankungen, Immunschwäche oder Dialysepatienten wird eine aktive Impfung gegen Hepatitis B mit gentechnisch hergestellten Antigenen (Gen H-B-Vax®) empfohlen. Nach Kontakt mit virushaltigem Material, z.B. Nadelstichverletzungen, wird in den ersten 48 Stunden neben der passiven Immunisierung eine aktive Immunisierung mit Hepatits-B-Hyperimmunglobulin durchgeführt.

Komplikationen
- Übergang in eine chronische Hepatitis bei Infektion mit Hepatitis B-, C- oder D-Virus, wenn das Virus durch das Immunsystem nicht eliminiert werden kann (Viruspersistenz)
- Bei Viruspersistenz besteht ein erhöhtes Risiko für das Auftreten einer Leberzirrhose und eines Leberzellkarzinoms

6.2.2 Fettleber

Eine Fettleber liegt vor, wenn in mehr als der Hälfte aller Leberzellen Fetttropfen aus Triglyzeriden abgelagert sind. Betroffen sind etwa 20% der Bevölkerung.

Ursachen
❹ Ist die Fettzufuhr bzw. -synthese in der Leber größer als der Fettabbau bzw. -abtransport, verfetten Leberzellen, z.B. durch:
- Toxische Einwirkungen wie Alkohol, Medikamente (z.B. Kortikosteroide, Tetrazykline), bestimmte Arbeitsstoffe (z.B. chlorierte Kohlenwasserstoffe, Phosphor)
- Ernährungsbedingte Ursachen: Übergewicht, Eiweißmangelernährung, künstliche Ernährung
- Endokrine Ursachen: Diabetes mellitus, Hyperlipoproteinämien, Schwangerschaft.

In Deutschland sind die häufigsten Ursachen einer Fettleber erhöhter Alkoholkonsum, Diabetes mellitus und Überernährung.

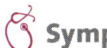

Symptome und Diagnostik

Die Fettleber verursacht meist keinerlei Beschwerden. Die Leber ist vergrößert und unterhalb des Rippenbogens zu tasten. Sie wird häufig zufällig bei einer Sonographie des Abdomens diagnostiziert. γ-GT und Transaminasen können erhöht sein.

Therapie

Eine medikamentöse Therapie der Fettleber gibt es nicht. Entscheidend ist, auf Alkohol zu verzichten und Gewicht zu reduzieren.

6.2.3 Leberzirrhose

Funktionstüchtige Leberzellen gehen zugrunde und es kommt zu einem knotig-narbigem Umbau der Leber. Folge ist die Leberzirrhose, bei der die typische Läppchenarchitektur der Leber irreversibel zerstört ist und damit die Mikrozirkulation der Leber behindert ist. Das Organ kann seine Synthese- und Entgiftungsfunktion im Stoffwechsel nur noch eingeschränkt wahrnehmen.

Ursachen
- ❺ 60% durch regelmäßig erhöhten Alkoholkonsum
- 30% Folge einer Virushepatitis B, C oder D.

Hinzu kommen seltenere Erkrankungen bzw. Schädigungen durch:
- Autoimmune chronische Hepatitis
- Primär biliäre (von den kleinen Gallengängen ausgehende) Zirrhose, primär sklerosierende Cholangitis (vernarbende Gallenwegsentzündung, z.B. bei Colitis ulcerosa)
- Stoffwechselerkrankungen, z.B. M. Wilson (Kupferspeicherkrankheit), Hämochromatose (Eisenspeicherkrankheit), Mangel an α_1-Proteasen-Inhibitor, Mukoviszidose
- Kardiovaskuläre Erkrankungen, die zur Minderung der Leberdurchblutung führen, z.B. chronische Rechtsherzinsuffizienz, Verschluss der Lebervenen (Budd-Chiari-Syndrom)
- Medikamente, z.B. Methotrexat, α-Methyldopa oder Arbeitsstoffe, z.B. chlorierte Kohlenwasserstoffe.

Symptome und Komplikationen

❻ Die Symptome einer Leberzirrhose erklären sich aus der Funktion der Leber als zentralem Stoffwechselorgan mit seinen unterschiedlichen Aufgaben. Nicht selten wird eine Leberzirrhose erst beim Auftreten von Komplikationen diagnostiziert.

Störung der Eiweißsynthese
- Körperliche und geistige Leistungsminderung, Müdigkeit
- Übelkeit, Gewichtsabnahme, Druckgefühl im Oberbauch.

Meist Zufallsbefund bei Sonographie.

- Alkoholverzicht
- Gewichtsreduktion.

- Absterben von funktionstüchtigem Lebergewebe
- Ersatz durch Bindegewebe.

- 60 % Alkoholkonsum
- 30 % Hepatitis B, C, D.

6

Symptome und Komplikationen durch eingeschränkte Synthese- und Entgiftungsfunktion:
- Leistungsminderung, Müdigkeit
- Gerinnungsstörungen
- Leberhautzeichen

- Hormonell bedingte Symptome
- Hepatische Enzephalopathie
- Pfortaderhochdruck
- Hepatorenales Syndrom.

Leberhautzeichen

- Spider naevi (Gefäßspinnen), Palmarerythem (Rötung der Handinnenflächen), Lacklippen, Dupuytren-Kontraktur (Verkürzung von Sehnen an der Hand, vor allem der Beugesehne des Ringfingers), Hautatrophie
- Ikterus
- Juckreiz (ggf. mit Kratzspuren) durch den erhöhten Gallensäurespiegel.

Hormonelle Störungen

Verzögerter Abbau von Hormonen (z. B. Östrogenen). Dies führt beim Mann zu Potenzstörungen, Ausfall von Achsel- und Schambehaarung, Gynäkomastie (Größenzunahme der Brust beim Mann), Verkleinerung der Hoden. Bei der Frau treten Menstruationsstörungen auf.

Hepatische Enzephalopathie

Eine hepatische Enzephalopathie (Hirnschädigung) tritt aufgrund der mangelnden Entgiftung ZNS-toxischer Substanzen wie Ammoniak, Mercaptanen u. a. auf. Sie wird in vier Stadien eingeteilt.

Tab. 6.1
Vier Stadien der hepatischen Enzephalopathie.

Stadium I	Konzentrationsschwäche, Verwirrung, Tremor
Stadium II	Starke Schläfrigkeit
Stadium III	Patient schläft, ist jedoch erweckbar, Foetor hepaticus (typischer Lebergeruch)
Stadium IV	Patient ist komatös, reagiert nicht auf Schmerzreize, Reflexe sind erloschen

Pfortaderhochdruck

Durch den bindegewebigen Umbau der Leber ist die Leberstrombahn eingeengt. Das Blut staut sich vor der Leber und sucht sich Umgehungskreisläufe über Venen des Magen-Darm-Traktes. Diese Venen erweitern sich aufgrund des hohen Blutdurchflusses. Es bilden sich:

- Ösophagusvarizen
- Caput medusae
- Hämorrhoiden
- Aszites
- Splenomegalie.

- Ösophagus- und Magenfundusvarizen, die zu einer lebensgefährlichen Blutung führen können. Diese ist aufgrund der verminderten Synthese von Gerinnungsfaktoren durch die Leber schwer zu stillen
- Caput medusae durch erweiterte Venen der Bauchwand
- Hämorrhoiden durch erweiterte Venen des Mastdarmes.

Außerdem treten auf:
- Splenomegalie mit übermäßigem Abbau von Blutzellen in der Milz

- Aszites aufgrund des erhöhten Pfortaderdruckes in Verbindung mit einer verminderten Eiweißsynthese in der Leber und vermehrter Lymphproduktion. Der Bauchumfang und das Gewicht des Patienten nehmen zu. Ein Aszites kann sonographisch nachgewiesen werden. Komplikationen sind spontane bakterielle Peritonitis und hepatorenales Syndrom.

Hepatorenales Syndrom

Oligurie bei dekompensierter Leberzirrhose ohne eigenständige Nierenerkrankung; häufig ausgelöst durch Volumenverluste wie Blutungen, massive Diuretikatherapie, Aszitesausschwemmung.

Verminderte Syntheseleistung der Leber

Es werden nicht mehr genügend Gerinnungsfaktoren gebildet mit der Folge einer gesteigerten Blutungsneigung (Quick-Wert ↓). Die verminderte Albuminsynthese begünstigen aufgrund des erniedrigten kolloidosmotischen Druckes die Aszites- und Ödembildung.

- ↓ Gerinnungsfaktoren
- ↓ Albumin.

Spätfolgen

Auf dem Boden einer Leberzirrhose tritt gehäuft ein Leberzellkarzinom auf.

Leber-Ca.

Diagnostik

Neben den o.g. Symptomen kann die Leber vergrößert, normal groß oder verkleinert sein. In der Sonographie zeigen sich die zirrhotischen Veränderungen der Leber sowie eine Splenomegalie. Ist die Zirrhose fortgeschritten, sind die Lebersyntheseparameter im Serum als Zeichen der eingeschränkten Organfunktion erniedrigt. Erhöht sind Bilirubin und alkalische Phosphatase. Im Blutbild sind Hämoglobin, Leukozyten und Thrombozyten erniedrigt. Die endgültige Diagnose wird meist histologisch durch eine Leberpunktion gesichert.

- Albumin ↓, Cholinesterase ↓, Quick ↓
- Bilirubin ↑, AP ↑
- Erythrozyten ↓, Leukozyten ↓, Thrombozyten ↓
- Sonographie
- Biopsie.

Therapie

Die Therapie der Leberzirrhose richtet sich nach der Ursache. Oberstes Gebot ist, auf jeglichen Alkohol und soweit wie möglich auf hepatotoxische (leberschädigende) Medikamente zu verzichten.

- Im komplikationslosen Stadium sollen sich die Patienten eiweiß- und kalorienreich, aber fettarm ernähren. Ggf. müssen Vitamine (Vitamin A, D, E, K, Vitamin B_1 und Folsäure) substituiert werden
- Bei Aszites werden Flüssigkeits- und Na^+-Zufuhr reduziert. Mit Diuretika wird der Aszites vorsichtig ausgeschwemmt
- Eine spontane bakterielle Peritonitis wird mit Cephalosporinen (Cefotaxim, Ceftriaxon) oder Gyrasehemmern therapiert

Grundsätzlich: Verzicht auf Alkohol und leberschädigende Medikamente.

6

Abb. 6.2
Symptome und
Komplikationen
eines Patienten
mit Leberzirrhose.
[A400-190]

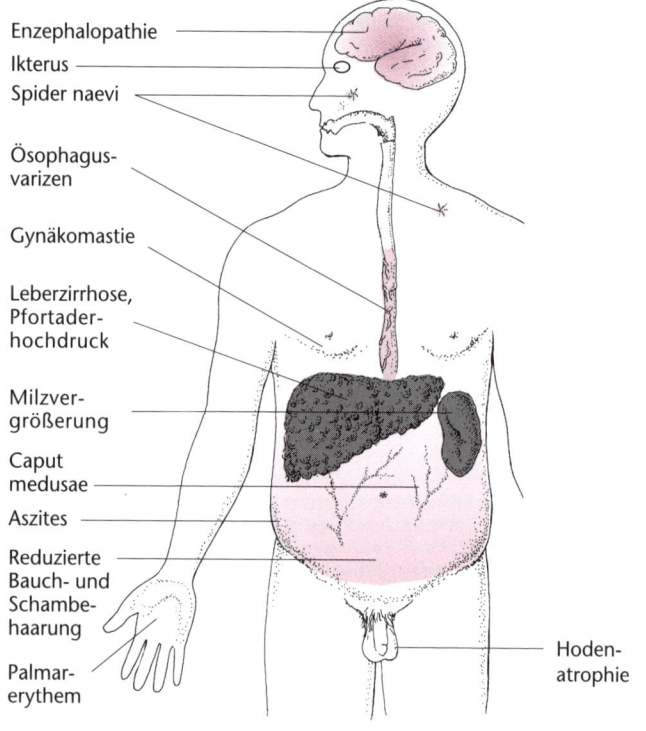

Enzephalopathie
Ikterus
Spider naevi
Ösophagus-
varizen
Gynäkomastie
Leberzirrhose,
Pfortader-
hochdruck
Milzver-
größerung
Caput
medusae
Aszites
Reduzierte
Bauch- und
Schambe-
haarung
Palmar-
erythem
Hoden-
atrophie

■ Zur Behandlung einer hepatischen Enzephalopathie muss die Eiweißzufuhr vermindert werden, da Eiweiß u. a. zum ZNS-toxischen Ammoniak umgebaut wird. Zusätzlich wird durch Gabe von Laktulose und nicht resorbierbaren Antibiotika (Neomycin) die Zahl Ammoniak produzierender Bakterien im Darm reduziert

■ Die Leber wird alle sechs Monate sonographisch untersucht, um ein Leberzellkarzinom frühzeitig zu entdecken

■ In geeigneten Fällen (Alkoholabstinenz) erfolgt eine Leber-transplantation.

Ösophagusvarizenblutung

Eine Ösophagusvarizenblutung ist eine gefürchtete Komplikation der Leberzirrhose. Sie erfordert eine sofortige intensivmedizinische Behandlung mit Kreislaufstabilisierung. Die blutenden Varizen werden endoskopisch mit einer Gummibandligatur verschlossen. Eine Sklerosierung der Varizen, Behandlung mit Gewebeklebern oder Ballontamponade erfolgt nur noch selten. Medikamentös kann mit Somatostatin oder Somatostatin-Analoga (Octreotid als Sandostatin®) während der akuten Blutung eine Vasokonstriktion hervorgerufen werden. Vorgebeugt wird einer Ösophagusvarizenblutung mit β-Blockern.

■ Hohe Letalität
■ Gummibandligatur
■ Somatostatin
■ Schockbekämp-
 fung
■ Substitution von
 Gerinnungs-
 faktoren
■ Intensivtherapie.

Pflege

Patienten mit einer Leberzirrhose bedürfen einer sorgfältigen Krankenbeobachtung, um z. B. die Verschlechterung des Krankheitsbildes rechtzeitig zu erkennen und anderweitige Komplikationen zu verhindern:

- Bewusstsein und Allgemeinbefinden: Zunehmende Apathie und Teilnahmslosigkeit sprechen für ein beginnendes Coma hepaticum
- Unruhe und Verwirrtheit können auf ein beginnendes Alkoholdelir hinweisen. Zu berücksichtigen ist, dass die Patienten in ihrer Angabe zum Alkoholkonsum u. U. nicht ganz ehrlich sind
- Hautzustand: Häufig haben die Patienten eine trockene Haut. Bei eingeschränkter Beweglichkeit, z. B. bei Aszites oder Enzephalopathie, ist die Dekubitus-, Thrombose- und Kontrakturgefahr erhöht
- Die Mundpflege muss sorgfältig und vorsichtig durchgeführt werden, um Infektionen und Schleimhautblutungen zu vermeiden. Sind die Gerinnungsparameter sehr schlecht, darf die Zahnpflege nur noch mit Tupfern oder ggf. mit einer Munddusche vorgenommen werden
- Körpergewicht und Ausscheidung müssen täglich überprüft werden; bei Aszites wird der Bauchumfang täglich gemessen
- Bei bekannten Ösophagusvarizen sollte der Patient keine scharfkantigen Nahrungsmittel wie Zwieback essen
- Wegen Hämorrhoiden müssen angeordnete Einläufe und Klistiere sehr vorsichtig durchgeführt werden.

6.2.4 Tumoren der Leber

Es werden gutartige von bösartigen Lebertumoren und Lebermetastasen unterschieden.

Gutartige Lebertumoren

Gutartige Lebertumoren sind insgesamt selten. Sie sind meist symptomlos und stellen häufig einen Zufallsbefund in der Sonographie dar. Man unterschiedet das **Leberzelladenom,** die **fokale noduläre Hyperplasie** (lokal begrenzte, knotenförmige Leberzellhyperplasie), das **Leberhämangiom** (Blutgefäßtumor) und das **Gallengangsadenom** vor.

Bösartige Lebertumoren

Das **primäre Leberzellkarzinom** hat die größte Bedeutung unter den bösartigen Lebertumoren. Bei Erwachsenen können auch ein **Cholangiokarzinom** (Gallengangskarzinom) und bei Kindern ein **Hepatoblastom** auftreten.

Risikofaktoren:
- Leberzirrhose
- Hepatits B, C
- Hämochromatose
- Aflatoxin B_1.

Symptome:
- Oberbauch-
  schmerzen
- Appetitlosigkeit,
  Gewicht ↓
- Müdigkeit, Fieber
- Tumormaker AFP.

Primäres Leberzellkarzinom

Das primäre Leberzellkarzinom (hepatozelluläres Karzinom) geht von den Leberzellen aus und tritt häufig bei einer bereits bestehenden Leberzirrhose auf. Besonders gefährdet sind Patienten mit einer Leberzirrhose bei chronischer Hepatitis B- oder C-Infektion sowie Hämochromatose (Eisenspeicherkrankheit). In Asien und Afrika spielt das Aflatoxin B_1 des Pilzes Aspergillus flavus, das hauptsächlich in verdorbener Nahrung vorkommt, als Kanzerogen eine wichtige Rolle. In Deutschland gehört das primäre Leberzellkarzinom zu den seltenen Malignomen, in Teilen Afrikas und Asiens zu den häufigsten malignen Tumoren. Seine Prognose ist schlecht.

Häufige **Symptome** sind Gewichtsverlust, Druckgefühl bzw. Schmerzen im rechten Oberbauch, Appetitlosigkeit, Müdigkeit und gelegentlich Fieber. Bei bestehender Leberzirrhose prägt diese das Beschwerdebild. Als Tumormarker im Serum dient α-Fetoprotein (AFP).

Therapie der Wahl ist die operative Entfernung des Tumors (Leberteilresektion), die jedoch nur in wenigen Fällen möglich ist. Bei kleinen Tumoren können lokale Therapieverfahren angewendet werden, wie z. B. Äthanolinjektion in den Tumor, Radiofrequenzablation, Chemoembolisation.

Lebermetastasen

Viel häufiger als primäre Lebertumoren treten Lebermetastasen auf. Sie gehen meist von gastrointestinalen Tumoren, Bronchialkarzinom, Tumoren des weiblichen Genitales, Nierenzell- oder Prostatakarzinom aus. Einzelne Lebermetastasen werden nach Möglichkeit operativ entfernt, bei mehreren Metastasen kommen Chemotherapie oder lokale Therapieverfahren zur Anwendung.

6.3 Erkrankungen der Gallenblase und der Gallenwege

6.3.1 Cholelithiasis

Gallensteine in Gallenblase oder Gallenwegen.

Bei der Cholelithiasis (Gallensteinerkrankung) bilden sich solide Konkremente in Gallenblase oder Gallenwegen. Nach ihrer Zusammensetzung werden Cholesterinsteine (etwa 80%) von Pigmentsteinen und gemischten Steinen unterschieden.

- Längeres Verweilen der Galle in der Gallenblase
- 6F-Regel.

Ursachen
❼ Cholesterinsteine entstehen, wenn die Blasengalle mit Cholesterin übersättigt ist und dessen Auskristallisation begünstigt wird.

Gefördert wird die Steinbildung auch durch längeres Verweilen der Galle in der Gallenblase (bei geringer Gallenblasenbeweglichkeit).

Auffällig ist das häufige Auftreten beim weiblichen Geschlecht, bei Übergewicht, nach mehreren Schwangerschaften und bei Einnahme der Antibabypille. Daraus leitet sich folgender Merksatz ab:

Merke

»6F-Regel«: **f**emale (weibliches Geschlecht), **f**air (hellhäutig), **f**at (übergewichtig), **f**ourty (vierzig), **f**ertile (fruchtbar), **f**amily (Familie bzw. Schwangerschaften).

Symptome

70–80 % aller Patienten mit Gallensteinen haben keinerlei Beschwerden, 20–30 % klagen über uncharakteristische Symptome wie Völlegefühl, Druckschmerz im rechten Oberbauch und Fettunverträglichkeit. Tritt zusätzlich Fieber über 38,5 °C liegt wahrscheinlich eine **Cholezystitis** (Gallenblasenentzündung) oder **Cholangitis** (Gallenwegsentzündung) vor. Bei der Cholangitis findet sich häufig zusätzlich ein Ikterus

Ein typisches Symptom bei Gallensteinen ist die **Gallenkolik.** Sie tritt auf, wenn ein Stein aus der Gallenblase in die Gallenwege (Ductus cysticus, Ductus choledochus) gelangt und ausgetrieben wird. Die dabei auftretenden Kontraktionen der Gallengangswände sind äußerst schmerzhaft. Die Patienten klagen über heftige, krampfartig dumpfe Schmerzen im rechten Oberbauch, die evtl. in den Rücken und die rechte Schulter ausstrahlen. Häufig treten begleitend Schweißausbrüche, Übelkeit und andere vegetative Symptome auf. Bei Verschluss des Ductus choledochus wird nach 4–6 Stunden ein Ikterus sichtbar.

Diagnostik

Gallenblasensteine werden sonographisch nachgewiesen. Kalkhaltige Steine stellen sich auch im Röntgenbild dar.

Bei einer Entzündung der Gallenblase oder -wege sind CRP, BSG, Leukozyten, Bilirubin, alkalische Phosphatase und γ-GT erhöht. In der Sonographie zeigt sich eine verdickte Gallenblasenwand.

Therapie

Es werden nur Patienten mit Gallensteinen behandelt, die Beschwerden haben.

Medikamentös

Eine Gallenkolik wird medikamentös mit Spasmolytika (z. B. Buscopan®), Schmerzmitteln sowie Nahrungskarenz und anschließend fettarmer Kost therapiert.

- 70–80 % keine Beschwerden
- 20–30 % uncharakteristische Symptome.

- Gallenkolik: Mit heftigen Schmerzen, vegetative Symptome.

6

Sonographie

- Bei Gallenkolik: Spasmolytika, Nahrungskarenz
- Cholezystektomie
- Orale Litholyse oder Kontaktlyse
- ESWL
- ERCP.

Die akute Cholezystitis oder Cholangitis wird mit Breitbandantibiotika, meist auch mit Analgetika und Spasmolytika behandelt. Sind die akuten Symptome abgeklungen, wird die Gallenblase operativ entfernt.

Operativ

Die operative Entfernung der Gallenblase (**Cholezystektomie**) wird im beschwerdefreien Intervall vorgenommen. Sie sollte nach Möglichkeit laparoskopisch, d.h. über eine Bauchspiegelung, durchgeführt werden. Ist dies nicht möglich, wird ein Bauchschnitt vorgenommen. Sind Komplikationen zu erwarten, wird unter Antibiotikaschutz auch vor Erreichen des beschwerdefreien Intervalls operiert.

Endoskopisch

Endoskopisch werden Steine in den Gallenwegen mittels einer ERCP (endoskopisch-retrograde Cholangio-Pankreatikographie) entfernt. Hierbei handelt es sich um eine Kombination aus Endoskopie und Kontrastmittelröntgen zur Darstellung des Gallen- und Pankreasgangsystems. Befindet sich ein Gallenstein in den Gallenwegen wird die Papilla Vateri vom Duodenum aus angeschlitzt und der Stein mit einem Körbchen oder einer Zange aus dem Ductus choledochus herausgezogen.

- Cholezystektomie im beschwerde-freien Intervall.

- ERCP.

Abb. 6.3
Mögliche Komplikationen von Gallensteinen in Abhängigkeit von ihrer Lokalisation.
[A400–190]

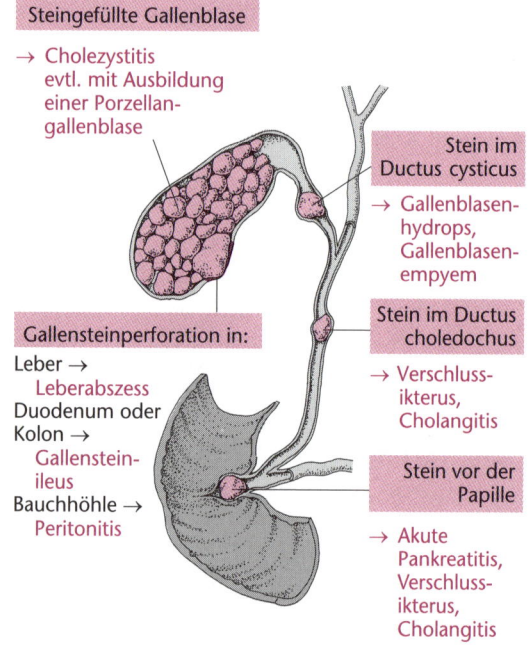

Steingefüllte Gallenblase
→ Cholezystitis evtl. mit Ausbildung einer Porzellan-gallenblase

Stein im Ductus cysticus
→ Gallenblasen-hydrops, Gallenblasen-empyem

Gallensteinperforation in:
Leber →
　Leberabszess
Duodenum oder Kolon →
　Gallenstein-ileus
Bauchhöhle →
　Peritonitis

Stein im Ductus choledochus
→ Verschluss-ikterus, Cholangitis

Stein vor der Papille
→ Akute Pankreatitis, Verschluss-ikterus, Cholangitis

Komplikationen

❽ Die möglichen Komplikationen der Cholelithiasis zeigt Abbildung 6.3.

6.3.2 Cholezystitis und Cholangitis

Die Cholezystitis und die Cholangitis (Gallenblasen- und Gallenwegsentzündung) sind meist bakterielle Entzündungen auf dem Boden einer Gallensteinerkrankung. Davon unterschieden wird die selten auftretende primär sklerosierende Cholangitis, bei der die Gallenwege verengt sind. Ihre genaue Ursache ist unbekannt.

Ursachen

Die Entzündung der Gallenblase tritt in 90% der Fälle bei Patienten mit Gallensteinen auf. Häufige Erreger sind aus dem Darm aufsteigende E. coli und Streptococcus faecalis.

Symptome und Diagnostik

Die Patienten haben hohes Fieber, Übelkeit und Schmerzen im rechten Oberbauch. Bei der Cholangitis findet sich häufig zusätzlich ein Ikterus. Die Diagnose kann meist schon aufgrund des typischen klinischen Bildes und der Anamnese gestellt werden. Im Blut sind CRP, BSG, Leukozyten, Bilirubin, alkalische Phosphatase und γ-GT erhöht. In der Sonographie zeigt sich eine verdickte Gallenblasenwand.

Therapie

Die akute Cholezystitis wird mit Breitbandantibiotika, meist auch mit Analgetika und Spasmolytika behandelt. Sind die akuten Symptome abgeklungen, wird die Gallenblase operativ entfernt. Bei Komplikationen muss sofort operiert werden.

Komplikationen

Als Komplikationen sind ein Gallenblasenempyem (Vereiterung der Gallenblase), eine Perforation mit nachfolgender galliger Peritonitis sowie eine Sepsis gefürchtet. Bei einer chronischen Cholezystitis kann eine Schrumpfgallenblase entstehen.

6.3.3 Gallenblasenkarzinom

Das Gallenblasenkarzinom ist relativ selten. Meist handelt es sich um ein Adenokarzinom.

Ursachen

Risikofaktoren sind Gallensteine und Gallenblasenentzündungen. Mehr als 80% der Karzinompatienten haben Gallensteine (aber:

Gallenblasen- bzw. -wegsentzündung.

Häufig aus dem Darm aufsteigende Erreger.

- Fieber, Übelkeit, Schmerzen
- Evtl. Ikterus.

Diagnostik:
- Leukozyten ↑, CRP ↑, BSG ↑ Bilirubin ↑, AP ↑, γ-GT ↑
- Sonographie.

- Breitbandantibiotika
- Analgetika, Spasmolytika
- OP.

- Gallenblasenempyem
- Gallige Peritonitis
- Sepsis.

6

- Gallensteine
- Cholezystitis.

Weniger als 1% der Patienten mit Gallensteinen entwickelt ein Karzinom).

Symptome und Diagnostik

Symptome treten spät auf: Ikterus, Gewichtsabnahme, Schmerzen im rechten Oberbauch, evtl. ein durch die Bauchdecke tastbarer Tumor.

Ein Gallenblasenkarzinom lässt sich mittels Sonographie, CT oder ERCP nachweisen. Um die Diagnose zu bestätigen, wird verdächtiges Gewebe mittels Feinnadelpunktion entnommen und histologisch untersucht.

- Sonographie
- CT
- ERCP, Biopsie.

Therapie

Zum Zeitpunkt der Diagnose ist das Karzinom meist so weit fortgeschritten, dass es nur noch bei weniger als 20% der Patienten operativ entfernt werden kann. Bei Inoperabilität können Stents (Gefäßstütze aus Metall) in den Gallengang eingelegt werden, um den Galleabfluss zu sichern. Vorhandene Schmerzen müssen gezielt therapiert werden. Die Prognose ist in diesen Fällen schlecht.

- Operation
- Stent
- Schmerztherapie.

6.4 Erkrankungen des Pankreas

6.4.1 Akute Pankreatitis

Die akute Pankreatitis (Bauchspeicheldrüsenentzündung) ist eine plötzlich auftretende Entzündung des Pankreas. Es handelt sich um ein lebensbedrohliches Krankheitsbild, da es zur Selbstverdauung des Pankreas kommen kann, wenn Enzymvorstufen des Pankreassekretes bereits innerhalb der Drüse und nicht erst im Dünndarm aktiviert werden. Es können kleinere oder größere Nekrosen bis hin zur Totalnekrose des Organs auftreten.

Entzündung der Bauchspeicheldrüse mit Selbstverdauung des Organs.

Ursachen

❾ Die akute Pankreatitis wird in etwa 45% der Fälle durch einen abgehenden Gallenstein verursacht. Dieser blockiert an der Papilla Vateri den Pankreasgang, so dass sich das Pankreassekret staut. Eine weitere häufige Ursache ist übermäßiger Alkoholkonsum, der das Organ schädigen kann. Eine Pankreatitis kann auch autosomal-dominant vererbt werden. Seltene Ursachen sind Hyperkalzämie bei Hyperparathyreoidismus, erhöhte Blutfettwerte, Einnahme bestimmter Medikamente (z.B. Kortikosteroide, Östrogene, Antibiotika, Diuretika), eine Infektion (z.B. Mumps, Hepatitis) oder Verletzung des Organs. Bei 15% der Erkrankungen kann keine Ursache gefunden werden (idiopathische Pankreatitis).

- Abgehender Gallenstein
- Alkoholkonsum.

Symptome

Typisch sind plötzlich einsetzende heftige Oberbauchschmerzen, die gürtelförmig in den Rücken ausstrahlen. Hinzu kommen Übelkeit, Erbrechen, Blähungen und Lähmung des Darmes (paralytischer Ileus). Aszites, Fieber und Ikterus können auftreten. Blutdruckabfall und Tachykardie weisen auf einen beginnenden Schock hin.

- Heftigste Oberbauchschmerzen
- Paralytischer Ileus
- Evtl. Ikterus, Aszites.

Diagnostik

Die Pankreasenzyme Lipase, Elastase 1 und Amylase sowie die Entzündungsparameter (Leukozyten, BSG, CRP u.a.) sind im Blut erhöht. In Sonographie und CT zeigt sich ein ödematös geschwollenes Pankreas, manchmal mit Nekrosen. Häufig können Gallensteine nachgewiesen werden.

- Amylase ↑, Lipase ↑, Elastase 1 ↑, Entzündungsparameter ↑
- Sonographie
- CT.

Therapie

- Engmaschige Beobachtung des Patienten auf der Intensivstation
- Nahrungs- und Flüssigkeitskarenz, um das Organ und damit die Enzymaktivität ruhig zu stellen
- Großzügige parenterale Flüssigkeits- und Elektrolytsubstitution, da viel Flüssigkeit in den Darm und in den Retroperitonealraum verloren geht (3–4 l/24 h)
- Schmerzmittelgabe, z.B. Tramadol, Pethidin
- Prophylaxe eines Stressulkus mit H_2-oder Protonenpumpenblockern
- Prophylaxe einer Thromboembolie
- Bei Verdacht auf Gallensteineinklemmung ERCP mit Papillenschlitzung und Steinentfernung
- Pankreasnekrosen werden operativ entfernt.

- Absolute Ruhigstellung des Organs
- Flüssigkeits- und Elektrolytersatz
- Schmerztherapie.

Komplikationen

In etwa 80% der Fälle verläuft eine akute Pankreatitis ödematös. Bei 20% treten Teilnekrosen des Organs auf oder es kommt zur Totalnekrose mit hoher Letalität. Bilden sich Nekrosen, treten meist auch die gefürchteten Komplikationen auf:

- Volumenmangelschock aufgrund des hohen Flüssigkeitsverlustes in den Retroperitonealraum und den Darm. Oft folgen ein akutes Nierenversagen und Lungenversagen
- Abszessbildung und Sepsis, wenn sekundär Bakterien in das Pankreas einwandern und die Nekrosen besiedeln
- Blutungen aus dem hämorrhagischen Pankreas in den Darm, Stressblutungen des Magens
- Pankreaspseudozysten: Als Spätfolge von Nekrosen bilden sich Höhlen innerhalb des Organs, die nicht von Epithel ausgekleidet sind und platzen oder sich infizieren können.

- Hohe Komplikationsrate
- Hypovolämischer Schock
- Abszess
- Blutungen
- Pseudozysten
- Organnekrosen.

6

6.4.2 Chronische Pankreatitis

Chronische Entzündung mit exokrinem und endokrinem Funktionsverlust.

Die chronische Pankreatitis ist eine fortschreitende Entzündung der Bauchspeicheldrüse. Dabei geht das Funktionsgewebe des Organs im Verlauf von Jahren unter. Infolgedessen werden Verdauungsenzyme und Bikarbonat vermindert in den Dünndarm ausgeschüttet (exokriner Funktionsverlust). Später sind auch die vom Pankreas produzierten Hormone, hauptsächlich Insulin, betroffen (endokriner Funktionsverlust).

Ursachen

80 % Alkoholabusus.

Ursache der chronischen Pankreatitis ist in etwa 80 % der Fälle ein chronischer Alkoholabusus, während Gallensteinerkrankungen im Gegensatz zur akuten Pankreatitis keine Rolle spielen. Von geringer Bedeutung sind eine Hyperkalzämie sowie erhöhte Blutfettwerte. Eine chronische Pankreatitis kann auch ohne erkennbare Ursachen (idiopathisch) auftreten.

Symptome

- Schmerzschübe im Oberbauch
- Fettige Stuhlgänge
- Diabetogene Stoffwechsellage.

Typisch sind wiederkehrende Schmerzschübe im Oberbauch, die in den Rücken ausstrahlen können und Stunden, im fortgeschrittenen Stadium auch Tage, anhalten. Meistens ist den Patienten übel und sie erbrechen, evtl. besteht ein Ikterus. Ein Schub einer chronischen Pankreatitis kann durch fettreiche Mahlzeiten oder Alkoholkonsum ausgelöst werden.

Bei massivem exokrinem und endokrinem Funktionsverlust des Organs sind fettige Stuhlgänge (Steatorrhoe) und eine diabetogene Stoffwechsellage typisch. Die Patienten nehmen an Gewicht ab.

Diagnostik

- Pankreasfunktionstests
- Stuhl: Fett ↑
- Rö-Abdomen, CT
- Sonographie, ERCP.

Die Diagnose einer chronischen Pankreatitis kann anfangs schwierig sein. Im Verlauf der Erkrankung kann der zunehmende Funktionsverlust des Organs über Pankreasfunktionstests wie den Pankreolauryltest oder den Sekretin-Pankreozymin-Test nachgewiesen werden. Im Stuhl ist der Fettanteil erhöht, die Pankreasenzyme Lipase und Elastase 1 sind im Serum vermindert.

Im Röntgenbild zeigen sich Pankreasverkalkungen. Weitere morphologische Veränderungen können durch Sonographie, CT und ERCP nachgewiesen werden.

Therapie

- Alkoholverzicht, Diät
- Enzymsubstitution
- Evtl. Insulin.

An erster Stelle der Therapie steht der absolute Alkoholverzicht. Entzündliche Schübe einer chronischen Pankreatitis werden wie eine akute Pankreatitis behandelt. Die Mahlzeiten sollten kohlenhydratreich und fettarm sein und auf mehrere kleine Portionen täglich verteilt werden. Tritt ein exokriner Funktionsverlust ein, werden die fehlenden Enzyme oral ersetzt. Der endokrine Funktionsverlust in Form eines Diabetes mellitus wird mit Insulin therapiert.

Komplikationen

Eine häufige Komplikation ist die Ausbildung von Pseudozysten im Pankreas. Weiterhin kann es durch narbige Bindegewebsvermehrung zur Einengung des Ductus choledochus mit Verschlussikterus oder Einengung des Duodenums mit Erbrechen kommen. Ebenso kann eine Milzvenen- oder Pfortaderthrombose auftreten. Häufiger als bei gesunden Personen tritt ein Pankreaskarzinom auf. Die genannten Komplikationen müssen meist operativ angegangen werden.

- Häufig Pseudozysten
- Bei Komplikationen: OP.

6.4.3 Pankreaskarzinom

Das Pankreaskarzinom ist der dritthäufigste Tumor des Verdauungstraktes. Es ist meist ein Adenokarzinom, das vom Epithel der Pankreasgänge ausgeht und häufig im Pankreaskopf lokalisiert ist.

Ausgehend vom Epithel der Pankreasgänge.

Ursachen

Die Ursachen des Pankreaskarzinoms sind weitgehend unbekannt. Raucher haben ein dreifach erhöhtes Risiko an einem Pankreaskarzinom zu erkranken.

Symptome

Das Pankreaskarzinom zeigt meist erst im fortgeschrittenen Stadium Symptome:

- Gewichtsverlust, Appetitlosigkeit, Übelkeit
- Oberbauchschmerzen
- Ikterus durch die Einengung des Ductus choledochus
- Selten Thrombosen oder Diabetes mellitus.

Das Pankreaskarzinom metastasiert vor allem in die regionalen Lymphknoten, die Leber und wächst in die umgebenden Strukturen wie Duodenum, Blutgefäße oder Gallengänge ein.

- Symptome erst im fortgeschrittenen Stadium
- Metastasen in Leber und angrenzendem Gewebe.

Diagnostik

Ein Pankreaskarzinom wird mit Sonographie bzw. Endosonographie oder MRT diagnostiziert. Bei der Endosonographie wird eine Ultraschallsonde in den Magen vorgeschoben. Von hier aus kann dann das Pankreas beurteilt werden. Mithilfe der ERCP kann das Gangsystem des Pankreas dargestellt werden, ein Abbruch im Gangsystem weist auf ein Karzinom hin. Gesichert wird die Diagnose über eine Biopsie mit histologischer Untersuchung. Zur Verlaufskontrolle dient der Tumormarker CA 19-9.

- Sonographie, MRT
- ERCP, Biopsie
- Tumormaker CA 19-9.

6

- Operation
- Chemotherapie.

Therapie

Eine operative Entfernung des Tumors ist zum Zeitpunkt der Diagnose nur noch bei 10–20% der Patienten möglich. Alternativ sowie postoperativ wird eine Chemotherapie mit Gemcitabin durchgeführt. Die Prognose des Pankreaskarzinoms ist schlecht.

6.4.4 Neuroendokrine Tumoren

Symptomatik je nach Hormonproduktion.

Neuroendokrine Tumore (NET) treten im gesamten gastroentero-pankreatischen System auf. Zu ihnen zählen z.B. das Insulinom und das Gastrinom des Pankreas sowie die multiplen endokrinen Neoplasien (MEN). Abhängig von der jeweiligen Hormonproduktion zeigen sie eine sehr unterschiedliche Symptomatik.

Insulinom

- Ausgehend von B-Zellen der Langerhans-Inseln, meist Insulinproduktion
- Symptome durch Insulinüberschuss
- Nachweis durch Fastentest, Hungerversuch
- OP, sonst medikamentöse Behandlung.

Das Insulinom geht von den B-Zellen der Langerhans-Inseln des Pankreas aus. Es ist in der Regel gutartig und produziert in 50% der Fälle ausschließlich Insulin, ansonsten auch andere gastrointestinale Hormone.

Die **Symptome** sind durch den Insulinüberschuss bestimmt: Hypoglykämie (Blutzuckerabfall ☞ 8.5.1) mit Heißhunger, Schwitzen, Tachykardie, Tremor, Bewusstseinsstörungen.

Nachgewiesen wird das Insulinom im Fastentest mit engmaschiger Kontrolle von Blutzucker, Insulin und C-Peptid. Trotz abfallenden Glukosespiegels im Blut bleibt der Insulinspiegel konstant oder steigt sogar an.

Ein Insulinom wird operativ entfernt. Falls dies nicht möglich ist, kann die Insulinsekretion durch Diazoxid oder Octreotid gehemmt werden. Die B-Zellen der Langerhans-Inseln können medikamentös z.B. mit Streptozotocin und 5-Fluorouracil zerstört werden.

Gastrinom, Zollinger-Ellison-Syndrom

- Maligner Tumor, meist mit Gastrinproduktion
- Symptome durch Überstimulation der Magensäureproduktion → Magen- und Duodenalulzera
- Oft Begleitdiarrhoen

Das Gastrinom (auch Zollinger-Ellison-Syndrom) ist ein meist maligner Tumor, der häufig im Pankreas lokalisiert ist und im Überschuss Gastrin und z.T. auch andere gastrointestinale Hormone produziert. Bei über 50% der Betroffenen bestehen mehrere Tumorherde, zum Teil auch außerhalb des Pankreas.

Gastrin stimuliert die Magensäureproduktion. Daher ist ein Gastrinom gekennzeichnet durch wiederholte Magen- und Duodenalulzera mit entsprechenden Symptomen. Bei etwa der Hälfte der Patienten tritt eine Diarrhoe auf. Der Gastrinspiegel im Blut ist erhöht. Die Magensaftanalyse zeigt eine gesteigerte Magensäureproduktion. Diese wird sofort nach Diagnosestellung medi-

kamentös durch Protonenpumpenblocker gebremst (z. B. Omeprazol als Antra®).

Gastrinome sind aufgrund ihrer geringen Größe und ihres
verstreuten Auftretens schwierig zu operieren. Bei inoperablen
Befunden kommt eine Chemotherapie mit Streptozotocin und
5-Fluorouracil in Frage.

- Diagnose durch Magensaftanalyse
- OP, zusätzlich Protonenpumpen-blocker
- Chemotherapie.

? Übungsfragen

❶ Was sind die Ursachen eines intrahepatischen Ikterus?

❷ Welches Symptom ist typisch bei einem Verschlussikterus?

❸ Nennen Sie die Infektionsquellen der Hepatitis A!

❹ Welche Faktoren können zu einer Fettleber führen?

❺ Welche Ursachen kommen für eine Leberzirrhose in Frage?

❻ Welche typischen Symptome und Komplikationen bieten Patienten mit chronischer Lebererkrankung und Funktions-einschränkung des Organs?

❼ Nennen Sie prädisponierende Faktoren für das Auftreten von Gallensteinen!

❽ Was sind Komplikationen bei der Cholelithiasis?

❾ Was sind auslösende Faktoren für eine akute Pankreatitis? Nennen Sie Symptome einer akuten Pankreatitis!

6

7 Erkrankungen der Niere und der Harnwege

7.1 Leitsymptome

Zu den Leitsymptomen von Nieren- und Harnwegserkrankungen zählen Störungen von Diurese und Miktion, pathologische Urinbefunde, Schmerzen sowie Ödeme (☞ 1.1.2).

7.1.1 Störungen von Diurese und Miktion

Viele Nierenerkrankungen, aber auch andere Krankheiten, äußern sich durch eine gestörte **Diurese** (Harnproduktion) oder **Miktion** (Harnausscheidung). Folgende Störungen können auftreten:

- **Polyurie:** Harnproduktion ≥ 2000 ml/Tag, z.B. bei Diabetes mellitus, chronischer Niereninsuffizienz, Diabetes insipidus
- **Olig-/Anurie:** Harnproduktion ≤ 500 bzw. ≤ 200 ml/Tag, z.B. bei Exsikkose, Volumenmangel, akutem Nierenversagen, Glomerulonephritis
- **Harnverhalt:** Fehlender Urinabgang trotz gefüllter Harnblase, z.B. bei Prostatavergrößerung
- **Harninkontinenz:** Unwillkürlicher Abgang von Urin, z.B. bei Rückenmarkschädigungen, Beckenbodenschwäche
- **Pollakisurie:** Häufiger Harndrang mit Entleerung kleiner Mengen, z.B. bei Harnwegsinfekt
- **Dysurie:** Erschwerte Harnausscheidung, z.B. bei Prostatavergrößerung
- **Algurie:** Schmerzhafte Harnausscheidung, z.B. bei Harnwegsinfekt, Tumor in Blase oder Harnröhre
- **Nykturie:** Nächtliches Wasserlassen, z.B. bei Herzinsuffizienz.

7.1.2 Pathologische Urinbefunde

Urindiagnostik über:
- Urinschnelltest
- Urinsediment
- Urinkultur.

Urinbefunde:
- Hämaturie

Der Urin lässt sich über einen Urinschnelltest (Teststreifen, der in den Urin getaucht wird), über das Urinsediment (Urin wird dazu zentrifugiert) oder über die Urinkultur (Nachweis von Bakterien) untersuchen. Ursache pathologischer Urinbefunde sind häufig Erkrankung des Urogenitalsystems, können aber auch Folge anderer Organ- oder Stoffwechselerkrankungen sein:

- ❶ **Hämaturie:** Ausscheidung von ≥ 4 Erythrozyten/ml Urin, z.B. bei Harnsteinen, Tumoren der Niere oder Harnwege. Es wird die mit dem Auge sichtbare Makrohämaturie von der nur mikroskopisch erkennbaren Mikrohämaturie unterschieden

- **Leukozyturie:** Ausscheidung von ≥ 5 Leukozyten/ml Urin, z.B. bei Harnwegsinfekt
- **Proteinurie:** Ausscheidung ≥ 150 mg Eiweiß/Tag, z.B. bei Glomerulonephritis, Diabetes mellitus
- **Glukosurie:** Ausscheidung von Glukose, dazu kommt es ab einer Glukosekonzentration von 160–180 mg/dl im Blut (Nierenschwelle), z.B. bei Diabetes mellitus
- **Bakteriurie:** Ausscheidung von ≥ 10^5 Keimen/ml Mittelstrahlurin, z.B. bei Harnwegsinfekt
- **Zylinder** entstehen stets in den Nierentubuli, sie bestehen aus Proteinen, Erythrozyten, Leukozyten, verschiedenen Pigmenten oder abgestoßenen Strukturelementen der Tubuluszellen.

- Leukozyturie
- Proteinurie
- Glukosurie
- Bakteriurie
- Zylinder.

7.1.3 Schmerzen im Nierenlager

Verschiedene Schmerzformen lassen sich unterscheiden:
- **Klopfschmerz:** Ein- oder beidseitig, oft bei Pyelonephritis
- **Dumpfer Dauerschmerz:** Am häufigsten bei akuter Glomerulonephritis und bei Harnstau, z.B. infolge einer Prostatavergrößerung
- **Nierenkolik:** Heftige Schmerzattacke, oft mit Brechreiz, Ileus (Darmverschluss) und Ausstrahlung in Rücken oder Hoden bzw. Schamlippen; tritt auf bei Verlegung der Harnwege, meist durch Harnsteine, seltener durch Blutkoagel oder Gewebe.

Verschiedene Schmerzformen bei Nierenbeteiligung.

Merke

Schmerzen im Nierenlager müssen differenzialdiagnostisch von einer Lumbago (»Hexenschuss«) abgegrenzt werden.

7.2 Erkrankungen der Nieren und Harnwege

7.2.1 Glomerulonephritis

Die Glomerulonephritis (GN) ist eine Entzündung der Glomeruli (Nierenkörperchen), die nicht durch Bakterien hervorgerufen wird. Dadurch werden die Kapillarwände der Glomeruli geschädigt und die Filtration des Primärharns gestört. Es gibt verschiedene Formen der Glomerulonephritis. Im klinischen Alltag wird nach dem Verlauf unterschieden:

- Entzündung der Glomeruli mit Schädigung der Kapillarwände
- Nicht durch Bakterien verursacht.

7

3 Verlaufsformen:
- Akute post-
  infektiöse GN
- Rapid-progressive
  GN
- Chronische GN.

Die **akute postinfektiöse Glomerulonephritis** tritt ein bis zwei Wochen nach einem Streptokokkeninfekt, z. B. des Rachens, der Mandeln oder der Haut auf. Antigen-Antikörper-Komplexe, die sich während dieser Infektion gebildet haben, lagern sich an den glomerulären Kapillarwänden ab und verursachen hier eine akute Entzündung. Meist heilt sie nach einigen Wochen aus.

Die **rapid progressive Glomerulonephritis** findet sich bei Systemerkrankungen wie z. B. dem Lupus erythematodes, tritt jedoch auch nach einer Infektion oder ohne erkennbare Ursache auf. Im Gegensatz zur akuten Glomerulonephritis verläuft sie rasch progredient und kann innerhalb von Wochen bis Monaten zum Nierenversagen führen.

Die **chronischen Glomerulonephritiden** verlaufen schleichend. Ihre Ursache ist meist nicht bekannt, in der Anamnese findet sich nur selten eine akute Glomerulonephritis. Die Prognose ist je nach der Entzündungsform sehr unterschiedlich.

Symptome

- Schmerzen
- Proteinurie,
  Hämaturie
- Hypertonie
- Ödeme im Gesicht
- Ggf. Symptome
  einer Nieren-
  insuffizienz.

- Bei der akuten Glomerulonephritis Krankheitsbeginn mit Kopfschmerzen, Fieber, Schmerzen in der Lendenregion
- Proteinurie, Hämaturie durch die erhöhte Durchlässigkeit der glomerulären Kapillarwände, evtl. Zylinder
- Hypertonie
- Ödeme, typischerweise im Gesicht, v. a. der Lider (aufgrund der Proteinverluste)
- Bei der chronischen Glomerulonephritis oft Symptome einer fortschreitenden Niereninsuffizienz.

Nephrotisches Syndrom

Symptomenkomplex:
- Proteinurie
- Hypoproteinämie
- Ödeme
- Hyperlipo-
  proteinämie.
Ursachen:
- Glomerulonephritis
- Diabetes mellitus
- Andere System-
  erkrankungen.

❷ Das nephrotische Syndrom ist ein charakteristischer Symptomenkomplex aus starker Proteinurie, Hypoproteinämie, Ödemen und Hyperlipoproteinämie (Blutfettwerte ↑). Ursache können verschiedene Erkrankungen sein, bei denen jeweils die glomeruläre Kapillarwand geschädigt ist, z. B. eine Glomerulonephritis, Folgen eines Diabetes mellitus, Kollagenosen oder andere Systemerkrankungen. Im Kindesalter führt die sog. **Minimal-change-Nephropathie** (Minimalläsion-Nephropathie), deren Schädigungen der Kapillarwände nur elektronenmikroskopisch erkennbar sind, häufig zum nephrotischen Syndrom. Sie hat eine recht gute Prognose.

Diagnostik

- Urin: Erythrozyten-
  zylinder, Protein
- Blut: ASL ↑,
  ABD ↑, Kreatinin ↑,
  Harnstoff ↑
- Nierenbiopsie
- Sonographie.

Im Urin finden sich vermehrt Erythrozyten, insbesondere Erythrozytenzylinder, und Proteine. Der Antistreptolysin- (ASL-) und Anti-DNAse-B-Titer (ADB-Titer) im Blut sind erhöht, wenn ein Streptokokkeninfekt Ursache ist. Steigen Kreatinin und Harnstoff im Blut rasch an, besteht der Verdacht auf eine rapid progressive Glomerulonephritis. In diesen Fällen muss eine Nierenbiopsie durchgeführt werden. In der Sonographie sind die Nieren bei einer akuten Glomerulonephritis meist vergrößert, bei der chronischen Form dagegen verkleinert.

Therapie

❸ Die **akute Glomerulonephritis** wird wie folgt behandelt:

- Bettruhe
- Salzarme, eiweißarme Diät
- Therapie eines Streptokokkeninfektes mit Penicillin, anschließend evtl. Operation der Mandeln
- Ausschwemmung von Ödemen mit Schleifendiuretika (z. B. Lasix®), regelmäßige Gewichtskontrolle
- Nachuntersuchung der Patienten über mehrere Jahre, um eine chronische Form zu erkennen.

Die **rapid progressive Glomerulonephritis** wird hochdosiert mit Kortikosteroiden und Immunsuppressiva wie Cyclophosphamid (z. B. Endoxan®) therapiert. Bei frühzeitiger Behandlung kommt es bei etwa 60 % der Patienten zur Besserung.

- Immunsuppressiva
- Kortikosteroide.

Die **chronischen Glomerulonephritiden** werden je nach Erkrankungsform unterschiedlich behandelt, oft nur symptomatisch mit Diuretika und Blutdruckeinstellung.

Beim **nephrotischen Syndrom** werden die Ödeme vorsichtig mit Diuretika ausgeschwemmt. Weiterhin ist eine eiweißarme Kost angezeigt. Hypertonie und Hyperlipidämie müssen entsprechend eingestellt werden. Immunsuppressiva werden nur gegeben, solange die Nierenfunktion noch weitgehend erhalten ist. Die Minimal-change-Nephropathie spricht gut auf Kortikosteroide an.

- Diuretika
- Blutdruckeinstellung.
- Diuretika
- Eiweißarme Kost
- Blutdruckeinstellung.

Komplikationen

Komplikationen einer Glomerulonephritis beruhen vor allem auf Flüssigkeitseinlagerungen, die zur akuten Herzinsuffizienz mit Lungenödem und Pleuraergüssen führen können. Ebenso sind Hirnödeme mit Kopfschmerzen und epileptischen Anfällen möglich.

Der Verlauf der Glomerulonephritiden ist sehr unterschiedlich. Im ungünstigsten Fall entwickelt sich eine Niereninsuffizienz mit Dialysepflicht.

- Herzinsuffizienz
- Lungenödem
- Pleuraergüsse
- Niereninsuffizienz
- Hirnödem.

7.2.2 Akutes Nierenversagen

Beim akuten Nierenversagen (akute Niereninsuffizienz) fällt die glomeruläre Filtrationsrate (GFR) der Nieren plötzlich massiv ab. Dadurch bricht die Ausscheidungsfunktion zusammen, so dass sich toxische Stoffwechselprodukte sowie Elektrolyte und Wasser im Körper sammeln. In der Regel ist das akute Nierenversagen reversibel (rückbildungsfähig).

- Abfall der GFR → Ausscheidungsfunktion ↓ → toxische Stoffwechselprodukte im Blut ↑
- Rückbildungsfähig.

3 Formen, abhängig
von der Lokalisation
der Schädigung:
- Prärenal
- Renal
- Postrenal.

Ursachen

Die Ursachen eines akuten Nierenversagens sind sehr unterschiedlich. Nach ihrer Lokalisation in Bezug auf die Nierenfunktion werden sie folgendermaßen eingeteilt:

- **Prärenales akutes Nierenversagen** (70–80%): Die Ursache liegt *vor* den Nieren und besteht in einer verminderten Durchblutung der Nieren, z.B. im Schock, bei Hypovolämie (z.B. durch Blutverlust bei Verletzung), Sepsis, hepatorenalem Syndrom (☞ 6.2.3)
- **Renales akutes Nierenversagen:** Die Ursache liegt *in* den Nieren, z.B.
  - Glomerulonephritis
  - Durch bestimmte Medikamente (ACE-Hemmer, nichtsteroidale Antirheumatika, Aminoglykosid-Antibiotika, Zytostatika) und Röntgenkontrastmittel
  - Durch Hämolyse, Myolyse
  - Verstopfung der Nierentubuli, z.B. beim Plasmozytom
  - Vaskulär bedingt, z.B. Verschluss einer Nierenarterie oder -vene
- **Postrenales akutes Nierenversagen:** Die Ursache liegt *hinter* den Nieren und besteht in einer Abflussbehinderung innerhalb der ableitenden Harnwege z.B. durch Harnsteine, Tumoren oder Prostatavergrößerung.

Symptome, Einteilung und Komplikationen

Leitsymptome des akuten Nierenversagens sind Olig- oder Anurie sowie ein Anstieg von Kreatinin und Harnstoff im Blut. Das akute Nierenversagen verläuft in vier Phasen:

4 Phasen des Krankheitsverlaufes:
- Schädigung
- Manifestes Nierenversagen
- Polyurie
- Regeneration.

1. Phase der Schädigung: Die Niere wird geschädigt, z.B. durch einen Schock, nierentoxische Medikamente (siehe Ursachen).

2. Phase des manifesten Nierenversagens:
- Patienten scheiden wenig bzw. keinen Harn mehr aus (fehlt bei etwa 15% der Patienten). Es besteht die Gefahr der Überwässerung mit Herzinsuffizienz, Lungenödem (»fluid lung«), Hirnödem, peripheren Ödemen, Hypertonie
- K^+-Ausscheidung ist eingeschränkt → Hyperkaliämie mit Gefahr bedrohlicher Herzrhythmusstörungen
- Metabolische Azidose, Anstieg von Kreatinin und Harnstoff im Blut
- Anämie, Thrombozytopenie, Abwehrschwäche mit Gefahr von Infektionen
- Gefahr des Stressulkus bzw. urämischer Gastroenteritis mit nachfolgender Blutung.

3. Phase der Polyurie, in der die Nieren sich allmählich erholen:
- Patienten scheiden täglich mehrere Liter Urin aus → Gefahr der Dehydratation, Hypokaliämie und Hyponatriämie
- Kreatinin und Harnstoff im Blut fallen wieder ab.

4. Phase der Regeneration: Die Nierenfunktion normalisiert sich.

Diagnostik

Die Diagnose eines akuten Nierenversagens wird anhand der klinischen Symptome gestellt. Im Blut sind Kreatinin, Harnstoff und Elektrolyte erhöht, in der Blutgasanalyse zeigt sich eine metabolische Azidose. In der Sonographie sind die Nieren vergrößert. Entscheidend für die weitere Therapie ist, die Ursache des akuten Nierenversagens festzustellen. Daher werden bei entsprechendem Verdacht folgende Zusatzuntersuchungen durchgeführt:

- Duplex-Sonographie, Angiographie (Nierenarterienverschluss?)
- Nierenbiopsie (rapid progressive Glomerulonephritis?)
- Röntgenaufnahmen bzw. CT des Abdomens (Hindernis in den ableitenden Harnwegen?)
- Evtl. i.v.-Urogramm (i.v.-Pyelogramm): Dem Patienten wird ein Röntgenkontrastmittel i.v. gespritzt, das über die Nieren ausgeschieden wird. In kurzen Zeitabständen werden Röntgenbilder der Niere und ableitenden Harnwege angefertigt, die dann beurteilt werden können
- EKG, um Herzrhythmusstörungen, Röntgen-Thorax, um ein Lungenödem rechtzeitig zu erkennen.

- Kreatinin ↑, Harnstoff ↑, Elektrolyte ↑
- Metabolische Azidose
- Sonographie
- Zusatzuntersuchungen zur Ursachenklärung.

Therapie

Das akute Nierenversagen ist ein intensivpflichtiges Krankheitsbild, dessen Ursache beseitigt werden muss. Im Stadium der Oligo- oder Anurie wird versucht, über die hochdosierte Gabe von Diuretika (z.B. Lasix®) die Flüssigkeitsausscheidung wieder in Gang zu bringen. Dies ist Voraussetzung für die Gabe von Medikamenten und Kalorien. Flüssigkeitsbilanz, Elektrolyte und Blutdruck müssen dabei sorgfältig überwacht werden. Hyperkaliämie und Azidose werden durch K⁺-Ionenaustauscher bzw. Bikarbonat therapiert. Die Dosierung von Medikamenten ist an die verringerte Ausscheidung anzupassen. Versagen diese Therapiemaßnahmen, ist eine Nierenersatztherapie indiziert.

- Bei Olig-/Anurie: hochdosiert Diuretika
- Bei Hyperkaliämie, Azidose: K⁺-Ionenaustauscher, Bikarbonat
- Dialyse.

Merke

Indikationen zur Dialysebehandlung sind massiver Harnstoff- bzw. Kreatininanstieg, gefährliche Hyperkaliämie (≥ 6 mmol/l), urämische Perikarditis, Lungenödem und Krämpfe oder Koma (als Zeichen eines Hirnödems), bedingt durch die Überwässerung des Körpers.

7.2.3 Chronische Niereninsuffizienz

Bei der chronischen Niereninsuffizienz geht das Nierengewebe, insbesondere die Nierenkörperchen, langsam fortschreitend unter. Die GFR und damit auch die Ausscheidungsfunktion der

- Nierengewebe geht langsam unter

7

- GFR ↓, Ausscheidungsfunktion gestört
- Nicht rückbildungsfähig.

Niere verschlechtern sich zunehmend. Es treten Störungen des Wasser- und Elektrolyt- sowie des Säure- Basen-Haushaltes auf. Die Nieren bilden weniger Erythropoetin, Renin und Vitamin D. Aufgrund der nicht ausgeschiedenen toxischen Substanzen treten Organschäden auf. Die chronische Niereninsuffizienz ist irreversibel (nicht rückbildungsfähig), sie kann lediglich in ihrem Verlauf gebremst werden.

Ursachen
Eine chronische Niereninsuffizienz kann durch viele verschiedene Erkrankungen hervorgerufen werden:
- Diabetes mellitus ca. 35%
- Hypertonie ca. 25%
- Chronische Glomerulonephritis ca. 10%
- Chronische Pyelonephritis ca. 5%
- Systemerkrankungen wie Lupus erythematodes, Vaskulitiden ca. 5%
- Zystische Nierenerkrankungen ca. 3%
- Chronischer Schmerzmittelmissbrauch (z.B. Paracetamol, Phenazetin) ca. 1%
- Bei ca. 15% der Patienten bleibt die Ursache unklar.

4 Stadien abhängig von Laborparametern und Symptomen.

Einteilung und Symptome
Abhängig von den Laborparametern und den klinischen Symptomen wird die chronische Niereninsuffizienz in vier Stadien eingeteilt:
1. Kompensiertes Dauerstadium: Kreatinin-Clearance (Plasmavolumen, das in einer bestimmten Zeit von Kreatinin gereinigt wird) leicht eingeschränkt, Kreatinin im Serum normal, Isosthenurie, Polyurie, Nykturie.
2. Kompensierte Retention: Kreatinin im Serum erhöht, renale Anämie, Bluthochdruck, Osteopathie mit diffusen Knochenschmerzen, sekundärer Hyperparathyreoidismus.
3. Dekompensierte Retention: Kreatinin im Serum weiter erhöht, verminderte Wasser- und Na^+-Ausscheidung, Ödeme, Herzinsuffizienz, Bluthochdruck, Lungenödem, urämische Gastroenteritis, Polyneuropathie, Juckreiz, Infektanfälligkeit.
4. Terminale Niereninsuffizienz (Urämie): Kreatinin im Serum weiter erhöht, Mundgeruch, erhöhte Blutungsneigung aufgrund Thrombopenie und -pathie, Perikarditis, urämische Enzephalopathie mit Konzentrationsschwäche u.a., Pleuritis.

- Blut: Kreatinin ↑, Harnstoff ↑
- Urin: Kreatinin-Clearance ↓
- Sonographie.

Diagnostik
Die Diagnose wird anhand der klinischen Symptomatik, der Blutwerte (Kreatinin ↑, Harnstoff ↑, Elektrolytverschiebungen) und der Urinwerte (Kreatinin-Clearance ↓) gestellt. In der Sonographie zeigen sich meist verkleinerte Nieren.

Therapie

Wichtig ist die Therapie der Grunderkrankung, um das Fortschreiten der Niereninsuffizienz zu verlangsamen.

- Eiweißaufnahme beschränken durch proteinarme Diät
- Bei ausgeglichenem Wasserhaushalt 2–2,5 l Flüssigkeitszufuhr täglich, damit der Harnstoff ausgeschieden werden kann; Therapie mit Diuretika
- Ausgleich eines gestörten Wasser-, Elektrolyt- und Säure-Basen-Haushalts
- Kalzium und Phosphat im Blut müssen im Normbereich gehalten werden, um einen sekundären Hyperparathyreoidismus zu verhindern: Phosphatarme Ernährung, Gabe von kalziumhaltigen Phosphatbindern
- Einstellung der Hypertonie mit ACE-Hemmern oder Angiotensin-II-Rezeptorantagonisten
- Gabe von Erythropoetin, um die renale Anämie zu verbessern.

Mit diesen Therapiemaßnahmen können die Nieren häufig über längere Zeit im Stadium der kompensierten Retention gehalten werden. Um die weitere Therapie (Dialyse, Transplantation) vorzubereiten, sollte frühzeitig Kontakt zu einem nephrologischen Zentrum aufgenommen werden.

Nierenersatztherapie

Die Nierenersatztherapie wird angewandt, sobald die eingeschränkte oder ausgefallene Nierenfunktion trotz medikamentöser Therapie nicht mehr zu kompensieren ist. Eine Dialyse ist bei Patienten im terminalen Stadium der chronischen Niereninsuffizienz und im Stadium der Olig- und Anurie eines akuten Nierenversagens notwendig. Weitere Indikationen sind Vergiftungen, Hyperkaliämie und Hyperhydratation.

Zu den Nierenersatzverfahren zählen die **Hämodialyse, Hämofiltration** und die **Peritonealdialyse.** Bei den ersten beiden Verfahren wird das Blut außerhalb des Körpers *(extrakorporal)* gereinigt, während bei der Peritonealdialyse *intrakorporal* das Bauchfell als semipermeable (teildurchlässige) Membran genutzt wird. Bei den Nierenersatzverfahren werden die nicht ausgeschiedenen harnpflichtigen Substanzen, z.B. Harnstoff, Kreatinin und überschüssige Flüssigkeit aus dem Blut entfernt. Störungen im Wasser-, Elektrolyt- und Säure-Basen-Haushalt werden korrigiert.

❹ Die gebräuchlichste Methode der Nierenersatztherapie ist derzeit die **Hämodialyse.** Sie beruht auf dem Prinzip der Diffusion: Aufgrund eines Konzentrationsgefälles wandern gelöste Teilchen (hier Stoffwechselprodukte aus dem Blut) und Wasser über eine semipermeable (teildurchlässige) Membran im Dialysator zum Ort mit einer niedrigeren Konzentration (Dialysatflüssigkeit). Dazu wird das heparinisierte Blut des Patienten (heparinisiert

Randspalte

- Therapie der Grunderkrankung
- Proteinarme Diät
- Flüssigkeitszufuhr ↑, Diuretika
- Kontrolle von Wasser-, Elektrolyt- und Säure-Basen-Haushalt
- Bei Hypertonie: ACE-Hemmer
- Bei renaler Anämie: Erythropoetin
- Dialyse, Transplantation.

Indikation der Nierenersatztherapie:
- Terminales Stadium der Niereninsuffizienz
- Olig-/Anurie bei akutem Nierenversagen
- Vergiftungen
- Hyperkaliämie
- Hyperhydratation.

- Prinzip der Diffusion
- Probleme durch raschen Flüssigkeitsentzug
- Prinzip des hydrostatischen Drucks

7

Abb. 7.1
Prinzip der Hämo-
dialyse. [A400]

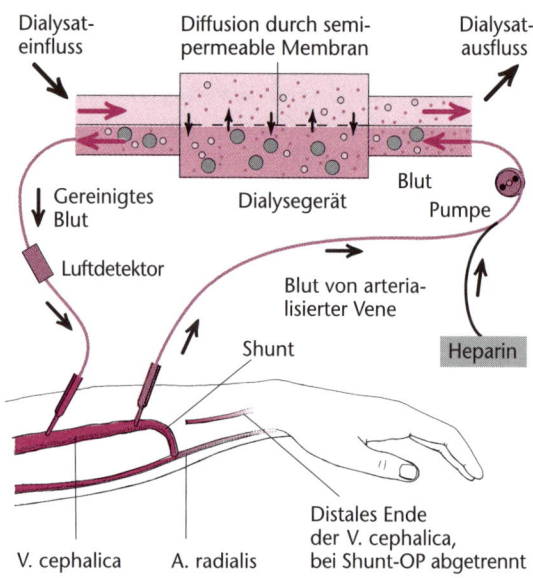

Dialysat-
einfluss

Diffusion durch semi-
permeable Membran

Dialysat-
ausfluss

Gereinigtes
Blut

Dialysegerät

Blut
Pumpe

Luftdetektor

Blut von arteria-
lisierter Vene

Heparin

Shunt

Distales Ende
der V. cephalica,
bei Shunt-OP abgetrennt

V. cephalica   A. radialis

- Ultrafiltration der Glomeruli wird nachgeahmt.

- Voraussetzung: Bestmögliche Gewebeverträglichkeit von Spender und Empfänger
- Therapie mit Immunsuppressiva, um Abstoßungsreaktion zu verhindern.

Insgesamt selten.

zum Schutz vor Gerinnselbildung) kontinuierlich über das Dialysegerät durch eine Kapillare mit der semipermeablen Membran geleitet. In umgekehrter Richtung (Gegenstromprinzip) strömt auf der anderen Seite der Membran das Dialysat, eine dem Patienten angepasste Elektrolytlösung, vorbei und nimmt die diffundierten Stoffwechselprodukte auf. Diese »Blutentgiftung« wird als **Clearance** bezeichnet. Das so gereinigt Blut wird dem Körper anschließend wieder zugeführt.

Unter bestimmten Vorraussetzungen (Allgemeinzustand, Grunderkrankungen, Alter, immunologisch passende Spenderniere) ist eine **Nierentransplantation** möglich. Sie ist eine Alternative zur lebenslangen Dialysebehandlung und bietet den Patienten eine bessere Lebensqualität. Die Patienten unterliegen einer langjährigen, engmaschigen ärztlichen Kontrolle. Zudem muss die Immunabwehr dauerhaft medikamentös unterdrückt werden. Dazu werden Immunsuppressiva (z. B. Cyclosporin A), Sirolismus und Kortikosteroide gegeben.

7.2.4 Nierenzellkarzinom

Der häufigste Nierentumor ist das Nierenzellkarzinom (Hypernephrom), das sich vom Epithel aus entwickelt. Insgesamt kommt es jedoch selten vor.

Ursachen

Die Ursachen von Nierenzellkarzinomen sind nicht bekannt. Als Risikofaktoren gelten Nikotinabusus und die Belastung durch andere krebserregende Substanzen wie Trichlorethen oder Cadmium sowie erworbene Nierenzysten.

Symptome

Mehr als 60% aller Nierenzellkarzinome werden zufällig entdeckt, da der Tumor erst relativ spät Symptome verursacht:

- Hämaturie, meist schmerzlos
- Flankenschmerzen, Fieber
- Gelegentlich paraneoplastische Syndrome, wenn der Tumor Hormone produziert, z. B. Renin → Hypertonie, Erythropoetin → Polyglobulie.

Diagnostik

Die Ausbreitung des Tumors wird über Sonographie, Farb-Doppler-Sonographie und CT beurteilt. Da sich die Durchblutung eines Tumors von der des normalen Nierengewebes unterscheidet, hat auch die Angiographie einen hohen Aussagewert. Die BSG ist erhöht, evtl. besteht eine Tumoranämie. Zur Metastasensuche werden Röntgenaufnahmen, Skelettszintigraphie sowie Sonographie und CT von Leber und Gehirn eingesetzt.

Therapie

Tumor, Niere und Nebenniere werden operativ entfernt. Dabei werden auch der Harnleiter mit den umgebenden Blutgefäßen sowie die Lymphknoten um Aorta und V. cava entfernt. Die Prognose ist abhängig von der Ausdehnung des Tumors: Ist er auf die Niere beschränkt, beträgt die 5-Jahres-Überlebensrate 70–80%; bei Fernmetastasen sinkt sie auf unter 5%.

Komplikationen

- Varikozele (krampfaderartige Venenerweiterung) im linken Hodensack: Der Tumor infiltriert die linke Nierenvene, die das Blut aus den Hodenvenen aufnimmt, und behindert den Blutabfluss
- Frühzeitige hämatogene Metastasierung in Lunge, Knochen, Leber und Gehirn.

7.2.5 Harnsteine

Harnsteine (Urolithiasis) sind Konkremente, die sich im Hohlsystem der Nieren, in den ableitenden Harnwegen oder in der Harnblase bilden. Etwa 5% der deutschen Bevölkerung sind davon betroffen.

Risikofaktoren:
- Nikotinabusus
- Trichlorethen, Cadmium
- Erworbene Nierenzysten

Symptome meist erst im fortgeschrittenen Stadium.

- Sonographie
- Angiographie
- Blut: BSG ↑, Anämie
- Metastasensuche.

Radikale Operation.

7

Konkremente im Hohlsystem der Niere, in den ableitenden Harnwegen oder der Harnblase.

- Steinbildende Sub-
  stanzen im Urin ↑
- Urin-pH ≤ 5,5
  oder ≥ 7,0
- Harnwegsinfekte
- Harnstau
- Dursten.

Harnleiterkolik mit
massiven Schmerzen,
Brechreiz, Stuhl-
und Windverhalt,
Hämaturie.

Ursachen

Harnsteine entstehen, wenn der Harn zu viele steinbildende Substanzen enthält. Zu diesen Substanzen gehören Kalzium, Oxalat, Phosphat, Harnsäure und Zystin. Es bilden sich kleine Kristalle im Hohlsystem der Nieren oder in den ableitenden Harnwegen, die sich langsam vergrößern. Negativ wirken sich auch ein Urin-pH ≤ 5,5 oder ≥ 7,0, Harnwegsinfekte, Harnstau und verminderte Flüssigkeitszufuhr aus. Gehemmt wird die Steinbildung z. B. durch Zitrat und Magnesium. Nach der Zusammensetzung der Harnsteine unterscheidet man:

- Kalziumoxalat- bzw. Kalziumphosphatsteine: ca. 75 %
- Harnsäuresteine bei Hyperurikämie: ca. 15%
- Struvitsteine (Magnesium-Ammonium-Phosphat):
  ca. 5 – 10%
- Zystinsteine: 1 – 2%.

Symptome

5 Kleine Harnsteine sind häufig asymptomatisch und gehen unbemerkt mit dem Harn ab.

Größere Harnsteine verursachen oft eine **Harnleiterkolik,** wenn sich ein Stein im Harnleiter einklemmt. Die Patienten haben massive Schmerzen, die je nach Lokalisation des Steines in den Rücken, Unterbauch oder bis in die Hoden bzw. Schamlippen ausstrahlen. Begleitend treten Brechreiz sowie Stuhl- und Windverhalt auf. Häufig findet sich eine Hämaturie. Harnsteine begünstigen das Auftreten von Harnwegsinfekten. Diese können zur Urosepsis (in Blase oder Nierenbecken entstehende Sepsis) führen.

Diagnostik

- Urindiagnostik:
  - Urin-Schnelltest: Erythrozyten, pH-Wert, Leukozyten, Bakterien, Protein, spezifisches Gewicht
  - Sammelurin: Kalzium, Oxalat, Phosphat, Harnsäure und Zystin
- In der Sonographie sind Steine ab einem Durchmesser von etwa 0,5 cm als Schatten und evtl. ein Harnstau mit Erweiterung von Harnleiter und Nierenbecken sichtbar
- Kalziumhaltige Harnsteine sind im Röntgenbild nachweisbar
- Kalziumfreie Harnsteine stellen sich im i. v.-Urogramm als Kontrastmittelaussparungen dar
- Ist ein Stein gefunden, muss seine Zusammensetzung analysiert werden, um eine gezielte Prophylaxe einleiten zu können.

Therapie

Konservative Therapie

❻ Eine Harnleiterkolik wird mit Analgetika (z.B. Pethidin, Diclofenac) und evtl. Spasmolytika (z.B. Buscopan®) behandelt. Bei 75 % aller Patienten geht der Stein (Durchmesser < 2 mm) ab, wenn sie reichlich trinken und sich viel bewegen (z.B. Treppen steigen). Günstig wirkt sich auch die Anwendung lokaler Wärme aus.

Harnsäuresteine können medikamentös durch Harnalkalisierung (z.B. mit Uralyt-U®) und Allopurinol gelöst werden.

Bei Verdacht auf einen Harnwegsinfekt müssen – nach Abnahme von Blutkulturen – wegen der Gefahr einer Urosepsis sofort Antibiotika gegeben werden.

- Analgetika, Spasmolytika
- Steinabgang durch Trinken, Bewegung, Wärmeapplikation
- Antibiotika bei HWI.

Invasive Therapie

Versagen die konservativen Methoden, liegen Harnwegsinfekte, Harnstau mit der Gefahr einer Nierenschädigung oder unbeherrschbare Schmerzen vor, können Steine über folgende Verfahren entfernt werden:

- **Extrakorporale Stoßwellenlithotripsie (ESWL):** Nierenbeckensteine und hochgelegene Steine werden mittels Sonographie genau lokalisiert, durch Stoßwellen zerstört und dann ausgeschieden. Die Erfolgsrate dieses Verfahrens ist > 90%
- **Perkutane Nephrolithotomie:** Das Nierenbecken wird durch die äußere Haut endoskopiert und ein Nierenbeckenstein mittels spezieller Instrumente entfernt
- **Ureterorenoskopie:** Steine im unteren Teil des Ureters (Harnleiters) werden über ein Zystoskop (Gerät zur Blasenspiegelung) mit speziellen Zangen oder Schlingen (Zeiss-Schlinge, Dormia-Körbchen) entfernt.

Bei Versagen der konservativen Methoden:
- ESWL
- Perkutane Nephrolithotomie
- Entfernung des Steins mit Schlinge.

Sind diese Verfahren erfolglos, müssen die Steine operativ entfernt werden.

Steinprophylaxe

Werden Faktoren der Steinbildung nicht vermieden, treten bei etwa 60% der Patienten erneut Harnsteine auf. Maßnahmen zur Harnsteinprophylaxe sind:

- Mindestens 2 l täglich trinken
- Wenig Fleisch essen
- Harnwegsinfekte konsequent therapieren
- Abhängig von der Zusammensetzung des Steines Diät einhalten:
  - Oxalatsteine: Oxalatarme Kost mit Verzicht auf z.B. Spinat, Rhabarber; Magnesium und Zitrat wirken vorbeugend
  - Uratsteine: Purinarme Diät, reichlich Flüssigkeit.

Ohne Prophylaxe hohe Gefahr erneuter Steinbildung.

7

7.2.6 Harnwegsinfektionen

Vermehrung von Krankheitserregern in den ableitenden Harnwegen.

Harnwegsinfektionen (HWI) entstehen, wenn Krankheitserreger in die ableitenden Harnwege eindringen und sich dort vermehren. Abhängig von der Lokalisation und den Symptomen sind folgende Formen von Harnwegsinfekten zu unterscheiden:

- Asymptomatische Bakteriurie
- Zystitis (Entzündung der Harnblase)
- Akute Pyelonephritis (akute Nieren- und Nierenbeckenentzündung)
- Chronische Pyelonephritis (chronische Nieren- und Nierenbeckenentzündung).

Harnwegsinfekte sind eine häufige Infektionskrankheit. Bei Männern treten sie meist erst im höheren Alter als Folge einer Prostatavergrößerung auf. Dann haben sie jedoch meist einen komplizierteren Verlauf.

Ursachen

Häufigste Erreger von Harnwegsinfekten sind Darmbakterien (z. B. E. coli, Proteus mirabilis), die über die Harnröhre in die Harnblase aufsteigen. Es liegt dann ein sog. aszendierender Harnwegsinfekt vor. Frauen sind aufgrund ihrer kurzen Harnröhre und der anatomischen Nähe von Harnröhre und Anus wesentlich häufiger betroffen als Männer. Selten kommt es auf dem Blutweg – dann meist bei vorgeschädigten Nieren – zu einem Harnwegsinfekt. Begünstigende Faktoren für einen Harnwegsinfekt sind:

- Aufsteigende Infektion durch Darmbakterien
- Frauen wegen kurzer Harnröhre häufiger betroffen als Männer.

- Gestörter Abfluss des Harns, z. B. bei Harnsteinen, Tumoren, Prostatavergrößerung, Querschnittslähmung
- Missbrauch nierenschädlicher Schmerzmittel, z. B. Paracetamol
- Instrumenteller Eingriff an den Harnwegen, z. B. Blasenkatheter
- Schwangerschaft
- Abwehrschwäche, Diabetes mellitus
- Kälte, Nässe
- Häufiger Geschlechtsverkehr (»Flitterwochen-Zystitis«).

Symptome

Asymptomatische Bakteriurie

Keine Symptome. Behandlung nur bei Obstruktion der Harnwege oder während Schwangerschaft.

Wie der Name schon sagt, hat der Patient keine Beschwerden. Die Bakterien werden zufällig im Urin nachgewiesen. Etwa 5% aller Frauen haben eine asymptomatische Bakteriurie.

Zystitis

- Dysurie
- Pollakisurie

Die Patienten klagen über erschwertes und schmerzhaftes Wasserlassen (Dysurie) bei häufigem Harndrang mit kleinen Urinmengen (Pollakisurie). Es können Schmerzen über der Symphyse auftreten, nicht jedoch im Nierenlager. Meist besteht kein Fieber.

- Schmerzen über der Symphyse.

Akute Pyelonephritis
Bei der akuten Pyelonephritis tritt Fieber über 38 °C auf, meist mit Schüttelfrost und stark beeinträchtigtem Allgemeinbefinden. Hinzu kommen Dysurie und seltener Erbrechen, Bauch- und Kopfschmerzen. Die Nierenlager sind klopfschmerzhaft.

- Fieber
- Schlechtes Allgemeinbefinden
- Klopfschmerzhaftes Nierenlager.

Chronische Pyelonephritis
Eine chronische Pyelonephritis entwickelt sich nur bei chronischen Störungen des Harnabflusses. Die Symptome sind meist nicht so ausgeprägt wie die einer akuten Pyelonephritis. Die Patienten fühlen sich abgeschlagen, klagen über dumpfe Rückenschmerzen, Klopfschmerzen im Nierenlager, Brechreiz und verlieren an Gewicht.

- Schlechtes Allgemeinbefinden
- Rücken- und Kopfschmerzen
- Brechreiz, Gewichtsverlust.

Diagnostik
- Urinbefund: Bei einer Harnwegsinfektion sind im Urin Bakterien ($\geq 10^5$ Keime/ml Urin) und Leukozyten nachweisbar. Über eine Urinkultur werden die Erreger gezielt nachgewiesen. Nachgewiesene Keime werden auf ihre Empfindlichkeit gegen verschiedene Antibiotika getestet (Antibiogramm)
- Blutuntersuchung: Im Blut sind BSG und CRP erhöht. Erhöhungen von Kreatinin und Harnstoff zeigen eine eingeschränkte Nierenfunktion. Bei einer chronischen Pyelonephritis findet sich evtl. eine Anämie, bei eitrigen Nierenkomplikationen eine Leukozytose
- Sonographie, CT: Diese zeigen Abflussstörungen und ggf. verkleinerte Nieren.

- Urin: Bakterien, Leukozyten
- Urinkultur
- Blut: BSG ↑, CRP ↑ evtl. Kreatinin ↑, evtl. Harnstoff ↑, evtl. Anämie, evtl. Leukozyten ↑
- Sonographie, CT.

Therapie
Die Erkrankung begünstigenden Faktoren, vor allem Abflusshindernisse, müssen nach Möglichkeit beseitigt werden. Die Patienten sollen viel trinken, um die Harnwege zu »spülen«, und bei Harndrang sofort zur Toilette gehen.
Die **asymptomatische Bakteriurie** wird nur bei eingeengten Harnwegen (Obstruktion), bei Kindern oder in der Schwangerschaft behandelt.
Die **unkomplizierte Zystitis** wird nach Bestimmung des Erregers über 1–3 Tage gezielt mit einem Antibiotikum behandelt, z.B. mit Gyrasehemmern (Tarivid®) oder Trimethoprim/Sulfamethoxazol (Bactrim forte®).
Die **akute Pyelonephritis** wird nach Abnahme einer Urinkultur und möglichst auch einer Blutkultur »blind« mit einem Breitbandantibiotikum anbehandelt, z.B. einem Gyrasehemmer. Alternativ können Aminopenicilline oder Cephalosporine gegeben

- Abflusshindernisse beseitigen
- Viel trinken
- Medikamentös je nach Form der Entzündung.

7

werden. Sind die Erreger bekannt, wird die Therapie ggf. umgestellt. Die Patienten sollen Bettruhe einhalten und sich schonen.

Bei der **chronischen Pyelonephritis** wird die Urinkultur möglichst abgewartet und dann über eine Woche gezielt – evtl. stationär i. v. – mit einem Antibiotikum therapiert.

Merke

Grundsätzlich sollte nach jedem Harnwegsinfekt der Urin fünf Tage nach Abschluss der Therapie noch einmal bakteriologisch untersucht werden, um den Erfolg der Therapie zu kontrollieren.

Komplikationen

Eine Zystitis kann sich durch Aufsteigen der Keime von der Harnblase entlang der Harnleiter zu einer akuten Pyelonephritis entwickeln. Der weitere Übergang in eine chronische Pyelonephritis ist selten, insbesondere wenn keine begünstigenden Faktoren vorliegen.

Eine chronische Pyelonephritis heilt selten vollständig aus. Es besteht die Gefahr der chronischen Niereninsuffizienz. Bei 30 – 50 % der Patienten entwickelt sich eine renale Hypertonie. Es können sich Abszesse innerhalb und neben den Nieren bilden.

Lebensbedrohliche Komplikation der akuten und der chronischen Pyelonephritis ist eine Urosepsis bei Eindringen von Erregern in die Blutbahn.

- Zystitis → akute Pyelonephritis
- Chronische Pyelonephritis → Niereninsuffizienz, Hypertonie, Abszesse
- Akute und chronische Pyelonephritis → Urosepsis.

Pflege

❸ Kontamiantionen der Urinprobe führen zu »falschen« Ergebnissen der Urinkultur und damit u. U. zu einer falschen Entscheidung für die Therapie. Um dies zu verhindern, wird *Mittelstrahlurin* für die Urinprobe gewonnen:

- Intimpflege durchführen, um Keime aus der Umgebung der Harnröhre zu entfernen
- Erste Portion der Miktion verwerfen, mit ihr werden die in der Harnröhre befindlichen Keime ausgespült
- Zweite Urinportion, den Mittelstrahl, in einem sterilen, verschließbaren Gefäß auffangen
- Letzte Portion wieder verwerfen, und Urinprobe sofort ins Labor bringen.

Auf Anordnung des Arztes hin muss die Urinprobe durch Einmalkatheterisierung gewonnen werden.

7.3 Störungen des Wasser- und Elektrolythaushalts

7.3.1 Dehydratation

Bei der Dehydratation (Exsikkose) liegt ein Wassermangel mit Volumendefizit des Körpers vor. Erkennbar ist dies anhand der Osmolalität des Serums, d.h. anhand des Gehaltes an osmotisch wirksamen Substanzen. Die Osmolalität wird in erster Linie vom Natriumgehalt (Na^+) des Serums bestimmt:

- Normaler Na^+-Spiegel im Serum: 135 – 145 mmol/l
- Hyponatriämie: Na^+-Spiegel ≤ 134 mmol/l
- Hypernatriämie: Na^+-Spiegel ≥ 146 mmol/l.

Es werden drei verschiedene Formen der Dehydratation unterschieden:

- **Hypotone Dehydratation:** Na^+-Verlust größer als Wasserverlust → Hyponatriämie
- **Isotone Dehydratation:** Na^+- und Wasserverlust gleich groß → Na^+-Spiegel im Normbereich
- **Hypertone Dehydratation:** Wasserverlust größer als Na^+-Verlust → Hypernatriämie.

Ursachen

Eine Dehydratation tritt auf bei:

- Flüssigkeitsverlusten: Erbrechen, Durchfall, Schwitzen (z.B. Fieber), Blutungen, Polyurie (z.B. Nierenerkrankungen, Diabetes mellitus, Nebenniereninsuffizienz), Verbrennungen, Flüssigkeitsansammlungen in körpereigenen Hohlräumen (z.B. Aszites)
- Verminderter Flüssigkeitsaufnahme: Dursten, falsch eingestellte Infusionstherapie.

Symptome

- Patienten haben starken Durst, der aber bei älteren oder bewusstseinsgestörten Menschen fehlen kann
- Haut und Schleimhäute sind trocken; gezogene Hautfalten bleiben aufgrund des verminderten Spannungszustandes der Haut (Turgor) stehen
- Wenig, stark konzentrierter Urin
- Bei großen Flüssigkeitsdefiziten treten Kreislaufsymptome auf: Puls ↑, Blutdruck ↓, ZVD ↓; die Patienten sind geschwächt, benommen und später verwirrt
- Bei einer hypertonen Störung kommt es auch zur Temperaturerhöhung (Durstfieber).

Wassermangel mit Volumendefizit.

3 Formen.

Mangelnde Flüssigkeitsaufnahme bzw. Flüssigkeitsverlust.

7

- Starker Durst
- Trockene Haut und Schleimhäute
- Spannungszustand der Haut ↓
- Wenig, stark konzentrierter Urin
- Kreislaufsymptome
- Durstfieber.

- Hämatokrit ↑,
  Hämoglobin ↑,
  Eiweiß ↑

- Flüssigkeitsverluste
  langsam aus-
  gleichen.

✎ Diagnostik und Therapie

Im Blut sind der Hämatokrit, das Hämoglobin und der Eiweißge-halt aufgrund des Flüssigkeitsverlustes erhöht (relative Zunahme durch »Bluteindickung«). Der Na^+-Spiegel ist je nach Art der De-hydratation verändert.

Die Ursache der Dehydratation ist nach Möglichkeit zu besei-tigen. Die Wasserverluste selbst müssen langsam über Tage korrigiert werden, um Nebenwirkungen wie z.B. ein Hirnödem aufgrund eines zu raschen Ausgleichs zu vermeiden. Infusions-lösungen werden auf die jeweilige Elektrolytstörung abge-stimmt.

7.3.2 Hyperhydratation

Wasserüberschuss mit
Volumenüberlastung.
3 Formen.

Bei der Hyperhydratation liegt ein Wasserüberschuss mit Volu-menüberlastung des Körpers vor. Analog zur Dehydratation wer-den auch bei der Hyperhydratation drei Formen unterschieden:

- **Hypotone Hyperhydratation:** Wasserüberschuss größer als Na^+-Überschuss → Hyponatriämie
- **Isotone Hyperhydratation:** Wasserüberschuss gleich groß wie Na^+-Überschuss → Na^+-Spiegel im Serum normal
- **Hypertone Hyperhydratation:** Na^+-Überschuss größer als Wasserüberschuss → Hypernatriämie.

Ursachen:
- Herzinsuffizienz
- Niereninsuffizienz
- Leberzirrhose
- Nebennieren-
  überfunktion.

Einer Hyperhydratation können verschiedene Erkrankungen und Störungen zugrunde liegen: Herzinsuffizienz, Niereninsuffizienz, Leberzirrhose mit sekundärem Hyperaldosteronismus, Neben-nierenüberfunktion; auch eine übermäßige Infusionsbehandlung oder Therapie mit Kortikosteroiden kann zur Überwässerung führen.

- Ödeme
- Hypertonie
- Lungenödem
- Pleuraergüsse,
  Aszites
- Zentralnervöse
  Störungen.

⬤ Symptome

- Gewichtszunahme und Auftreten von Ödemen aufgrund der Volumenüberlastung
- Dyspnoe bei beginnendem Lungenödem
- Ggf. Blutdruckerhöhung (nicht bei Herzinsuffizienz)
- Pleuraergüsse und Aszites
- Ist die Osmolalität des Serums verändert, treten zusätzlich zentralnervöse Störungen wie Kopfschmerzen, Krämpfe und im Extremfall Koma auf.

- Hämatokrit ↓,
  Hämoglobin ↓,
  Eiweiß ↓
- Therapie der
  Grunderkrankung
- Diuretikagabe.

✎ Diagnostik und Therapie

Hämatokrit, Hämoglobin und Serumeiweiß sind erniedrigt. Na^+ ist entsprechend der Art der Hyperhydratation verändert.

Zum einen muss die Grunderkrankung behandelt werden. Zum anderen müssen die Flüssigkeits- und Kochsalzaufnahme einge-schränkt werden. Je nach Schweregrad werden verschieden starke

Diuretika verordnet. Bei Niereninsuffizienz ist die Dialyse indiziert.

7.3.3 Störungen des Kaliumhaushalts

Kalium (K^+) ist wesentlich an der neuromuskulären Erregungsübertragung beteiligt. Dazu liegt das positiv geladene Ion intrazellulär in hoher Konzentration, extrazellulär in niedriger Konzentration vor. Der normale K^+-Spiegel im Blut beträgt 3,6 – 4,8 mmol/l.
Die Hauptgefahr bei allen Störungen des K^+-Haushalts besteht im Auftreten bedrohlicher Herzrhythmusstörungen bis hin zum Kammerflimmern bzw. Herzstillstand.

Hypokaliämie

Beträgt die K^+-Konzentration im Blut ≤ 3,6 mmol/l, liegt eine Hypokaliämie vor.

K$^+$-Konzentration ≤ 3,6 mmol/l.

Ursachen
Ursache ist meist ein erhöhter Verlust von K^+ über den Darm, z. B. bei Laxantien-Abusus (Abführmittel-Missbrauch), Diarrhoe, Erbrechen, oder über die Nieren, z. B. bei Nierenerkrankungen, unangepasster Behandlung mit Diuretika, Hyperaldosteronismus. Ebenso kommt es bei einer Alkalose zu einer Verlagerung von K^+ aus dem Extrazellulärraum in die Zellen.

- K^+-Verlust über Darm oder Niere
- Diuretika
- Hyperaldosteronismus
- Alkalose.

Symptome
❼ Eine Hypokaliämie vermindert die Erregbarkeit von Muskeln und Nerven. Dies äußert sich in Muskelschwäche, Obstipation und Herzrhythmusstörungen (Extrasystolen). Es können Nierenschäden und eine metabolische Alkalose auftreten.

- Erregbarkeit ↓
- Ggf. Nierenschäden
- Ggf. Alkalose.

Diagnostik
Um eine Hypokaliämie zu diagnostizieren, muss immer auch der pH-Wert bestimmt werden, da K^+-Ionen mit H^+-Ionen in einem Gleichgewicht stehen. Ist der pH-Wert niedrig, befinden sich also viele H^+-Ionen im Blut, diffundieren K^+-Ionen aus dem Extrazellulärraum in die Zelle, um das Übergewicht positiv geladener Ionen auszugleichen → Hypokaliämie. Die damit veränderte Erregbarkeit der Zellen äußert sich in typischen Veränderungen im EKG (u. a. Extrasystolen). Die K^+-Konzentration im Urin wird bestimmt, um einen renalen K^+-Verlust von einem enteralen zu unterscheiden.

- pH-Wert
- EKG (Tachykardie, ES).

7

K$^+$-Substitution.

Therapie
Bei leichtem Mangel wird K$^+$ oral substituiert (Kalinor® Brause), verbunden mit K$^+$-haltigen Lebensmitteln wie Obstsäften und Bananen. Kaliumchlorid gleicht neben einem K$^+$-Mangel auch die meist gleichzeitig bestehende metabolische Alkalose aus. Bei größeren Verlusten kann K$^+$ i.v. substituiert werden. Dies geschieht aufgrund möglicher Herzrhythmusstörungen unter EKG-Kontrolle.

Vorsicht bei intravenöser K$^+$-Substitution.

Pflege
Eine intravenöse K$^+$-Substitution muss besonders überwacht werden. Da K$^+$ bei Infusion die Venen stark reizt, darf es in Konzentrationen über 40 mmol/l nur über einen zentralvenösen Katheter gegeben werden. Wegen der Gefahr von Herzrhythmusstörungen muss es langsam über Infusionsspritzenpumpen verabreicht werden.

Wird die Infusionslösung mit K$^+$-Zusatz zu schnell infundiert, können auch Übelkeit und Erbrechen auftreten. In diesem Fall muss die Infusion langsamer gestellt und der Arzt informiert werden.

Hyperkaliämie

K$^+$- Konzentration ≥ 4,8 mmol/l.

Beträgt die K$^+$-Konzentration ≥ 4,8 mmol/l im Blut, liegt eine Hyperkaliämie vor.

Ursachen
Eine Hyperkaliämie kann hervorgerufen werden durch:

- K$^+$-Ausscheidung ↓
- Azidose
- Insulinmangel
- Zellschäden.

- Unzureichende Ausscheidung von K$^+$, z.B. bei akutem oder chronischem Nierenversagen oder der Einnahme kaliumsparender Diuretika, ACE-Hemmern, nichtsteroidaler Antirheumatika u.a.
- Verschiebung von K$^+$ aus dem Intrazellulärraum in den Extrazellulärraum, z.B. bei Azidose, Insulinmangel (da Insulin die Aufnahme von Glukose und K$^+$ in die Körperzellen steigert) oder bei ausgedehnten Zellschäden, z.B. großen Weichteilverletzungen, Hämolyse.

Symptome und Diagnostik

- Neuromuskuläre Störungen
- Herzrhythmusstörungen
- K$^+$ im Blut ↑
- EKG (AV-Block, Kammerflimmern).

Es gibt kein zuverlässiges Symptom, das eine Hyperkaliämie anzeigt, deshalb muss bei gefährdeten Patienten (mit Niereninsuffizienz, unter K$^+$-Substitution) regelmäßig der K$^+$-Spiegel überprüft werden. Neuromuskuläre Störungen wie Muskelzuckungen oder Paresen sind möglich. Ab Werten ≥ 6,5 mmol/l treten schwere Herzrhythmusstörungen wie AV-Blockierungen oder Kammerflattern/-flimmern auf. Die Diagnose wird anhand des K$^+$-Spiegels im Blut und des EKG gestellt.

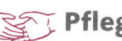
Therapie

Therapeutisch reicht es in leichten Fällen aus, auf stark K^+-haltige Lebensmittel zu verzichten und ursächliche Medikamente abzusetzen. Ansonsten werden Kationenaustauscher (z. B. Resonium A®) gegeben, die im Darm K^+ gegen Na^+ austauschen. Durch gleichzeitige Infusion von Insulin und Glukose oder Natriumbikarbonat wird der K^+-Einstrom in die Zellen gefördert. In schweren Fällen (schwere Herzrhythmusstörungen) ist eine sofortige Dialyse notwendig.

Pflege

Eine Hyperkaliämie kann durch unsachgemäße Blutabnahme, z. B. zu lange Blutstauung, vorgetäuscht werden, da es dabei in der Blutprobe selbst zur Hämolyse der Erythrozyten und damit zum K^+-Anstieg kommt. Deshalb darf bei der Blutentnahme nur kurz gestaut werden.

7.3.4 Störungen des Kalziumhaushalts

Die Gesamtkonzentration von Kalzium (Ca^{2+}) im Serum beträgt 2,3 – 2,6 mmol/l. Davon sind etwa 50 % als freie Ionen vorhanden, die die biologisch aktive Form darstellen. 50 % sind an Eiweiße, Bikarbonat u. a. Serumbestandteile gebunden.

Hypokalzämie

Sinkt der Ca^{2+}-Spiegel im Blut unter 2,2 mmol/l bzw. das freie Ca^{2+} unter 1,1 mmol/l, liegt eine Hypokalzämie vor.
Wichtige Ursachen sind Hypoparathyreoidismus, Malabsorptionssyndrom mit zu geringer Resorption von Ca^{2+} und Vitamin D aus dem Darm, ein gestörter Vitamin D-Haushalt wie bei Niereninsuffizienz oder eine akute Pankreatitis.
Klinisch zeigen die Patienten eine **hypokalzämische Tetanie.** Diese äußert sich durch Muskelzuckungen ohne Verlust des Bewusstseins. Typisch ist eine Pfötchenstellung der Hände. Weiterhin treten Parästhesien (Kribbeln, Ameisenlaufen) auf. Es kann zu EKG-Veränderungen kommen (Tetanie durch Hyperventilation ☞ 7.4.1). Die Ursache muss gezielt behandelt werden und Ca^{2+} muss ersetzt werden. Bei einer Tetanie wird Ca^{2+} *langsam* i. v. gespritzt (Gefahr von Herzrhythmusstörungen), um die Konzentration an freiem Ca^{2+} im Blut zu erhöhen. Bei einer Langzeittherapie wird Ca^{2+} oral gegeben, evtl. in Kombination mit Vitamin D.

Marginalien

- K^+-Restriktion mit der Nahrung
- Kationenaustauscher
- Infusion von Glukose und Insulin
- Ggf. Dialyse.

Ca^{2+}-Konzentration ≤ 2,2 mmol/l.

7

Ursachen:
- Hypoparathyreoidismus
- Malabsorptionssyndrom
- Gestörter Vitamin D-Haushalt.

Symptome:
- Tetanie
- EKG-Veränderungen.

Hyperkalzämie

Ca²⁺-Konzentration ≥ 2,6 mmol/l.

Bei der Hyperkalzämie steigt die Ca^{2+}-Konzentration im Blut über 2,6 mmol/l bzw. das freie Ca^{2+} über 1,3 mmol/l.

Häufige Ursachen:
- Maligner Tumor
- Primärer Hyperparathyreoidismus
- Niereninsuffizienz.

Hyperkalzämien treten oft im Zusammenhang mit einem malignen Tumor auf, z.B. einem Bronchialkarzinom oder einem Plasmozytom (☞ 3.3.4). Der Ca^{2+}-Anstieg ist entweder durch eine Ca^{2+}-Freisetzung bei Knochenmetastasen oder durch paraneoplastische Bildung von Parathormon (bzw. ähnlichen Substanzen) des Tumors bedingt. Auch ein primärer Hyperparathyreoidismus und eine Nebennnereninsuffizienz sind mögliche Ursachen einer Hyperkalzämie. Seltene Ursachen sind Nebenwirkungen von Medikamenten (z.B. Thiaziddiuretika), Sarkoidose oder Immobilisation mit Knochenabbau.

Symptome:
- Herzrhythmusstörungen
- Polyurie, Polydipsie, Übelkeit
- Bewusstseinsstörungen.

Bei 50 % aller Patienten wird die Hyperkalzämie zufällig entdeckt. Mögliche Symptome sind Herzrhythmusstörungen, Polyurie, Polydipsie (vermehrtes Trinken), Übelkeit, Erbrechen, Bewusstseinsstörungen.

Hyperkalzämische Krise

Symptome:
- Polyurie, Polydipsie
- Exsikkose
- Fieber
- Koma.

Bei einem Ca^{2+}-Spiegel ≥ 3,5 mmol/l droht eine hyperkalzämische Krise mit massiver Polyurie, Polydipsie, Exsikkose, Fieber und Koma. Wichtigste Therapiemaßnahme ist die Steigerung der Diurese, indem Kochsalzlösung und Furosemid (Lasix®) infundiert werden. Mindestens 5 Liter müssen am Tag ausgeschieden werden. Die Gabe von Biphosphonaten (z.B. Ostac®) bremst die Tätigkeit der Osteoklasten (knochenabbauende Zellen). Außerdem reduzieren Kortikosteroide die Ca^{2+}-Freisetzung aus den Knochen. Bei Niereninsuffizienz ist eine Hämodialyse mit kalziumfreiem Dialysat angezeigt.

Therapie:
- Diuresesteigerung
- Medikamente:
  – Biphosphonate
  – Kortikosteroide.

7.4 Störungen des Säure-Basen-Haushalts

pH-Wert = Maß für die H⁺-Konzentration. Physiologischer Wert: 7,36–7,44.

Störungen des Säure-Basen-Haushalts werden durch Bestimmung des **pH-Wertes** identifiziert. Der pH-Wert ist ein Maß für die H^+-Konzentration (Wasserstoffionenkonzentration) im Blut und liegt physiologisch zwischen 7,36 und 7,44. Mit folgenden Mechanismen sorgt der Organismus für diese Konstanz:
- CO_2-Ausscheidung über die Lunge
- H^+- bzw. HCO_3^- (Bikarbonat) Ausscheidung über die Niere
- Puffer, die entweder H^+-Ionen aufnehmen oder abgeben, z.B. CO_2, HCO_3^-, Phosphatpuffer sowie Hämoglobin.

Merke

Zum Verständnis: Kohlendioxid (CO_2) entspricht einer leichten Säure, da es im Blut mit Wasser zu Kohlensäure (H_2CO_3) reagiert, die ihrerseits in HCO_3^- und H^+ dissoziiert (zerfällt):
$$CO_2 + H_2O \rightleftharpoons H_2CO_3 \rightleftharpoons HCO_3^- + H^+$$

Störungen können in diesem Gleichgewicht durch Verschiebungen der beteiligten Größen verursacht sein. Deshalb wird für die genaue Diagnostik im Rahmen der Blutgasanalyse neben dem pH-Wert der CO_2-Partialdruck (pCO_2), die Bikarbonat-Konzentration und der sog. Base Excess (BE) ermittelt (Differenz zwischen der tatsächlich nachweisbaren und der physiologisch vorkommenden Pufferbasen-Konzentration).

7.4.1 Alkalose

Steigt der pH-Wert im Blut auf $\geq 7{,}44$, d. h. die H^+-Konzentration fällt ab, liegt eine Alkalose vor. Eine Alkalose kann Folge einer **metabolischen** (stoffwechselbedingten) oder einer **respiratorischen** (atmungsbedingten) Störung sein.

pH-Wert $\geq 7{,}44$.

Metabolische Alkalose

Ursachen

- Verlust von Säuren, also H^+-Ionen, durch Erbrechen oder wiederholtes Absaugen von Magensaft
- Gesteigerte H^+- und K^+-Ausscheidung sowie Na^+- und Wasserrückresorption in den Nieren, z. B. beim primären Hyperaldosteronismus oder M. Cushing
- Anstieg von Bikarbonat bei eingeschränkter Nierenfunktion.

Ursachen:
- Verlust von H^+
- Anstieg von Basen.

Symptome und Diagnostik

Durch eine verminderte, flache Atmung (Hypoventilation) versucht der Körper, weniger CO_2 abzuatmen und damit den Anteil von H^+- Ionen und so den Säureverlust auszugleichen. Aufgrund des resultierenden O_2-Mangels ist dies jedoch nur begrenzt möglich. Weitere Symptome werden durch eine gleichzeitig auftretende Hypokaliämie (z. B. Extrasystolen) und Hypokalzämie (z. B. Tetanie) hervorgerufen.

Die Diagnose wird aufgrund der klinischen Symptome und über die Blutgasanalyse gestellt: pH-Wert $\uparrow$, $HCO_3^- \uparrow$, $pCO_2 \uparrow$, BE positiv.

- Flache Atmung
- Hypokaliämie
- Hypokalzämie
- BGA: pH-Wert $\uparrow$, HCO_3- $\uparrow$, $pCO_2 \uparrow$, BE positiv.

Therapie

Therapeutisch muss die Ursache der Alkalose beseitigt werden. Ein Volumenmangel wird mit NaCl-Lösung 0,9% ausgeglichen. Eine Hypokaliämie wird in der Regel mit Kalium oral therapiert.

Therapiert wird entsprechend der Ursache.

Bei schweren Formen (pH-Wert $\geq$ 7,55) wird zusätzlich über einen zentralen Venenkatheter Argininhydrochlorid infundiert.

Respiratorische Alkalose

Ursachen

Ursache:
Hyperventilation.

Eine respiratorische Alkalose wird durch verstärkte Atmung (Hyperventilation) hervorgerufen. Diese ist meist psychisch bedingt, z. B. bei Angst, Aufregung, seltener wird sie durch O_2-Mangel oder zerebrale Störungen wie bei einer Enzephalitis (Hirnentzündung) verursacht.

Symptome und Diagnostik

- Hyperventilations-tetanie
- BGA: pH-Wert $\uparrow$, $HCO_3^-\downarrow$, $pCO_2\downarrow$, BE negativ.

Eine Folge der Alkalose ist die vermehrte Bindung von Kalzium im Blut. Da sich somit die Konzentration des freien Kalziums vermindert, steigt die neuromuskuläre Erregbarkeit. Es kommt zur Hyperventilationstetanie mit Parästhesien und Muskelzuckungen.
Ergebnis der Blutgasanalyse ist: pH-Wert $\uparrow$, $HCO_3^-\downarrow$, $pCO_2\downarrow$, BE negativ.

Therapie

Beruhigung, evtl. CO_2-Rückatmung.

Ist die Hyperventilationstetanie psychisch bedingt, muss der Patient zum langsamen Atmen angeleitet und beruhigt werden. Um die Atemluft mit CO_2 anzureichern, sollte der Patient in eine Plastiktüte ausatmen und diese CO_2-haltige Luft erneut einatmen.

7.4.2 Azidose

pH-Wert $\leq$ 7,36.

Fällt der pH-Wert im Blut auf $\leq$ 7,36, d. h. die H^+-Konzentration steigt an, liegt eine Azidose vor. Wie bei der Alkalose werden auch bei der Azidose eine metabolische und eine respiratorische Form unterschieden.

Metabolische Azidose

Ursachen

Ursachen:
- Produktion von Säuren $\uparrow$
- Verlust von HCO_3^-
- Ausscheidung von Säuren $\downarrow$.

Die metabolische Azidose kann folgende Ursachen haben:
- Vermehrte Produktion von Säuren, z. B. durch Ketonkörperproduktion beim diabetischen Koma oder durch Laktatproduktion bei O_2-Mangel
- Verlust von Bikarbonat, z. B. bei Durchfall
- Mangelnde Ausscheidung von Säuren, z. B. bei Niereninsuffizienz.

Symptome und Diagnostik

Der Organismus versucht über eine vertiefte, aber regelmäßige Atmung (Kussmaul-Atmung), möglichst viel CO_2 abzuatmen, um so die bestehende Azidose auszugleichen. Bei einer schweren Azidose treten Blutdruckabfall und Bewusstseinsstörungen auf. Die Blutgasanalyse ist wie folgt verändert: pH-Wert ↓, HCO_3^- ↓, pCO_2 ↓, BE negativ.

Therapie

Therapeutisch muss die Ursache der Azidose beseitigt werden. Bei einer schweren Azidose (pH-Wert ≤ 7,15) wird zusätzlich langsam Bikarbonat infundiert.

Respiratorische Azidose

Ursachen

Wird CO_2 vermindert abgeatmet, kommt es zu einer respiratorischen Azidose. Diese tritt bei einer Ateminsuffizienz im Rahmen unterschiedlicher Lungenerkrankungen auf, z.B. bei Asthma bronchiale oder schweren Pneumonien. Davon abzugrenzen sind Atemstörungen durch Wirkung auf das Atemzentrum, z.B. durch Medikamente wie Benzodiazepine (z.B. Valium®) oder durch einen Hirninfarkt.

Symptome und Diagnostik

Die Patienten sind geschwächt, desorientiert und in schweren Fällen komatös. Sie leiden unter Atemnot und sind durch den O_2-Mangel zyanotisch.
Die Blutgasanalyse ist wie folgt verändert: pH-Wert ↓, HCO_3^- ↑, pCO_2 ↑, BE positiv.

Therapie

Kann die Atemstörung nicht durch Therapie der Grunderkrankung behoben werden, muss der Patient intubiert und beatmet werden.

Merke

Faustregel: Bei **m**etabolischen Störungen verändern sich pH-Wert, Bikarbonat und pCO_2 stets gleichsinnig **m**iteinander!

- Kussmaul-Atmung
- Hypotonie, Bewusstseinsstörungen
- BGA: pH-Wert ↓, HCO_3^- ↓, pCO_2 ↓, BE negativ.

- Grunderkrankung behandeln
- Infusion von Bikarbonat.

Ursache:
- Lungenerkrankungen
- Störungen des Atemzentrums.

- Schwäche, Desorientiertheit bis Koma
- Atemnot
- BGA: pH-Wert ↓, HCO_3^- ↑, pCO_2 ↑, BE positiv.

- Grunderkrankung behandeln
- Ggf. Beatmung.

7

Tab. 7.2 Blutgasanalyse bei den verschiedenen Störungen des Säure-Basen-Haushalts.

Störung	pH-Wert	pCO$_2$ [mmHg]	Bikarbonat, HCO$_3^-$ [mmol/l]	BE [mmol/l]
Normwerte	7,36–7,44	36–44	22–26	−2 bis +2
Metabolische Azidose	↓ oder ↔	↔ oder ↓	↓	negativ
Metabolische Alkalose	↑ oder ↔	↔ oder ↑	↑	positiv
Respiratorische Azidose	↓ oder ↔	↑	↔ oder ↑	positiv
Respiratorische Alkalose	↑ oder ↔	↓	↔ oder ↓	negativ

* Bei kompensierten Veränderungen ist der pH-Wert durch erhöhte oder erniedrigte Bikarbonatausscheidung bzw. CO$_2$-Abatmung noch im Normbereich; pCO$_2$, BE sind jedoch pathologisch.

? Übungsfragen

❶ Nennen Sie drei Erkrankungen, bei denen eine Hämaturie auftritt!

❷ Was können Ursachen eines nephrotischen Syndroms sein?

❸ Nennen Sie die Therapie der akuten Pyelonephritis!

❹ Beschreiben Sie kurz das Prinzip der künstlichen Niere (Hämodialyse)!

❺ Wie äußern sich die typischen Schmerzen einer Harnleiterkolik?

❻ Nennen Sie die konservativen Therapiemöglichkeiten bei Nierensteinen!

❼ Nennen Sie typische Symptome der Hypokaliämie!

8 Erkrankungen des Hormonsystems

Mit der Funktion von Hormondrüsen und Hormonen sowie deren Störungen beschäftigt sich die **Endokrinologie.** Voraussetzung für das Verständnis der endokrinologischen Erkrankungen ist die Kenntnis der physiologischen Zusammenhänge. In Abbildung 8.1 sind die wichtigsten Hormone und deren Wirkungsweise zusammengestellt.

$$TRH = \text{Thyreotropin-Releasing-Hormon}$$
$$TSH = \text{Thyroideastimulierendes Hormon}$$
$$T_3 = \text{Trijodthyronin}$$
$$T_4 = \text{Tetrajodthyronin, Thyroxin}$$
$$CRH = \text{Corticotropin-Releasing-Hormon}$$
$$ACTH = \text{Adrenocorticotropes Hormon}$$
$$\text{Gn-RH} = \text{Gonadotropin-Releasing-Hormon}$$
$$FSH = \text{Follikelstimulierendes Hormon}$$
$$LH = \text{Luteinisierendes Hormon}$$
$$\text{GH-RH} = \text{Growth-Hormon-Releasing-Hormon}$$
$$\text{GH-IH} = \text{Growth-Hormon-Inhibiting-Hormon}$$
$$\text{PRL-RH} = \text{Prolaktin-Releasing-Hormon}$$
$$\text{PRL-IH} = \text{Prolaktin-Inhibiting-Hormon}$$

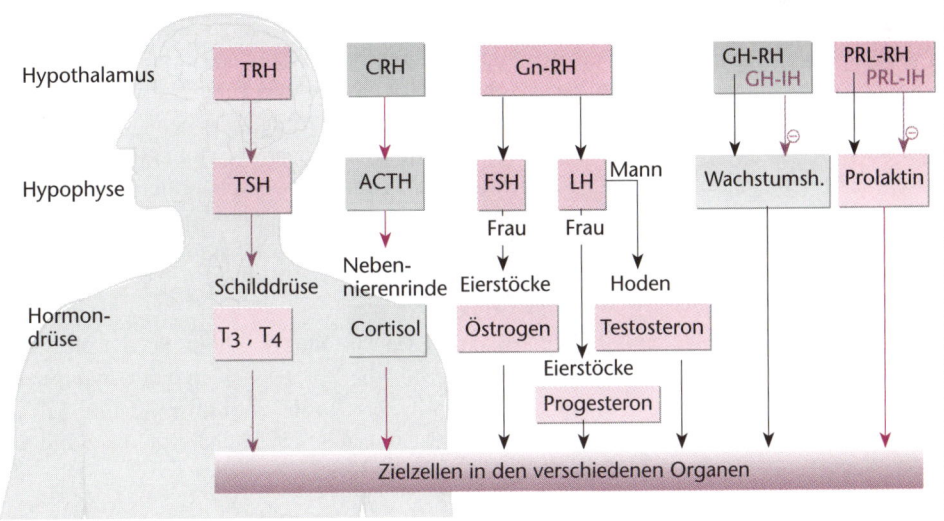

Abb. 8.1 Regulationsachsen der einzelnen Hormone. [A400]

8

Die Hypophyse ist
ein wichtiges Steuer-
organ im endokrinen
System.

Unterscheide:
■ Endokrin aktive
  Tumoren
■ Endokrin inaktive
  Tumoren.

8.1 Erkrankungen der Hypophyse

8.1.1 Hypophysentumoren

Tumoren der Hypophyse machen etwa 10% aller Hirntumoren aus. Sie können endokrin aktiv (60%) oder inaktiv (40%) sein. Die **endokrin aktiven Tumoren** werden nach ihrer Hormonproduktion eingeteilt:

■ Prolaktinom (prolaktinproduzierender Hypophysentumor, 40%)
■ Wachstumshormonproduzierender Tumor mit Akromegalie (15%)
■ ACTH-produzierender Tumor (5%).

Endokrin inaktive Tumoren rufen durch Schädigung des gesunden Gewebes eine Insuffizienz des Hypophysenvorderlappens mit entsprechendem Ausfall der glandotropen Hormone hervor. Weitere Symptome sind ein zentraler Diabetes insipidus, Sehstörungen durch Druck des Tumors auf den N. opticus und Kopfschmerzen.

Prolaktin sezernieren-
des Adenom des HVL.

Prolaktinom

Das Prolaktinom ist ein Prolaktin sezernierendes Adenom des Hypophysenvorderlappens und ist der häufigste Tumor der Hypophyse.

■ Frau: Amenorrhoe,
  Libidoverlust,
  Galaktorrhoe
■ Mann: Libido-,
  Potenzverlust
■ Beide Geschlechter:
  Kopfschmerzen,
  Sehstörungen, evtl.
  HVL-Insuffizienz.

Symptome

Folge des erhöhten Prolaktinspiegels bei Frauen sind eine Amenorrhoe (fehlende Monatsblutung) und ein Libidoverlust, ggf. auch eine Galaktorrhoe (Milchaustritt aus der Brust). Bei Männern kommt es zu Libido- und Potenzverlust.
Aufgrund der Raumforderung im Schädel treten bei beiden Geschlechtern Symptome wie Kopfschmerzen und Sehstörungen (durch Druck des Tumors auf den N. opticus) auf. Wird das übrige hormonproduzierende Gewebe der Hypophyse durch den Tumor geschädigt, kommt es zur Hypophysenvorderlappeninsuffizienz.

■ Blut: Prolaktin ↑
■ MRT, CT
■ Endokrinologische
  Funktions-
  diagnostik.

Diagnostik

Der Prolaktinspiegel im Blut ist erhöht. Bei der Blutuntersuchung werden weiterhin die Spiegel der anderen hypophysären Hormone überprüft. Der Tumor wird über CT und MRT genau lokalisiert. Weiterhin erfolgt eine Augenuntersuchung mit Bestimmung des Gesichtsfeldes.

■ Dopaminagonisten
■ Operation.

Therapie

Die Therapie erfolgt primär medikamentös mit Dopaminagonisten (z. B. Bromocriptin als Pravidel®), die die Hormonproduktion hemmen. Erst wenn sich unter dieser Therapie weder der Tumor verkleinert noch der Prolaktinspiegel sinkt, wird operiert.

Akromegalie

❶ Die Akromegalie wird hervorgerufen durch einen Tumor des Hypophysenvorderlappens, der das Wachstumshormon Somatotropin (STH) produziert.

STH sezernierender Tumor des HVL.

Symptome und Diagnostik

Bei Kindern und Jugendlichen verstärkt sich das Längenwachstum. Betroffene erreichen eine Körpergröße von über 2 Metern. Bei Erwachsenen wachsen die Akren (Hände, Füße, Schädel): Schuhe, Handschuhe und Hüte passen nicht mehr, die Gesichtszüge vergröbern sich. Weiterhin nehmen die inneren Organe an Größe zu. Aufgrund der diabetogenen Wirkung des STH kann ein Diabetes mellitus auftreten. Wie beim Prolaktinom können zudem Symptome aufgrund der Raumforderung des Tumors hinzukommen.

Der STH-Spiegel im Blut ist erhöht. Genau lokalisiert wird der Tumor mit CT und MRT.

- Kinder: verstärktes Längenwachstum
- Erwachsene: verstärktes Wachstum der Akren
- Kopfschmerzen, Sehstörungen, evtl. HVLInsuffizienz.

Therapie

Die Therapie besteht in der operativen Entfernung des Tumors oder in seltenen Fällen in Strahlentherapie. Präoperativ sowie bei inoperablen Patienten kann der Tumor mit dem Dopaminagonisten Bromocriptin (Pravidel®) oder dem Somatostatinanalogon Octreotid (Sandostatin®) verkleinert werden.

- Operation
- Alternativ Bromocriptin, Octreotid.

8.1.2 Hypophysenvorderlappeninsuffizienz

Unter einer Hypophysenvorderlappeninsuffizienz versteht man eine unzureichende oder fehlende Hormonproduktion des Hypophysenvorderlappens (HVL).

Hormonproduktion im HVL ↓.

8

Ursachen

Eine Hypophysenvorderlappeninsuffizienz kann hervorgerufen werden durch:

- Tumor, der das Gewebe der Hypophyse zerstört
- Neurochirurgische Operationen
- Unfälle
- Autoantikörper
- Sheehan-Syndrom als seltene Ursache: Ein Schock während der Geburt führt bei der Mutter zu einer Mangeldurchblutung des Hypophysengewebes mit anschließender Nekrose.

Symptome aufgrund fehlender hypophysärer Hormone.

Symptome

Symptome treten erst auf, wenn bereits 80% des Hypophysenvorderlappens zerstört sind. Sie werden durch die fehlenden hypophysären Hormone hervorgerufen:

1. LH ↓, FSH ↓: Amenorrhoe, schwindende Achsel- und Schambehaarung, Libido- und Potenzverlust, Osteoporose
2. TSH ↓: Müdigkeit, Bradykardie, Kälteintoleranz
3. ACTH ↓, MSH ↓ (Melanozyten-stimulierendes Hormon): Adynamie, arterielle Hypotonie, Hypoglykämie, Gewichtsabnahme, alabasterfarbene Blässe durch fehlende Hautpigmentierung
4. Prolaktin ↓ bei stillenden Frauen: Agalaktie (fehlender Milchfluss in der Stillzeit).

Diagnostik

Die endokrinologische Funktionsdiagnostik ist umfangreich: Die hypophysären Hormone im Blut werden bestimmt. Um die Stimulierbarkeit der hypophysären Hormone zu testen, werden Releasing-Hormone des Hypothalamus appliziert (☞ Diagnostik zu den einzelnen endokrinologischen Erkrankungen). Ein Tumor kann über CT und MRT lokalisiert werden.

- Endokrinologische Funktionsdiagnostik
- MRT, CT.

Therapie

Wenn möglich wird die Ursache der Hypophysenvorderlappeninsuffizienz behoben, z. B. durch die Operation eines Tumors. Postoperativ sowie bei anderen Ursachen einer Hypophyseninsuffizienz müssen die peripheren Hormone lebenslang ersetzt werden, da ihr Ausschüttungsreiz durch die hypophysären Hormone fehlt: Schilddrüsenhormon L-Thyroxin, Kortikosteroide der Nebennierenrinde, STH, bei Männern Testosteron, bei Frauen eine Östrogen-Gestagen-Kombination. Die Patienten sollten immer einen **Notfallausweis** bei sich tragen.

- Operation
- Lebenslange Substitution der fehlenden Hormone.

Komplikationen

In Belastungssituationen (z. B. bei Infekten, Operationen, Erbrechen, Diarrhoe) kommt es physiologisch zu einer erhöhten Hormonausschüttung. Aufgrund des ACTH- und TSH-Mangels kann der Körper eines Erkrankten jedoch nicht adäquat reagieren, und die Gefahr eines **hypophysären Komas** besteht: Die Patienten werden schläfrig und stuporös. Hypotonie, Bradykardie, Hypothermie, Hypoglykämie und Hypoventilation treten hinzu. Therapiert wird mit der intravenösen Gabe von Kortikosteroiden sowie Flüssigkeitssubstitution. Je nach Bedarf werden zusätzlich Glukose und Schilddrüsenhormone gegeben.

Hypophysäres Koma.

Therapie:
- Kortikosteroide
- Glukose
- Schilddrüsenhormone.

8.1.3 Diabetes insipidus

Beim Diabetes insipidus ist die Wasserrückresorption in den Nieren gestört, so dass die Nieren den Harn nicht ausreichend konzentrieren können. Die Urinmenge kann bis zu 25 l täglich betragen.

Wasserrückresorption in den Nieren gestört.

Ursachen und Einteilung

Zu unterscheiden sind:

- **Zentraler Diabetes insipidus:** Es besteht ein Mangel an ADH (Antidiuretisches Hormon, Adiuretin, Vasopressin). Ursache können ein Tumor, eine Operation oder Verletzung bzw. eine Entzündung im Bereich von Hypothalamus oder Hypophyse sein. In einigen Fällen liegen auch eine dominante Vererbung oder Autoantikörper gegen ADH-produzierende Zellen als Ursache zugrunde
- **Nephrogener Diabetes insipidus:** Die Nieren sprechen auf das ausreichend produzierte ADH nicht an. Ursachen sind verschiedene Nierenerkrankungen oder eine autosomal rezessiv vererbte Störung.

Man unterscheidet: Zentraler und nephrogener Diabetes insipidus.

Symptome

- Polyurie (5–25 l/Tag)
- Verstärkter Durst mit Polydipsie (vermehrter Flüssigkeitsaufnahme) aufgrund des massiven Flüssigkeitsverlustes
- Asthenurie (fehlende Harnkonzentrierung)
- Exsikkose bei unzureichender Flüssigkeitszufuhr.

Diagnostik

Die fehlende Harnkonzentrierung wird über das spezifische Gewicht des Urins gemessen.

Im **Durstversuch** wird ein Diabetes insipidus festgestellt: Die Patienten dürfen für einen bestimmten Zeitraum keine Flüssigkeit aufnehmen. Beim Gesunden kommt es zu einer starken Urinkonzentrierung, bei einem Diabetes insipidus bleibt diese aus. Wird dann eine Testdosis ADH verabreicht, nimmt die Urinkonzentration beim zentralen Diabetes insipidus zu. Bei der nephrogenen Form kommt es zu keiner Veränderung, da die Nieren auf diese Testdosis nicht ansprechen. Weiterhin kann die ADH-Konzentration im Blut bestimmt werden. Ein Tumor der Hypophyse oder des Hypothalamus wird mit Hilfe von CT und MRT lokalisiert.

- Durstversuch
- MRT, CT.

8

Therapie

Beim zentralen sowie beim nephrogenen Diabetes insipidus wird versucht, die auslösende Ursache zu beheben. Ist dies nicht möglich, kann beim zentralen Diabetes insipidus ein ADH-Analogon (Desmopressin als Minirin®) über die Nasenschleimhaut gegeben

- Auslösende Ursache beheben
- Zentrale Form: ADH-Analogon

- **Nephrogene Form:** Thiaziddiuretika, Antiphlogistika.

werden. Bei der nephrogenen Form kann ein Therapieversuch mit Thiaziddiuretika und nichtsteroidalen Antiphlogistika unternommen werden.

 Pflege

Die Patienten müssen ausreichend trinken und sollten auf Kaffee, Tee und Alkohol verzichten, da diese Getränke einen diuretischen Effekt haben. Außerdem sollten sie immer einen **Notfallausweis** bei sich tragen.

T_3, T_4 beeinflussen Wachstum und zahlreiche Stoffwechselprozesse.

8.2 Erkrankungen der Schilddrüse

Die Schilddrüse produziert die Hormone Trijodthyronin (T_3) und Thyroxin (Tetrajodthyronin, T_4). Bei Erkrankungen der Schilddrüse werden abhängig von der Hormonproduktion folgende Stoffwechsellagen unterschieden:

3 Stoffwechsellagen.

- **Euthyreose:** Konzentration der Schilddrüsenhormone im Blut ist normal
- **Hypothyreose:** Konzentration der Schilddrüsenhormone im Blut ist erniedrigt
- **Hyperthyreose:** Konzentration der Schilddrüsenhormone im Blut ist erhöht.

Vergrößerte Schilddrüse = Struma.

Unabhängig von der Hormonproduktion kann die Schilddrüse normal groß, vergrößert oder verkleinert sein. Eine vergrößerte Schilddrüse wird als **Struma** (Kropf) bezeichnet.

8.2.1 Euthyreote Struma

4 Stadien je nach Größe.

Bei der euthyreoten Struma ist die Schilddrüse vergrößert (Struma, Kropf), während die Hormonspiegel normal sind. Je nach Größe der Struma werden vier Stadien unterschieden:
Ia   Normal große Schilddrüse mit knotiger Veränderung
Ib   Struma, die nur bei zurückgelegtem Kopf sichtbar ist
II   Struma, die auch bei normaler Kopfhaltung sichtbar ist
III   Ausgeprägte Struma, die Nachbarorgane einengt bzw. verdrängt.

Ursache

Jodmangel.

Bis zu 30% der deutschen Bevölkerung erkranken an einer mehr oder weniger stark ausgeprägten euthyreoten Struma. Die Ursache liegt in einer zu geringen Aufnahme von Jod mit der Nahrung und dem Trinkwasser. Wird zu wenig Jod aufgenommen, kommt es zu einer Aktivierung von Wachstumsfaktoren in der Schilddrüse, die eine Hyperplasie der Schilddrüsenzellen hervorrufen.

Daneben ist die Hormonproduktion gestört. Die Schilddrüse wird verstärkt durch Hypothalamus und Hypophyse aktiviert. Dadurch kommt es zur Hypertrophie ihrer Zellen.

Symptome

Symptome werden durch die vergrößerte Schilddrüse hervorgerufen: Dem Patienten fällt ein verdickter Hals auf, der Hemdkragen lässt sich nicht mehr schließen. Die Schilddrüse wächst jedoch nicht nur nach außen hin sichtbar, sondern auch nach innen. Hier engt sie u. U. Luft- und Speiseröhre ein, so dass Dyspnoe und Schluckbeschwerden auftreten. Auch Blutgefäße des Halses können komprimiert werden. Bei lang bestehender Jodmagel-Struma kann es zur Autonomie von Schilddrüsenzellen kommen, d. h. dass unabhängig vom TSH-Einfluss Schilddrüsenhormone produziert werden.

- Dicker Hals
- Evtl. Dyspnoe
- Schluckbeschwerden
- Komprimierung von Gefäßen.

Diagnostik

Eine Struma kann in der Regel getastet werden. In der Sonographie sind ihre genaue Größe und Form, die Beziehung zu den Nachbarorganen sowie gewebliche Veränderungen (z. B. Zysten, Knoten) erkennbar. Der Schilddrüsenhormonspiegel und der TSH-Basalwert sind normal.

- Sonographie
- T_3, T_4, TSH, TRH normal.

Merke

Jede karzinomverdächtige Veränderung in der Schilddrüse, z. B. ein einzelner Knoten, muss punktiert und das entnommene Gewebe zytologisch oder histologisch untersucht werden.

Therapie
Medikamentöse Therapie

Zur Strumatherapie wird Jodid allein oder in Kombination mit Thyroxin eingesetzt. Bei einer kleinen Struma werden trotz des normalen Hormonspiegels Hormone substituiert (Euthyrox®). Die Schilddrüse wird so entlastet und verkleinert sich meist wieder.

- Jodid
- Hormonsubstitution
- Subtotale Strumektomie
- Radiojodtherapie.

Operative Therapie

Große Strumen sowie Strumen mit autonomen Gewebeanteilen werden operiert, wobei ein kleiner Rest Schilddrüsengewebe belassen wird (subtotale Strumektomie). Ist ein Patient inoperabel, kann eine große Struma auch durch eine Radiojodtherapie verkleinert werden.

Radiojodtherapie

Besteht ein erhöhtes Operationsrisiko oder liegt eine Rezidivstruma vor, wird eine Radiojodtherapie durchgeführt: Die Patienten schlucken hierzu radioaktives Jod (^{131}J), welches aus-

8

schließlich in der Schilddrüse gespeichert wird. Die radioaktive Strahlung des Jods zerstört das Schilddrüsengewebe. Die Belastung für die Umgebung ist gering, da die Strahlung mit zunehmender Entfernung rasch abnimmt.

8.2.2 Hyperthyreose

Schilddrüsen-
überfunktion.

Bei einer Hyperthyreose (Schilddrüsenüberfunktion) werden übermäßig Schilddrüsenhormone produziert. Sie führt zu einer starken Aktivierung zahlreicher Stoffwechselprozesse, die den gesamten Organismus betreffen.

Ursache
Die häufigste Ursache der Hyperthyreose ist eine **Schilddrüsen-autonomie.** Die Schilddrüse produziert dabei unabhängig von der Steuerung durch Hypothalamus und Hypophyse Hormone. Dies kann innerhalb der Schilddrüse in gut abgrenzbaren Knoten, den **Adenomen,** geschehen oder auch diffus das gesamte Schilddrüsengewebe betreffen. Der Schilddrüsenautonomie liegt meist eine Struma bei Jodmangel zugrunde.
Weiterhin kann eine Hyperthyreose durch Autoantikörper gegen TSH-Rezeptoren (TRAK) hervorgerufen werden, die die Synthese von Schilddrüsenhormonen anregen. Diese Erkrankung heißt **M. Basedow.**
Seltenere Ursachen sind eine Schilddrüsenentzündung (Thyreoiditis), ein Schilddrüsenkarzinom oder eine ungewollte Überdosierung von Schilddrüsenhormonen im Rahmen einer Therapie.

- Schilddrüsenauto-
  nomie durch Jod-
  mangelstruma,
  Adenom
- M. Basedow

- Selten: Schild-
  drüsenkarzinom,
  Schilddrüsenent-
  zündung, Überdo-
  sierung von Schild-
  drüsenhormonen.

Symptome
❷ Die Symptome einer Hyperthyreose leiten sich u.a. von den Wirkungen der Schilddrüsenhormone ab:
- Struma bei 70–90% der Patienten
- Psychische Veränderungen wie Nervosität, Unruhe, Schlaflosigkeit, feinschlägiger Fingertremor
- Tachykardie, Herzrhythmusstörungen, erhöhtes Herzzeitvolumen mit großer Blutdruckamplitude (Spanne zwischen systolischem und diastolischem RR-Wert)
- Myopathie, Schwäche der Oberschenkelmuskulatur
- Gewichtsverlust, obwohl die Patienten oft Heißhunger aufgrund des erhöhten Energiebedarfs haben
- Gesteigerte Stuhlfrequenz, Neigung zu Durchfall
- Wärmeintoleranz mit warmer, feuchter Haut
- Weiches, dünnes Haar
- Fettleber
- Beim M. Basedow kommt es häufig zusätzlich zu einer **endokrinen Orbitopathie** mit Exophthalmus (Hervortreten des Augapfels aus der Augenhöhle), seltenem Lidschlag und Ver-

schlechterung des Sehvermögens. Seltener tritt ein prätibiales Myxödem auf (Gewebeschwellung vor dem Schienbein).

Bei Patienten über 60 Jahren verläuft eine Hyperthyreose häufig weniger deutlich mit einzelnen z. T. unspezifischen Symptomen wie Gewichtsverlust, Herzrhythmusstörungen, Herzinsuffizienz bzw. depressiven Verstimmungen. Sie wird deshalb meist erst spät diagnostiziert.

Diagnostik
Die Konzentration der Schilddrüsenhormone im Blut ist erhöht, das TSH erniedrigt. Beim M. Basedow sind Autoantikörper gegen das Schilddrüsengewebe nachweisbar. Die Sonographie zeigt Größe und Veränderungen der Schilddrüse.
Die **Szintigraphie** der Schilddrüse stellt die Aufnahme und Verteilung einer radioaktiven Substanz in der Drüse bildlich dar. Mit diesem Funktionstest lässt sich bei niedrigem TSH-Spiegel die Autonomie des Gewebes nachweisen.

Patienten > 60 Jahre geringe Symptome

- $T_3 \uparrow$, $T_4 \uparrow$, TSH $\downarrow$
- Szintigraphie
- Bei M. Basedow: Autoantikörper im Blut $\uparrow$
- Sonographie
- Szintigraphie.

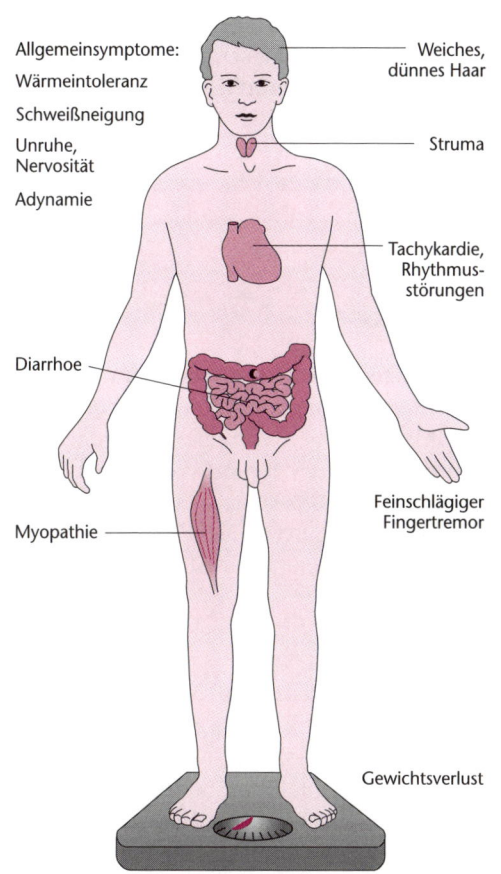

Allgemeinsymptome:
Wärmeintoleranz
Schweißneigung
Unruhe, Nervosität
Adynamie

Weiches, dünnes Haar

Struma

Tachykardie, Rhythmusstörungen

Diarrhoe

Myopathie

Feinschlägiger Fingertremor

Gewichtsverlust

Abb. 8.2
Symptome bei Hyperthyreose.
[L157]

8

- Thyreostatika
- Subtotale Strumektomie
- Adenomausschälung
- Radiojodtherapie.

Therapie

Um eine euthyreote Stoffwechsellage herzustellen, wird die Synthese von Schilddrüsenhormonen durch Thyreostatika (z. B. Thiamazol als Favistan®) blockiert oder die Jodaufnahme in die Schilddrüse gehemmt (Perchlorat als Irenat®). Daran sollte sich nach Möglichkeit eine operative Entfernung der Schilddrüse anschließen, bei der ein Rest Gewebe belassen wird. Einzelne Adenome als Ursache einer Hyperthyreose werden aus der Schilddrüse operativ ausgeschält. Bei kleineren Strumen, beim M. Basedow oder bei Kontraindikationen gegen eine Operation kann auch eine Radiojodtherapie mit ^{131}J durchgeführt werden.

Thyreotoxische Krise bei Gabe jodhaltiger Medikamente und Rö-Kontrast-Mittel.

Komplikationen

Patienten sind bei versehentlicher Gabe jodhaltiger Medikamente oder Röntgenkontrastmittel durch eine **thyreotoxische Krise** gefährdet. Die Symptome sind stärker ausgeprägt als die der Hyperthyreose: Hohes Fieber, schwere Tachykardie und ein Erregungszustand mit Übergang in ein Koma werden durch die erhöhte Stoffwechselaktivität verursacht. Die Patienten sind vital gefährdet und müssen auf der Intensivstation behandelt werden. Neben einer symptomatischen Therapie (Flüssigkeits-, Elektrolyt-, Kalorienersatz, β-Blocker, Kortikosteroide, Temperatursenkung, Thromboembolieprophylaxe) wird Thiamazol und Kaliumperchlorat gegeben, um die weitere Hormonsynthese zu hemmen. In schweren Fällen kann eine Plasmapherese (Plasmaaustauschtherapie) und eine nahezu komplette operative Schilddrüsenentfernung durchgeführt werden.

8.2.3 Hypothyreose

Schilddrüsenunterfunktion.

Eine Hypothyreose (Schilddrüsenunterfunktion) ist durch unzureichende Produktion von Schilddrüsenhormonen gekennzeichnet. Es wird eine primäre von einer sekundären Form unterschieden: Bei der **primären Hypothyreose** liegt die Störung in der Schilddrüse selbst. Die seltene **sekundäre Hypothyreose** tritt im Rahmen einer Hypophysenvorderlappeninsuffizienz auf, bei der zu wenig TSH ausgeschüttet wird.

- Hashimoto Thyreoiditis
- Radikale Strumektomie, Radiojodtherapie
- Überdosierung von Thyreostatika
- Angeboren.

Ursachen

Ursache einer Hypothyreose ist häufig eine vorausgegangene autoimmune Schilddrüsenentzündung, eine **Hashimoto-Thyreoiditis,** mit Autoantikörpern gegen Thyreoglobulin (Speicherform der Schilddrüsenhormone) und thyreoidale Peroxidase. Durch die andauernde Entzündung wird Schilddrüsengewebe durch Bindegewebe ersetzt. Weitere Ursachen sind radikale Strumektomie, Radiojodtherapie, Überdosierung von Thyreostatika oder eine angeborene Hypothyreose.

Symptome

Entgegengesetzt zur Hyperthyreose treten bei der Hypothyreose auf:

- Müdigkeit, Antriebsschwäche, Verlangsamung, allgemeines Desinteresse
- Bradykardie, Herzvergrößerung mit Herzinsuffizienz
- Arteriosklerose infolge einer Hypercholesterinämie
- Obstipation
- Kälteempfindlichkeit
- Kühle, blasse, trockene und schuppende Haut sowie trockene und brüchige Haare
- Generalisiertes Myxödem, ggf. verbunden mit Gewichtszunahme durch vermehrte Einlagerung von Schleimsubstanzen und Wasser ins Unterhautgewebe
- Raue und heisere Stimme
- Zyklusstörungen, gestörte Spermatogenese, Infertilität.

Diagnostik

Die Spiegel der Schilddrüsenhormone im Blut sind erniedrigt. Bei einer primären Hypothyreose ist das TSH erhöht. Im Szintigramm ist die Radionuklidspeicherung vermindert oder fehlt ganz. Bei der Hashimoto-Thyreoiditis lassen sich außerdem Autoantikörper gegen Thyreoglobulin und thyreoidale Peroxidase (anti-TPO-Antikörper) nachweisen.

- $T_3\downarrow$, $T_4\downarrow$, TSH $\uparrow$, Anstieg von TSH im TRH-Test
- Szintigraphie
- Evtl. Autoantikörper.

Therapie

Lebenslang müssen Schilddrüsenhormone (z. B. Euthyrox®) eingenommen werden.

Einnahme von Schilddrüsenhormonen.

Komplikationen

In sehr seltenen Fällen tritt ein lebensbedrohliches **Myxödemkoma** mit verstärkten Hypothyreosezeichen auf: Hypothermie, Hypoventilation, Bradykardie, Hypotonie, Hypoglykämie und Bewusstseinsstörungen. Die Patienten werden auf der Intensivstation vorsichtig erwärmt und bei Bedarf beatmet. Sie erhalten T_4, Kortikosteroide und Glukose.

Myxödemkoma.

8.2.4 Malignome der Schilddrüse

Malignome der Schilddrüse machen insgesamt 0,5 % aller bösartigen Tumoren aus. Sie werden wie folgt eingeteilt:

- Differenziertes Karzinom: Papillär (50 – 60 %) oder follikulär (20 – 30 %)
- Undifferenziertes (anaplastisches) Karzinom (5 – 10 %)
- Medulläres Karzinom, ausgehend von den kalzitoninproduzierenden C-Zellen der Schilddrüse (ca. 5 %).

Die Karzinomentstehung wird durch genetische Faktoren und ionisierende Strahlen begünstigt.

 Symptome

❸ Ein Teil der Patienten hat eine Struma, innerhalb derer sich ein harter Knoten tasten lässt. Im fortgeschrittenen Stadium kann der Tumor so weit ausgedehnt sein, dass die Patienten durch Infiltration des zum Kehlkopf ziehenden N. recurrens heiser sind. Ist der Sympathikus infiltriert, tritt ein Horner-Syndrom mit Miosis, Ptosis und scheinbarem Enophthalmus auf. Die Patienten können Schluck- und Atembeschwerden sowie Schmerzen im Hals-, Ohr- oder Hinterhauptsbereich haben. Mitunter sind Lymphknotenmetastasen am Hals und oberhalb der Klavikula tastbar. Hämatogene Metastasen finden sich in der Lunge und im Skelett.

Diagnostik

Sonographie und Szintigraphie stützen die Diagnose. Szintigraphisch imponiert ein Karzinom meist als **kalter Knoten,** in dem radioaktives Jod nicht gespeichert wird. Jeder Verdacht muss definitiv durch eine Feinnadelpunktion und – falls das nicht ausreicht – durch eine Operation abgeklärt werden. Weiterhin werden CT und/oder MRT der Halsregion angefertigt. Zur Metastasensuche wird ein Röntgenbild und CT des Thorax sowie eine Knochenszintigraphie durchgeführt.

 Therapie

Schilddrüse und regionale Lymphknoten werden radikal chirurgisch entfernt. Daran schließt sich eine hochdosierte Radiojodtherapie mit ^{131}J an, um möglichst alle noch bestehenden jodspeichernden Schilddrüsenreste sowie Metastasen zu zerstören. Bei undifferenzierten Tumoren, die meist kein Jod speichern, wird statt einer Radiojodtherapie eine perkutane Strahlenbehandlung durchgeführt.

Postoperativ erfolgt eine hochdosierte Behandlung mit Schilddrüsenhormonen, um die TSH-Sekretion der Hypophyse zu unterdrücken, da TSH ein Wachstumsreiz für die Tumorzellen ist. Weiterhin wird so die infolge der Operation bestehende Hypothyreose ausgeglichen. Kontrolluntersuchungen finden alle sechs Monate statt. Thyreoglobulin dient als Tumormarker. Sein Anstieg deutet auf ein Rezidiv oder Metastasen hin.

- Struma mit hartem Knoten
- Heiserkeit, Schluck-, Atembeschwerden
- Schmerzen
- Horner-Syndrom.

- Sonographie, Szintigraphie: kalter Knoten
- Feinnadelpunktion
- u. U. OP
- CT, MRT.

- OP
- Hochdosierte Radiojodtherapie
- Strahlentherapie
- Postoperativ: Hochdosiert Schilddrüsenhormone.

8.3 Erkrankungen der Nebenschilddrüsen

8.3.1 Hyperparathyreoidismus

Wird von den Nebenschilddrüsen zu viel Parathormon (PTH) gebildet, liegt ein Hyperparathyreoidismus vor.

Ursachen

Zu unterscheiden ist ein primärer von einem sekundären Hyperparathyreoidismus: Der **primäre Hyperparathyreoidismus** wird meist durch ein Adenom (85%), eine allgemeine Vergrößerung (Hyperplasie) der Nebenschilddrüsen (15%) oder sehr selten durch ein Karzinom ($\leq$ 1%) verursacht. Der **sekundäre Hyperparathyreoidismus** wird durch einen erniedrigten Ca^{2+}-Spiegel im Blut hervorgerufen ($\leftarrow$ 7.3.4). Daraufhin wird reaktiv vermehrt PTH ausgeschüttet, um den Ca^{2+}-Spiegel wieder anzuheben.

Symptome und Diagnostik

❹ Ungefähr die Hälfte der Patienten hat keinerlei Beschwerden. Häufig wird ein Hyperparathyreoidismus zufällig aufgrund der Hyperkalzämie diagnostiziert. Die klassischen Symptome sind »Stein-, Bein- und Magenpein«:

- »Steinpein« (häufig): Nierensteine aufgrund des erhöhten Ca^{2+}-Spiegels und der damit verbundenen höheren Ca^{2+}-Ausscheidung
- »Beinpein«: Wirbelsäulen- und Gliederschmerzen durch den gesteigerten Knochenumbau
- »Magenpein«: Obstipation, Übelkeit, Gewichtsabnahme, Ulcus ventriculi, selten Pankreatitis
- Depressive Verstimmungen
- Muskelschwäche, rasche Ermüdbarkeit.

Beim sekundären Hyperparathyreoidismus treten zusätzlich Symptome der Grunderkrankung auf.

Diagnostik

PTH und Ca^{2+} im Blut sind erhöht, während der Phosphatspiegel erniedrigt ist. Eine erhöhte alkalische Phosphatase weist auf einen erhöhten Knochenstoffwechsel hin. Ein Adenom wird mittels Sonographie lokalisiert. Im Zweifelsfall wird zusätzlich ein CT oder MRT durchgeführt.

Therapie

Adenomatös vergrößerte Nebenschilddrüsen werden operativ entfernt. Sind alle vier Nebenschilddrüsen hyperplastisch, werden

---

Parathormon im Blut $\uparrow$.

- Primäre Form: Adenom, Hyperplasie, Karzinom
- Sekundäre Form: $Ca^{2+} \downarrow$.

»Stein-, Bein-, Magenpein«.

- PTH $\uparrow$, $Ca^{2+} \uparrow$, Phosphat $\downarrow$, AP $\uparrow$
- Sonographie, evtl. CT/MRT.

Operation.

8

drei entfernt und die vierte auf den Unterarm verpflanzt. Hier ist sie dann bei einer eventuell notwendigen zweiten Operation aufgrund einer erneuten Hyperplasie leicht und komplikationslos aufzufinden.

Hyperkalzämische Krise.

Komplikationen

Ein Hyperparathyreoidismus kann jederzeit und ohne besondere Vorboten eine lebensgefährliche hyperkalzämische Krise (☞ 7.3.4) verursachen.

8.3.2 Hypoparathyreoidismus

Wird vom Organismus zu wenig PTH gebildet liegt ein Hypoparathyreoidismus vor. Am häufigsten ist ein Hypoparathyreoidismus Folge einer Schilddrüsenoperation, bei der die Nebenschilddrüsen geschädigt oder versehentlich entfernt wurden.

- PTH im Blut ↓
- Schädigung der Nebenschilddrüsen durch OP im Halsbereich.

Symptome

Aufgrund des niedrigen Ca^{2+}-Spiegels ist die Erregbarkeit von Muskeln und Nerven erhöht. Es kommt zur **Tetanie** mit Muskelkrämpfen (typisch: Pfötchenstellung der Hände) und Parästhesien (Missempfindungen der Haut ohne äußeren Reiz). Langfristig treten Haar- und Nagelwuchsstörungen, Katarakt (Grauer Star), Stammganglienverkalkung, Osteosklerose (Verdichtung des Knochengewebes mit verminderter Elastizität), erhöhte Reizbarkeit und depressive Verstimmungen auf.

- Tetanie
- Haar- und Nagelwuchsstörungen
- Katarakt
- Osteosklerose
- Psychische Veränderungen
- Stammganglienverkalkung.

Diagnostik

Im Blut sind typischerweise der PTH-, Ca^{2+}- und Magnesium (Mg^{2+})-Spiegel erniedrigt, während der Phosphatspiegel erhöht ist.

PTH ↓, Ca^{2+} ↓, Mg^{2+} ↓, Phosphat ↑.

Therapie

Langfristig wird ein Hypoparathyreoidismus mit Vitamin D und Ca^{2+} oral therapiert. Der Ca^{2+}-Spiegel muss regelmäßig kontrolliert werden.

Tritt eine Tetanie auf, wird langsam Kalziumglukonat i.v. gespritzt.

Vitamin D, Ca^{2+} oral.

8.4 Erkrankungen der Nebennieren

8.4.1 Cushing-Syndrom

Beim Cushing-Syndrom (Hyperkortisolismus) werden vermehrt Kortikosteroide, überwiegend Kortisol, gebildet oder von außen zugeführt.

Nebennierenmark: Katecholamine.
Nebennierenrinde:
- Mineralokortikoide
- Kortikosteroide
- Androgene.

Ursachen

Ursache ist eine vermehrte Produktion oder Zufuhr von Kortisol oder ACTH:

- Exogenes bzw. iatrogenes Cushing-Syndrom durch Langzeitbehandlung mit Kortikosteroiden (am häufigsten)
- Zentrales Cushing-Syndrom (= M. Cushing): Mikroadenom im Hypophysenvorderlappen produziert überschießend ACTH → Stimulation der Nebennierenrinde → Nebennierenrindenhyperplasie mit vermehrter Kortisolproduktion
- Paraneoplastische ACTH-Sekretion durch einen Tumor, z. B. Bronchialkarzinom, Karzinoid
- Kortisolproduzierender Tumor der Nebennierenrinde.

Kortikosteroide im Blut ↑.

Symptome

❺ Das klinische Bild eines Cushing-Syndroms wird durch die Wirkung der Kortikosteroide auf die verschiedenen Gewebe und Zellen hervorgerufen:

- Fettstoffwechsel: Umverteilung des Fettgewebes mit sog. Vollmondgesicht, Stiernacken und Stammfettsucht; Hypercholesterinämie
- Osteoporose, Muskelschwund, Adynamie, da Kortikosteroide dem Eiweißaufbau (Anabolismus) entgegenwirken
- Erhöhter Blutzucker (diabetogene Stoffwechsellage), da Kortisol zu den Gegenspielern des Insulins gehört
- Haut: Akne, Furunkel, Ulzera, Striae rubrae (dunkelrote Streifen aufgrund der Bindegewebsschwäche der Haut)
- Hypertonie

Abzuleiten von den Wirkungen der Kortikosteroide.

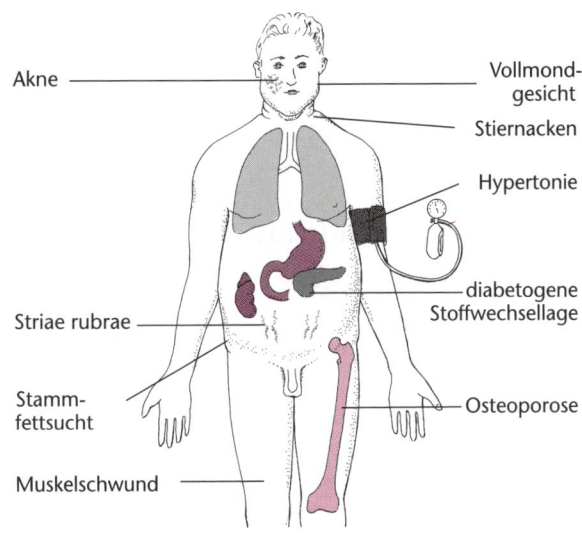

Akne
Vollmondgesicht
Stiernacken
Hypertonie
diabetogene Stoffwechsellage
Striae rubrae
Stammfettsucht
Osteoporose
Muskelschwund

Abb. 8.3
Symptome beim Cushing-Syndrom. [A400]

8

- Bei Frauen: Männlicher Behaarungstyp, Zyklusstörungen (durch androgene Begleitwirkung)
- Psychische Veränderungen, z. B. Depressionen.

Diagnostik
Diagnosestellung:
- Symptomatik
- Blutwerte: Leuko-, Thrombo-, Erythrozyten ↑, Lymphozyten ↓, eosinophile Granulozyten ↓, Kortisol in Blut und Urin ↑
- Dexamethason-Hemmtest ist pathologisch: Der Patient nimmt um 24.00 Uhr 2 mg Dexamethason ein. Das um 8.00 Uhr bestimmte Kortisol ist im Gegensatz zum Gesunden nicht vermindert
- Der CRH-Stimulationstest dient dazu, ein zentrales Cushing-Syndrom von einem Nebennierentumor oder einer paraneoplastischen ACTH-Sekretion zu unterscheiden. CRH wird intravenös gespritzt. Beim zentralen Cushing-Syndrom steigt ACTH an. Dies wird bei einem Tumor der Nebennierenrinde sowie beim paraneoplastischen Cushing-Syndrom nicht beobachtet, da hierbei die Hypophysenfunktion intakt ist und ihre Reaktion deshalb durch die bereits stark erhöhten Steroid- bzw. ACTH-Spiegel unterdrückt wird
- CT und MRT von Schädel bzw. Nebennieren lokalisieren das Adenom oder den Tumor genau.

Therapie
Bei Tumoren der Nebennierenrinde wird die betroffene Nebenniere operativ entfernt. Postoperativ erhält der Patient Steroide bis die noch vorhandene, zunächst jedoch atrophische Nebenniere ihre Funktion aufgenommen hat. Ein Tumor der Hypophyse wird ebenfalls operiert. Bei paraneoplastischer ACTH-Produktion muss der Primärtumor behandelt werden. Daneben kann die Kortisolproduktion medikamentös blockiert werden, z. B. mit Octreotid (Sandostatin®), Aminoglutethimid (Orimeten®).

8.4.2 Hyperaldosteronismus

Produziert die Nebennierenrinde vermehrt Mineralokortikoide, vor allem Aldosteron, kommt es zum Hyperaldosteronismus.

Ursachen
Es werden der primäre und der sekundäre Hyperaldosteronismus unterschieden. Die **primäre Form,** das Conn-Syndrom, wird in 80% der Fälle durch ein Aldosteron-produzierendes Adenom der Nebennierenrinde hervorgerufen, seltener durch eine allgemeine Hyperplasie der Nebennierenrinde.

Marginalien:
- Leuko-, Thrombo-, Erythrozyten ↑, Lymphozyten ↓, eosinophile Granulozyten ↓, Kortisol ↑
- Dexamethason-Hemmtest
- CRH-Stimulationstest
- CT, MRT.

- Operation
- Postoperativ vorübergehend Gabe von Steroiden.

Mineralokortikoide im Blut ↑.

- Primäre Form = Conn-Syndrom: Adenom, Hyperplasie

Die **sekundäre Form** wird durch eine übermäßige Stimulation des Renin-Angiotensin-Systems verursacht (die Aldosteronsekretion wird durch Angiotensin II stimuliert), z.B. bei Mangeldurchblutung der Nieren infolge einer Nierenarterienstenose oder einer ausgeprägten Herzinsuffizienz.

- Sekundäre Form: Stimulation des Renin-Angiotensin-Systems.

Symptome

Leitsymptom ist eine Hypertonie mit ihren Folgeschäden. Daneben treten eine metabolische Alkalose und eine Hypokaliämie mit ihren typischen Symptomen wie Muskelschwäche, Obstipation, EKG-Veränderungen auf.

- Hypertonie
- Metabolische Alkalose
- Hypokaliämie.

Diagnostik

Der Kalium (K^+)-Spiegel ist erniedrigt, die Konzentration des Plasmaaldosterons erhöht. In der Blutgasanalyse zeigt sich eine metabolische Alkalose. Beim Conn-Syndrom ist der Reninspiegel erniedrigt, beim sekundären Hyperaldosteronismus hingegen erhöht. Ein Adenom der Nebennierenrinde wird mit Hilfe von Sonographie, CT, MRT und Szintigraphie der Nebennieren lokalisiert.

- Blut: $K^+\downarrow$, $Na^+\uparrow$, Renin $\uparrow$ / $\downarrow$
- Metabolische Alkalose
- Sonographie, CT, MRT, Szintigraphie.

Therapie

Beim Adenom der Nebennierenrinde wird die Nebenniere operativ entfernt. Eine Nebennierenrindenhyperplasie wird konservativ mit Aldosteronantagonisten (z.B. Spironolacton als Aldactone®) und Antihypertensiva behandelt. Beim sekundären Hyperaldosteronismus erfolgt nach Möglichkeit eine Behandlung der Grundkrankheit.

- Operation
- Aldosteronantagonisten
- Antihypertensiva.

8.4.3 Nebennierenrindeninsuffizienz

Bei der Nebennierenrindeninsuffizienz (Unterfunktion der Nebennierenrinde, Hypokortisolismus) werden zu wenig Steroidhormone (v.a. Aldosteron, Kortisol) produziert.

Steroidmangel.

8

Ursachen

Bei der **primären Form** ist das Nebennierenrindengewebe geschädigt. Die Konzentration der Gluko- und Mineralokortikoide ist vermindert, der ACTH-Spiegel erhöht. Als Ursachen kommen in Frage:

- **M. Addison:** Autoimmunerkrankung, bei der Autoantikörper die Nebennierenrinde zerstören
- Infektionskrankheiten wie Tuberkulose, AIDS, Zytomegalie
- Metastasen in der Nebennierenrinde
- Akute Blutungen in die Nebennierenrinde.

Sekundäre Form:
- Störung in Hypothalamus oder Hypophyse
- Langzeitbehandlung mit Kortikosteroiden.

- Müdigkeit, Gewichtsverlust, Übelkeit
- Hypotonie
- Bronzefarbene Haut.

- Serum: Kortisol ↓, ATCH ↓/↑
- ACTH-Kurztest
- Sonographie
- Röntgen, CT, MRT
- Angiographie.

Bei der **sekundären Form** liegt die Störung im Hypothalamus oder Hypophysenvorderlappen. ACTH und damit auch die Kortikosteroide sind erniedrigt. Eine weitere Ursache kann eine Langzeitbehandlung mit Kortikosteroiden sein. Die Mineralokortikoide sind bei der sekundären Nebennierenrindeninsuffizienz nur wenig betroffen. Dafür findet man oft auch Störungen anderer Hypophysenfunktionen.

Symptome
Klinische Symptome treten meist erst auf, wenn bereits 90% der Nebennierenrinde zerstört sind. Die Patienten sind schwach und ermüden rasch. Sie leiden unter Übelkeit, verlieren an Gewicht und haben einen niedrigen Blutdruck. Haut und Schleimhäute sind bei der primären Form braun pigmentiert, da ACTH auch eine Melanozyten-stimulierende Wirkung hat.

Diagnostik
Im Blut ist der Kortisolspiegel erniedrigt. Je nach Ursache der Nebenniereninsuffizienz ist der ACTH-Spiegel erhöht (primäre Form) oder erniedrigt (sekundäre Form). Bei einem Mangel an Mineralokortikoiden ist der K^+-Spiegel im Serum erhöht.

Mit Hilfe des **ACTH-Kurztestes** kann eine primäre von einer sekundären Nebenniereninsuffizienz unterschieden werden: ACTH wird intravenös verabreicht. Bei der primären Form bleibt der Kortisolspiegel im Blut unverändert, da die Nebennierenrinde keine Kortikosteroide produzieren kann. Bei der sekundären Form steigt er an, da die Nebennierenrinde vermehrt stimuliert wird. Differenzialdiagnostisch erfolgt auch ein CRH-Test.

Um die Ursache der Nebenniereninsuffizienz festzustellen, wird nach Autoantikörpern gesucht. An bildgebenden Verfahren werden je nach Verdacht eine Sonographie, Abdomen-Leeraufnahme, ein CT, ein MRT und evtl. eine Angiographie durchgeführt.

Substitution von Kortikosteroiden.

Therapie
Die fehlenden Kortikosteroide werden entsprechend dem tageszeitlichen Rhythmus der Kortisolausschüttung ersetzt (höchste Dosis am Morgen). Bei Operationen, Infekten u.a. Belastungssituationen erhalten die Patienten eine höhere Dosierung. Bei der primären Form werden zusätzlich die fehlenden Mineralokortikoide ersetzt (z.B. durch Gabe von Fludrocortison als Astonin® H).

Merke

> Sollen Kortikosteroide bei einer Langzeitbehandlung abgesetzt werden, darf dies nie abrupt geschehen! Die Gabe von Kortikosteroiden hemmt die körpereigene CRH- und ACTH-Produktion. Bei plötzlichem Absetzen besteht die Gefahr einer akuten Nebennierenrindeninsuffizienz, da der Körper die eigene Hormonproduktion nicht so rasch wieder aufnehmen kann. Deshalb muss die Dosis von Kortikosteroiden langsam vermindert werden.

Komplikationen

Eine unerkannte Nebennierenrindeninsuffizienz ist gefährlich, da es bei besonderen Belastungen (z. B. Infekt, Unfall) zur akuten Dekompensation, der **Addison-Krise,** kommt: Die Patienten sind stark exsikkiert und hypoglykämisch, sie erbrechen und haben Durchfälle. Die Folge ist ein Schock mit Oligurie und Bewusstseinsstörungen bis hin zum Koma. Die intensivmedizinische Therapie besteht v. a. in der Gabe von Glukose, Flüssigkeit und Kortikosteroiden.

> Addison-Krise in Stresssituationen.

8.5 Diabetes mellitus

Der Diabetes mellitus (Zuckerkrankheit) ist eine erbliche chronische Erkrankung, die durch einen Insulinmangel bzw. eine verminderte Insulinwirkung hervorgerufen wird. Man unterscheidet Typ I-, Typ II- und sekundären Diabetes.

> Insulinmangel oder Insulinwirkung ↓.

Ursachen

❻ **Typ I-Diabetes (10%):** Die Insulin produzierenden B-Zellen der Langerhans-Inseln im Pankreas gehen zugrunde, so dass es zu einem absoluten Insulinmangel kommt. Ursache ist eine Autoimmuninsulitis mit Inselzell-Autoantikörpern (ICA). Die Erkrankung tritt meist schon im Jugend- bzw. frühen Erwachsenenalter auf.

Typ II-Diabetes (90%): Die Insulinsekretion ist gestört: Dies äußert sich anfangs als verspäteter und verzögerter Anstieg der Insulinkonzentration im Blut nach Kohlenhydrataufnahme, später auch als Verminderung der Insulinausschüttung. Zusätzlich ist die Insulinempfindlichkeit der Zielzellen vermindert, es liegt eine sog. **Insulinresistenz** vor. 80% aller Typ II-Diabetiker sind übergewichtig, was die Entstehung der Stoffwechselstörung begünstigt. Der Typ II-Diabetes mellitus gehört zum metabolischen Syndrom (☞ 7.4.2).

Gestationsdiabetes: Etwa 3% aller Schwangeren entwickeln eine Störung des Kohlenhydratstoffwechsels während der Schwanger-

> Man unterscheidet:
> - Typ I-Diabetes
> - Typ II-Diabetes
> - Sekundärer Diabetes.

> **8**

schaft. Diese verschwindet in der Mehrzahl der Fälle mit der Geburt des Kindes. Allerdings haben die betroffenen Frauen ein erhöhtes Risiko, später an einem Diabetes mellitus zu erkranken.
Sekundärer Diabetes: Er wird durch andere Grunderkrankungen oder durch Medikamente hervorgerufen, z. B. durch Pankreaserkrankungen, endokrine Erkrankungen mit vermehrter Produktion von Hormonen, die dem Insulin entgegenwirken (z. B. M. Cushing, Akromegalie) oder Einnahme bestimmter Medikamente, z. B. Kortikosteroide, Diuretika vom Typ der Benzothiadiazine.

Typ I → schnell.
Typ II → schleichend.

Symptome

Die Symptome eines Typ I-Diabetes entwickeln sich meist schnell innerhalb von Tagen bis Wochen, während sich ein Typ II-Diabetes schleichend bemerkbar macht:

- Allgemeinsymptome wie Leistungsminderung, Müdigkeit
- Vorübergehende Hypoglykämien (Unterzuckerung) mit Heißhunger, Schwitzen, Kopfschmerzen
- Hyperglykämien mit Glukosurie und Polyurie: Der Betroffene hat Durst und trinkt viel, trotzdem kommt es häufig zur Exsikkose und Gewichtsabnahme
- Störungen des Wasser- und Elektrolythaushaltes mit nächtlichen Wadenkrämpfen und Sehstörungen
- Hauterscheinungen wie Juckreiz, Pilzinfektionen, Furunkel
- Potenzstörungen, Amenorrhoe.

Diagnostik

- Nüchtern-Blutzuckerspiegel ↑
- Oraler Glukosetoleranztest
- HbA$_{1c}$: Kontrolle des BZ der letzten 1–3 Monate.

Der Nüchtern-Blutzuckerspiegel im Blut ist auf $\geq$ 126 mg/dl (> 7,0 mmol/l) erhöht. Steigt er über 150–180 mg/dl, wird die sog. Nierenschwelle überschritten und Glukose mit dem Urin ausgeschieden (Glukosurie), die dort nachweisbar ist. In Zweifelsfällen (Nüchtern-Blutzucker zwischen 110 und 126 mg/dl) kann ein oraler Glukosetoleranztest (oGTT) durchgeführt werden. Dafür wird eine Testlösung mit 75 g Glukose getrunken, nachdem der Patient 10 Stunden nüchtern war. Zwei Stunden später wird der Blutzucker (BZ) gemessen. Beträgt er $\geq$ 200 mg/dl, liegt ein Diabetes mellitus vor.

Glykohämoglobin (HbA$_{1c}$)

In Abhängigkeit von der Blutzucker (BZ)-Konzentration liegt ein Teil des Hämoglobins in einer chemischen Bindung mit Glukose vor. Der Anteil dieser Glykohämoglobine am Gesamthämoglobin ist proportional zum durchschnittlichen BZ-Spiegel der vorausgegangenen 1–3 Monate (sog. Blutzuckergedächtnis). Deshalb stellt der HbA$_{1c}$-Wert einen ausgezeichneten Parameter zur Kontrolle der Stoffwechseleinstellung der letzten drei Monate beim Diabetes dar. Normwert beim Gesunden: $\leq$ 6,5%.

Therapie

Therapieziele

❼ Ziele der Therapie sind eine Normalisierung der BZ-Werte, der Blutfettwerte, des HbA_{1c}-Wertes und des Körpergewichtes. Hypoglykämien müssen vermieden werden. Dies gelingt durch Diät, Gabe von oralen Antidiabetika und Insulin. Je nach Schweregrad und Form des Diabetes reicht eine der Maßnahmen aus oder es können alle drei miteinander kombiniert werden.

Die BZ-Werte sollten im Tagesprofil zwischen 80 und 160 mg/dl gehalten werden. Bei Schwangeren ist eine besonders sorgfältige Überwachung erforderlich, um Schäden des Ungeborenen zu vermeiden. Der BZ soll in dieser Zeit auf Werte zwischen 60 und 120 mg/dl eingestellt werden, wie sie normalerweise während einer Schwangerschaft zu finden sind.

Wichtig ist auch, den Patienten über die Folgen seiner Erkrankung aufzuklären, damit er Einsicht für Diät und Therapie erhält und deren Umsetzung gewährleistet ist.

- BZ, Triglyzeride, Körpergewicht im Normbereich
- Keine Hypoglykämien.

Diätetische Therapie

Die meist übergewichtigen Typ II-Diabetiker müssen gezielt ihr Gewicht reduzieren und ihre Ernährungsgewohnheiten umstellen (Zielwert: BMI < 25 kg/m²). Gelingt dies, ist eine weitere medikamentöse Therapie häufig überflüssig.

Patienten mit Typ I-Diabetes müssen Nahrungsaufnahme und Insulindosis optimal aufeinander abstimmen.

Grundlage einer Diabetes-Diät ist die Beachtung der Kohlenhydrat- und Fettaufnahme. Dabei müssen Energie- und Nähr-

- Gewichtsreduktion (Typ II)
- Kohlenhydrataufnahme beachten
- Vollwertige Ernährungsweise.

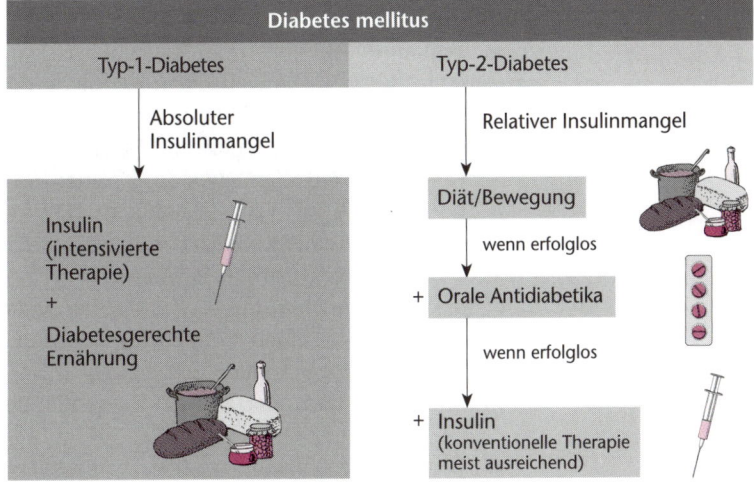

Abb. 8.4 Therapie des Diabetes mellitus. [A400]

stoffbedarf des Patienten gedeckt werden. Im Grunde sollte die Ernährung einer vollwertigen Kost entsprechen, mit geringem Anteil an Monosacchariden (Zucker, Weißmehl) und Fett zugunsten von Vollkornprodukten sowie frischem Obst und Gemüse. Grobe Richtlinien sind:

- Der tägliche Energiebedarf in Kalorien (kcal) beträgt bei leichter körperlicher Arbeit: Normalgewicht in kg × 32
- Die Nahrungsaufnahme soll sich auf mehrere kleine Mahlzeiten pro Tag verteilen
- Die Nahrung sollte etwa folgendermaßen zusammengesetzt sein:
  - 50–60% der Gesamtkalorien aus Kohlenhydraten; ihre Berechnung erfolgt in Broteinheiten (BE): 1 BE = 12 g Kohlenhydratäquivalent
  - 30% der Gesamtkalorien aus Fett
  - 15% der Gesamtkalorien aus Eiweiß (fettarmes Fleisch, Fisch, pflanzliche Eiweiße)
- Als Getränke eignen sich Mineralwasser und ungesüßte Tees. Keine Limonaden mit normalem Zuckergehalt! Vorsicht bei Alkohol: Es besteht die Gefahr einer Hypoglykämie, da Alkohol die Glukoneogenese (Neubildung von Glukose, z. B. aus Milchsäure, Laktat) in der Leber hemmt
- Regelmäßige körperliche Aktivitäten senken den BZ-Spiegel. Starke körperliche Belastungen müssen bei der Insulindosis berücksichtigt werden.

Orale, medikamentöse Therapie

Da Typ II-Diabetiker einen relativen Insulinmangel haben, kann der Insulinspiegel durch Medikamente angehoben werden. Bei Typ I-Diabetikern ist dies aufgrund des absoluten Insulinmangels nicht möglich.

- **Biguanide** (Metformin als Glucophage®) verzögern die Kohlenhydratresorption aus dem Darm, fördern die Glukoseaufnahme in die Muskulatur, hemmen die Glukoneogenese in der Leber und erleichtern die Gewichtsabnahme, da sie den Appetit senken. Biguanide sind Mittel der ersten Wahl bei übergewichtigen Typ II-Diabetikern. NW: Lebensgefährliches laktatazidotisches Koma, wenn Gegenanzeigen nicht beachtet werden, Magen-Darm-Beschwerden
- α-**Glukosidasehemmer** (Acarbose als Glucobay®, Miglitol als Diastabol®) hemmen zuckerspaltende Enzyme in der Dünndarmschleimhaut. So werden BZ-Spitzen nach den Mahlzeiten verhindert. NW: Anfangs Blähungen und Durchfall
- **Glitazone** (z. B. Rosiglitazon als Avandia®) erhöhen die Empfindlichkeit peripherer Zellen für Insulin. Sie werden entweder mit Sulfonylharnstoffen oder Biguaniden kombiniert. NW: Gewichtszunahme, Ödeme

Möglich bei Typ II-Diabetikern:
- Biguanide
- Sulfonylharnstoffe
- Glitazone
- Hemmstoffe der KH-Resorption
- Glinide.

- **Sulfonylharnstoffe** (Glibornurid als Glutril®, Glibenclamid als Euglucon®) stimulieren die Insulinausschüttung des Pankreas und wirken so blutzuckersenkend. Im fortgeschrittenen Stadium des Diabetes können sie mit Insulin kombiniert werden. NW: Hypoglykämien bei falscher Einnahme, Magen-Darm-Beschwerden, Allergien
- **Glinide** (z.B. Repaglinide als NovoNorm®) erhöhen kurzfristig die Insulinausschüttung aus den B-Zellen. NW: Hypoglykämien, gastrointestinale Beschwerden, Sehstörungen, Allergien.

Insulintherapie

Typ I-Diabetiker sowie Typ II-Diabetiker, bei denen eine orale medikamentöse Therapie nicht mehr ausreicht, benötigen Insulin (grundsätzlich Humaninsulin), welches subkutan gespritzt wird. Man unterscheidet:

- **Kurzwirkende Insuline**
  - Normalinsulin (z.B. Actrapid® HM, Humaninsulin® Normal): Spritz-Ess-Abstand 15–20 Min., Wirkungsgipfel nach 1–2 Std., Wirkdauer 4–6 Std.
  - Insulinanaloga (z.B. Insulin-Lispro als Humalog®): Kein Spritz-Ess-Abstand
- **Verzögerungsinsuline** mit längerer Wirkdauer
  - Intermediärinsuline (Insuman Basal®): Wirkungsbeginn nach 30–90 Min., Wirkungsgipfel nach 4–12 Std., Wirkdauer 9–18 Std.
  - Langzeitinsuline (z.B. Ultratard® HM, Glargin als Lantus®): Wirkungsbeginn nach 3–4 Std., Wirkdauer über 24 Std.
- **Mischinsuline:** Mischungen aus Normalinsulin und Intermediärinsulin, in verschiedenen Verhältnissen erhältlich, Spritz-Ess-Abstand 30 Min.

In der Insulintherapie gibt es drei Therapieansätze:
- **Konventionelle Insulintherapie:** $^2/_3$ der Tagesdosis an Mischinsulin wird morgens und $^1/_3$ der Tagesdosis abends vor dem Essen gespritzt. Dieses Therapieschema ist starr und fordert vom Patienten, dass er sich genau an seine Esszeiten hält. Verschiebt oder lässt er Mahlzeiten aus, besteht die Gefahr der Hypoglykämie

Insulinarten mit unterschiedlichem Wirkungsspektrum.

3 Therapieansätze:
- Konventionelle Insulintherapie

8

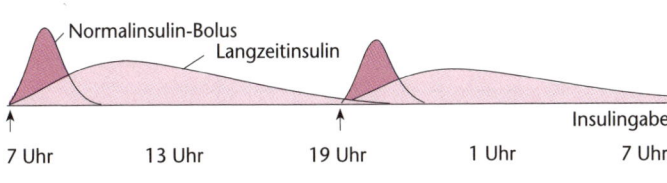

Normalinsulin-Bolus
Langzeitinsulin
Insulingabe
7 Uhr   13 Uhr   19 Uhr   1 Uhr   7 Uhr

Abb. 8.5
Blutzuckerverlauf bei konventioneller Insulintherapie. [A300]

- Intensivierte
  Insulintherapie

■ **Intensivierte Insulintherapie:** Basis-Bolus-Konzept: 40 – 50% des Gesamttagesbedarfes an Insulin werden abends als Verzögerungsinsulin gespritzt. Die restlichen 50 – 60% werden als Normalinsulin, als sog. Bolus, jeweils vor den Mahlzeiten gegeben. Die Höhe der einzelnen Dosis richtet sich nach der Größe der geplanten Mahlzeit, dem vor dem Essen gemessenen BZ-Wert, der Tageszeit und der körperlichen Belastung. Bei dieser Therapieform muss der Patient mehr Eigenleistung erbringen, kann dafür jedoch seinen Tagesablauf flexibler gestalten

Abb. 8.6
Blutzuckerverlauf
bei intensivierter
Insulintherapie.
[A300]

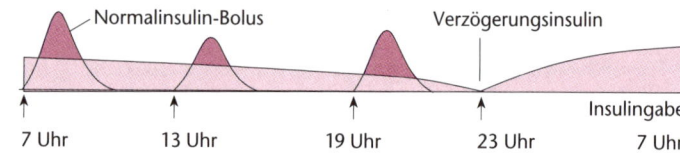

- Insulinpumpen-
  therapie.

■ **Insulinpumpentherapie:** Über eine außerhalb des Körpers gelegene Pumpe wird kontinuierlich über den gesamten Tag subkutan Normalinsulin infundiert (kontinuierliche subkutane Insulininfusion, CSII). Vor den Mahlzeiten wird ähnlich wie bei der intensivierten konventionellen Insulintherapie zusätzlich ein Bolus infundiert.

Abb. 8.7
Blutzuckerverlauf
bei Insulinpumpen-
therapie. [A300]

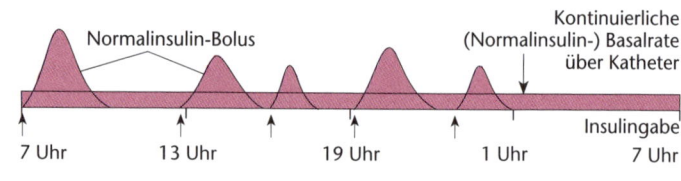

- Makroangiopathie
- Mikroangiopathie
- Diabetische
  Neuropathie
- Diabetischer Fuß
- Immunabwehr-
  schwäche
- Triglyzeride ↑.

Komplikationen

❽ Der Diabetes mellitus gefährdet die Patienten einerseits durch akute Stoffwechselentgleisungen, andererseits durch Langzeitschäden aufgrund des trotz Therapie häufig erhöhten BZ-Spiegels. Die Patienten müssen ausführlich und in regelmäßigen Abständen über ihre Erkrankung und deren Folgen aufgeklärt werden.

■ Zu den wichtigsten Spätfolgen gehört eine Arteriosklerose der großen arteriellen Blutgefäße, die **Makroangiopathie,** die verschiedene Organsysteme betreffen kann:
  - Koronare Herzkrankheit mit Myokardinfarkt
  - Periphere arterielle Verschlusskrankheit
  - Ischämischer Hirninfarkt

- Daneben finden sich diabetesspezifische Veränderungen an den kleinen arteriellen Blutgefäßen, die als **Mikroangiopathie** bezeichnet werden:
  - Diabetische Nephropathie: Nierenfunktionsstörung, die über Jahre bis zur Dialysepflicht führt. 30% aller Dialysepatienten sind Diabetiker
  - Diabetische Retinopathie: Schäden an der Netzhaut durch Gefäßneubildungen, Einblutungen, Netzhautablösungen. 30% aller Erblindungen in Europa werden durch Diabetes verursacht
- Die **diabetische Neuropathie** wird wahrscheinlich durch eine Schädigung der Blutgefäße verursacht, die die Nerven versorgen:
  - Periphere Polyneuropathie: Sensibilitätsstörungen, verminderte Schmerzempfindung, Lähmungen besonders an Füßen und Unterschenkeln
  - Autonome Neuropathie: Betroffen ist das vegetative (autonome) Nervensystem. Mögliche Symptome sind Herzrhythmusstörungen, Blutdruckregulationsstörungen, fehlende Schmerzempfindung z.B. beim Myokardinfarkt, Magenentleerungsstörungen mit Völlegefühl, Verdau-

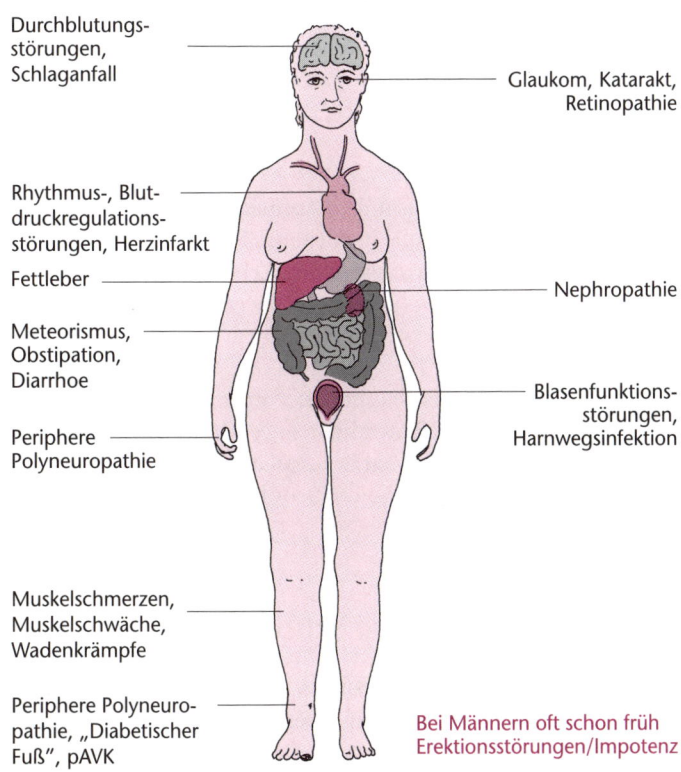

Durchblutungsstörungen, Schlaganfall

Glaukom, Katarakt, Retinopathie

Rhythmus-, Blutdruckregulationsstörungen, Herzinfarkt

Fettleber

Nephropathie

Meteorismus, Obstipation, Diarrhoe

Periphere Polyneuropathie

Blasenfunktionsstörungen, Harnwegsinfektion

Muskelschmerzen, Muskelschwäche, Wadenkrämpfe

Periphere Polyneuropathie, „Diabetischer Fuß", pAVK

Bei Männern oft schon früh Erektionsstörungen/Impotenz

Abb. 8.8
Diabetische Spätschäden. [L190]

ungsstörungen, Blasenentleerungsstörungen, fehlende Erektionen, mangelhafte Gegenregulation bei Hypoglykämien

- **Diabetischer Fuß:** Das Zusammenspiel von Makro- und Mikroangiopathie, Neuropathie und erhöhter Infektneigung kann bereits bei kleinsten Fußverletzungen zu Geschwüren mit Knochenbeteiligung und Gangrän führen. Operationen oder sogar Amputationen sind oft die letzte Therapiemöglichkeit
- **Verminderte Immunabwehr** mit häufigen Infekten (vor allem bakterielle Hautinfekte und Harnwegsinfekte)
- Hypertriglyzeridämie mit Fettleber.

Um Komplikationen frühzeitig zu erfassen, sollte der Urin regelmäßig auf Albumin, Harnstoff und Kreatinin untersucht werde, die Füße sollten durch einen Arzt untersucht, der Pulsstatus kontrolliert und augenärztliche Untersuchungen durchgeführt werden.

 Pflege

Hautpflege
Um Infektionen der Haut, z. B. mit Candida albicans, zu verhindern, müssen die Patienten ihre Haut sorgfältig pflegen. Nach dem Waschen sollte die Haut (vor allem auch in Hautfalten) sorgfältig getrocknet werden. Trockene Haut sollte eingecremt werden. Mögliche Verletzungen müssen besonders beobachet werden, um eine Infektion rechtzeitig erkennen und behandeln zu können.

Fußpflege
Der Fußpflege gilt besondere Aufmerksamkeit:
- Einengende Schuhe meiden, um Druckstellen zu verhindern
- Füße täglich waschen; dabei Zehenzwischenräume bewusst säubern und sorgfältig abtrocknen
- Ggf. rissige Hautstellen eincremen, aber nicht die Zehenzwischenräume
- Zehennägel gerade schneiden; nicht die Ecken der Nägel abschneiden, um Einwachsen zu verhindern
- Füße aufmerksam auf Druckstellen, Blasen, Hornhaut hin beobachten. Auf Grund der Sensibilitätstörungen sind diese oft nicht zu spüren.

8.5.1 Hypoglykämischer Schock

Ein hypoglykämischer Schock ist gekennzeichnet durch die klinischen Symptome eines erniedrigten BZ-Spiegels (meist ≤ 40 mg/dl, ≤ 2,2 mmol/l).

BZ ≤ 40 mg/dl durch:
- Überdosierung von Insulin oder Sulfonylharnstoffen

Ursachen

Ein hypoglykämischer Schock tritt meist dann auf, wenn Insulin oder Sulfonylharnstoffe bei einem Diabetiker im Vergleich zur Kohlenhydrataufnahme überdosiert worden sind. Aber auch starke körperliche Belastungen und Alkoholgenuss können Auslöser sein. Bei Nicht-Diabetikern ist eine schwere Hypoglykämie z.B. Folge eines Insulinoms (☞ 6.4.4) oder einer schweren Lebererkrankung (Glukoneogenese ↓).

- Körperliche Belastung, Alkohol
- Insulinom, schwere Lebererkrankungen.

Symptome

❾ Ein hypoglykämischer Schock kann plötzlich innerhalb von Minuten auftreten. Die Patienten verspüren Heißhunger, werden unruhig, schwitzen und zittern. Es entwickelt sich eine Tachykardie. Da Glukose die einzige Energiequelle der Gehirnzellen ist, reagieren diese besonders empfindlich auf Hypoglykämien: Es kommt zu Kopfschmerzen, Bewusstseinsstörungen bis hin zur Bewusstlosigkeit. Außerdem können Krämpfe, fokale neurologische Ausfälle, primitive Automatismen (Grimassieren, Greifen, Schmatzen) sowie zentrale Atem- und Kreislaufregulationsstörungen auftreten.

- Heißhunger
- Schwitzen, Zittern
- Tachykardie
- Bewusstseinsstörungen bis Bewusstlosigkeit.

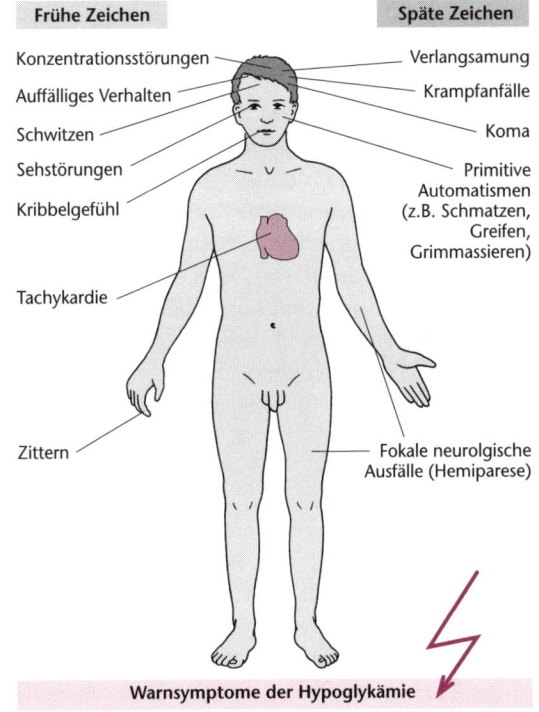

Frühe Zeichen

Konzentrationsstörungen
Auffälliges Verhalten
Schwitzen
Sehstörungen
Kribbelgefühl
Tachykardie
Zittern

Späte Zeichen

Verlangsamung
Krampfanfälle
Koma
Primitive Automatismen (z.B. Schmatzen, Greifen, Grimmassieren)
Fokale neurolgische Ausfälle (Hemiparese)

Warnsymptome der Hypoglykämie

Abb. 8.9
Symptome bei Hypoglykämie.
[L157]

8

- Sofort Gabe von Glukose oral oder i. v.
- BZ-Stix, Blutprobe abnehmen.

Diagnostik und Therapie
Glukosegabe

Besteht der Verdacht eines hypoglykämischen Schocks, z. B. bei bekanntem Diabetes, muss dem Patienten sofort Glukose zugeführt werden:

- Ist der Patient noch bei Bewusstsein, werden 5 – 10 g Glukose oral verabreicht in Form von Würfel- oder Traubenzucker, Schokolade oder zuckerhaltigen Getränken (z. B. Cola, Apfelsaft, jedoch keine Light-Produkte)
- Bei schweren Hypoglykämien werden 25 – 100 ml 40 %ige Glukose und anschließend 5 %ige Glukose infundiert, bis der BZ-Spiegel auf 200 mg/dl angestiegen ist.

Immer sollte nach der Ursache der Hypoglykämie gesucht und die Diabetes-Medikation überprüft werden.

Blutzuckerbestimmung

Mit Hilfe eines BZ-Stix wird der Verdacht auf einen hypoglykämischen Schock bestätigt. Wenn möglich, sollte zusätzlich Blut abgenommen werden, um später die Ursache der Hypoglykämie feststellen zu können.

8.5.2 Diabetisches Koma

Das diabetische Koma (Coma diabeticum), auch hyperglykämischer Schock genannt, tritt bei extrem hohen BZ-Spiegeln auf.

Ursachen und Symptome

Hyperglykämie durch Insulinmangel:
- Appetitlosigkeit, Schwäche
- Erbrechen
- Durst, Polydipsie
- Polyurie
- Tachypnoe.

Ein diabetisches Koma tritt auf, wenn zu wenig Insulin von außen zugeführt wird (z. B. vergessene Injektion, zu niedrige Dosierung) oder mehr Insulin als sonst benötigt wird (z. B. bei Infektionen, Diätfehlern, Myokardinfarkt). Man unterscheidet das ketoazidotische vom hyperosmolaren Koma. Beide Komaformen kündigen sich durch Appetitlosigkeit, Erbrechen, Durst, Polydipsie, Polyurie, Schwäche und Tachypnoe an. Die Patienten werden zunehmend bewusstseinsgetrübt und zeigen Schocksymptome (Puls ↑, Blutdruck ↓).

Ketoazidotisches Koma

Rascher Beginn, v. a. bei Typ I-Diabetikern.
- Hyperglykämie, Lipolyse
- Metabol. Azidose
- Obstartiger Foetor
- Peritonitis-ähnliche Symptome.

Es ist typisch für den Typ I-Diabetiker und entwickelt sich innerhalb von Stunden bis Tagen. Der Insulinmangel führt zu einer Hyperglykämie (BZ 300 – 700 mg/dl) und einer Lipolyse (Fettabbau) mit Produktion von sauren Ketonkörpern. Diese rufen eine metabolische Azidose hervor mit vertiefter, sog. Kussmaul-Atmung und obstartigem Azetongeruch in der Atemluft. Es können auch Peritonitis-ähnliche Symptome auftreten.

Hyperosmolares Koma

Es entsteht meist schleichend beim Typ II-Diabetiker mit BZ-Konzentrationen ≥ 600 mg/dl. Diese führen zu einer massiven Glukosurie mit hohen Wasser- und Elektrolytverlusten über die Nieren. Folge ist eine Exsikkose. Im Gegensatz zum ketoazidotischen Koma entwickelt sich keine Azidose, da das vom Körper noch in geringer Menge produzierte Insulin ausreicht, um die Lipolyse zu hemmen.

Schleichender Beginn, v. a. bei Typ II-Diabetikern.
- Glukosurie mit Wasser- und Elektrolytverlusten
- Exsikkose.

Therapie

Die Therapie beider Komaformen erfolgt auf der Intensivstation:
- Allgemeinmaßnahmen:
  - Atmung, Kreislauf, Wasser- und Elektrolythaushalt, Laborwerte (BZ, Blutgase) engmaschig kontrollieren
  - Blasenkatheter zur genauen Bilanzierung
  - Zentralvenöser Katheter zur Messung des zentralen Venendrucks
  - Magensonde wegen Aspirationsgefahr
- Volumensubstitution, um das Flüssigkeitsdefizit auszugleichen
- Gabe von Insulin über Perfusor. BZ-Konzentration dabei um höchstens 100 mg/dl pro Stunde senken, da sonst die Gefahr eines Hirnödems besteht
- Gabe von K^+, da durch Insulin vermehrt K^+ in die Zellen einströmt und sich so eine Hypokaliämie entwickeln kann
- Bei einem pH-Wert ≤ 7,1 Bikarbonat infundieren, um den Säure-Basen-Haushalt zu korrigieren.

	Hyperglykämisches Koma	Hypoglykämischer Schock
Beginn	Langsam über Tage	Rasch (Minuten)
Bedürfnis	Starker Durst	Heißhunger
Muskulatur	Hypoton	Hyperton, Tremor
Haut	Trocken	Feucht
Atmung	Vertieft bei Ketoazidose	Normal
Augäpfel	Weich, eingefallen	Normal
Symptome	Fieber, Bauchschmerz	Zerebrale Krampfanfälle

Tab. 8.10 Unterscheidung hyperglykämisches Koma und hypoglykämischer Schock.

8

Merke

Bei unklarem Koma eines Diabetikers kein Insulin, sondern Glukose geben und Wirkung abwarten. Insulin wäre bei einem hypoglykämischen Schock u. U. tödlich. Zusätzliche Glukose bei einem hyperglykämischen Koma verursacht jedoch keine weitere gravierende Verschlechterung der Lage.

? Übungsfragen

❶ Auf Ihrer Station liegt ein Patient mit einer Akromegalie. Welche typischen Erscheinungen können Sie bei ihm beobachten? Auf welche Ursachen ist eine Akromegalie zurückzuführen?

❷ Beschreiben Sie das klinische Bild der Hyperthyreose!

❸ Was sind Symptome eines Malignoms der Schilddrüse?

❹ Welche Organmanifestation des primären Hyperparathyreoidismus wird am häufigsten beobachtet?

❺ Beschreiben Sie das klinische Bild der Cushing-Krankheit!

❻ Nennen Sie die Ursachen des Typ I- und des Typ II-Diabetes mellitus?

❼ Was gehört zur Therapie eines Diabetikers?

❽ Welche Komplikationen des Diabetes mellitus kennen Sie? Was verstehen Sie unter einer diabetischen Nephropathie?

❾ Welche Krankheitszeichen sprechen für eine Hypoglykämie?

9 Erkrankungen des Stoffwechsels

9.1 Adipositas

❶ Adipositas (Fettleibigkeit) liegt vor, wenn die Fettmasse bei Frauen mehr als 30% des Körpergewichtes und bei Männern mehr als 20% ausmacht. Damit steigt das Risiko einer Vielzahl gesundheitlicher Probleme.

Ursachen

Übersteigt die Energiezufuhr (z.B. durch fettreiche, hochkalorische Ernährung) den Energieverbrauch (z.B. bei mangelnder Bewegung), lagert der Körper die überschüssige Energie zur Reserve in Form von Fett ab. Bei der Entstehung der Adipositas spielen genetische und psychische Faktoren sowie die Ernährungs- und Lebensweise eine Rolle. Selten ist eine Adipositas durch endokrine Erkrankungen, wie Cushing-Syndrom (☞ 8.4.1), Hypothyreose (☞ 8.2.3), Insulinom (☞ 6.4.4), oder durch einen Hirntumor des Hypothalamus bzw. der Hypophyse bedingt.

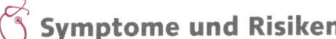

Symptome und Risiken

Adipositas begünstigt das **metabolische Syndrom** (Wohlstandssyndrom), die Kombination von Hyperlipoproteinämie (☞ 9.2), Hyperurikämie (☞ 9.3), essenzieller Hypertonie (☞ 2.3.1), Typ II-Diabetes (☞ 8.5) und Arteriosklerose. Daneben finden sich gehäuft eine Fettleber und hormonelle Störungen.

❶ Adipositas ist u.a. ein Risikofaktor für folgende Erkrankungen:

- Koronare Herzerkrankung (☞ 1.2) und zerebrale Ischämie (☞ 2.1.3)
- Beinvenenthrombose mit ihren Komplikationen (☞ 2.2.3)
- Cholezystolithiasis (☞ 6.3.1)
- Maligne Tumorerkrankungen (v.a. von Uterus, Gallenwegen, Rektum, Brust, Prostata)
- Arthrose (☞ 10.4.2)
- Schlafapnoe-Syndrom (Atemstörung während des Schlafes mit Atempausen > 10 Sekunden).

Eine Adipositas beeinträchtigt häufig auch das psychische Wohlbefinden, insbesondere das Selbstwertgefühl der Patienten.

Fettmasse bei Frauen ≥ 30 %, bei Männern ≥ 20 % des Körpergewichtes.

- Energiezufuhr ≥ Energieverbrauch
- Genetische, psychische Faktoren
- Ernährungs-, Lebensweise
- Selten endokrine Erkrankungen.

Metabolisches Syndrom:
- Hyperlipoproteinämie
- Hyperurikämie
- Essenzielle Hypertonie
- Typ II-Diabetes
- Arteriosklerose.

9

Normalgewicht
nach Broca:
Körpergröße [cm] –
100.

Diagnostik

BMI = Körpergewicht [kg]/Körpergröße [m²]. Zur Orientierung dient das Normalgewicht nach Broca:
Körpergröße [cm] – 100 = Normalgewicht [kg].
Wird dieses um 20 % und mehr überschritten ist der Patient übergewichtig.
Eine andere Richtgröße stellt der **Body-Mass-Index,** BMI (Körpermassenindex) dar:
BMI = Körpergewicht [kg]/Quadrat der Körpergröße [m²].
Ein Body-Mass-Index von mehr als 27,5 kg/m² ist als gesundheitlich bedenklich zu betrachten.

Tab. 9.1
Gewichts-
klassifikationen.

Gewichtsklassifikation	BMI [kg/m²]
Normalgewicht	18,5–24,9
Übergewicht (Präadipositas)	25,0–29,9
Adipositas Grad I	30,0–34,9
Adipositas Grad II	35,0–39,9
Adipositas Grad III (extreme Adipositas)	40 oder mehr

- Gewichtsabnahme von 0,5 kg/Woche
- Kalorienzufuhr: ca. 1200 kcal/Tag
- Problem: Zielgewicht halten.

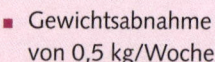 **Therapie**

Eine Therapie hat nur Erfolg, wenn der Patient motiviert ist, sein Gewicht zu reduzieren. Angestrebt wird eine langsame Gewichtsabnahme von 0,5 kg pro Woche über drei bis sechs Monate. Deshalb sollte die Kalorienzufuhr auf etwa 1200 kcal/Tag beschränkt sein. Diäten mit weniger Kalorienzufuhr, sog. Niedrigst-Kalorien-Diäten oder Fasten, dürfen nur zeitlich begrenzt und unter ärztlicher Kontrolle durchgeführt werden. Neben der Kalorienreduktion sollte immer auch ein körperliches Training erfolgen. Meist ist jedoch nicht die eigentliche Gewichtsreduktion das Problem, sondern das Halten des Zielgewichtes. Dies setzt eine dauerhafte Umstellung der Ernährungs- und Lebensgewohnheiten voraus. Unterstützung dabei bieten Selbsthilfegruppen oder auch Verhaltenstherapie (Frustrationsbewältigung ohne sinnloses Essen, Wiedererlernen eines natürlichen Hunger- und Sättigungsgefühls).

9.2 Hyperlipoproteinämien

Lipoproteine bestehen aus Lipiden (Triglyzeride, Cholesterin, Phospholipide) und Apolipoproteinen, die die Lipide binden und im Plasma transportieren. Die wichtigsten Lipide im Blutplasma sind die Triglyzeride als Energieträger und das Cholesterin als Strukturmolekül der Zellmembran sowie als Ausgangssubstanz der Steroidhormone und der Gallensäuren. Nach ihrer Dichte, d.h. nach dem spezifischen Gewicht, werden vier Klassen von Lipoproteinen unterschieden, die verschiedene Transportfunktionen im Fettstoffwechsel erfüllen:

- **Chylomikronen** (geringste Dichte) transportieren Triglyzeride vom Darm zur Leber und zu anderen Organen
- **VLDL** (**v**ery **l**ow **d**ensity **l**ipoprotein) transportieren Triglyzeride von der Leber zu anderen Organen und Geweben, Vorläufer des LDL
- **LDL** (**l**ow **d**ensity **l**ipoprotein) transportieren Cholesterin von der Leber zu anderen Organen und Geweben
- **HDL** (**h**igh **d**ensity **l**ipoprotein) transportieren Cholesterin von der Körperperipherie zur Leber. HDL gilt als Schutzfaktor der Arteriosklerose.

Einteilung

Die Hyperlipoproteinämien (Lipidstoffwechselstörungen) werden in drei Gruppen unterteilt:

- **Hypertriglyzeridämie:** Konzentration der Triglyzeride im Serum ≥ 200 mg/dl
- **Hypercholesterinämie:** Konzentration des Cholesterins im Serum ≥ 200 mg/dl
- **Kombinierte Hyperlipoproteinämie:** Erhöhte Konzentration der Triglyzeride *und* des Cholesterins im Serum.

Ursachen

Eine **reaktiv-physiologische Hyperlipidämie** tritt z.B. bei kalorien- und zuckerreicher Ernährung (Triglyzeride ↑) oder fett- und cholesterinreicher Ernährung (Cholesterin ↑) auf.
Primäre Hyperlipoproteinämien sind genetisch bedingt. Darunter gibt es einige seltene Formen mit Cholesterin- und Triglyzeridwerten bis 1000 mg/dl.
Sekundäre Hyperlipoproteinämien entstehen infolge anderer Grunderkrankungen wie Adipositas, schlecht eingestelltem Diabetes mellitus, nephrotischem Syndrom, Cholestase, Hypothyreose, bei fettreicher Kost, bei erhöhtem Alkoholkonsum oder nach Einnahme bestimmter Medikamente. Bei 85% aller Patienten mit einer Hyperlipoproteinämie treffen genetische und ernährungsbedingte Faktoren wie Übergewicht und Alkoholkonsum zusammen.
Hyperlipoproteinämien gehören zum metabolischen Syndrom.

Lipoproteine:
- Energieträger
- Strukturmolekül
- Ausgangssubstanz für Hormone und Gallensäuren.

4 Klassen abhängig von ihrer Dichte, Transportfunktion:
- Chylomikronen
- VLDL
- LDL
- HDL.

- Primäre Form: Genetisch bedingt
- Sekundäre Form: z.B. Adipositas, schlecht eingestellter Diabetes mellitus, nephrotisches Syndrom, Cholestase, Hypothyreose
- Gehören zum metabolischen Syndrom.

9

- Arteriosklerose
- Pankreatitis
- Xanthome.

Symptome

Eine Hyperlipoproteinämie, v. a. die Erhöhung des Cholesterinspiegels, ist ein hoher Risikofaktor der Arteriosklerose mit ihren Folgeerkrankungen: Koronare Herzkrankheit und Myokardinfarkt, periphere arterielle Verschlusskrankheit, ischämischer Insult des Gehirns. Bei ausgeprägter Hypertriglyzeridämie besteht die Gefahr einer Pankreatitis. Sind die Lipide sehr stark erhöht, bilden sich Xanthome. Dies sind rötlich-gelbe Knoten, die durch Lipideinlagerungen u. a. an Sehnen, Augenlidern (hier spricht man von Xanthelasmen), Unterarmen und am Gesäß entstehen.

Cholesterinspiegel

Ist das Gesamtcholesterin auf 250 mg/dl erhöht, so steigt die Wahrscheinlichkeit, einen Herzinfarkt zu erleiden, um das Doppelte. Bei Werten über 300 mg/dl steigt sie sogar um das Vierfache. Auch bei normalem Gesamtcholesterin, aber erniedrigtem HDL-Cholesterin ($\leq$ 35 mg/dl) oder erhöhtem LDL-Cholesterin ($\geq$ 150 mg/dl) steigt das Risiko der Arteriosklerose. Um dieses genau einschätzen zu können, wird das Verhältnis von Gesamtcholesterin zu HDL-Cholesterin betrachtet: Werte $\leq$ 4,0 sind günstig, Werte darüber ungünstig.

- Triglyzeride, Gesamtcholesterin, HDL-, LDL-Cholesterin sind erhöht
- Bei V. a. sekundäre Form → Suche nach Grunderkrankung.

Diagnostik

- Bestimmung von Triglyzeriden, Gesamtcholesterin, HDL- und LDL-Cholesterin, LDL/HDL-Quotient
- Suche nach genetischer Hyperlipoproteinämie durch spezielle Blutuntersuchungen
- Bei sekundärer Fettstoffwechselstörung weitere Untersuchungen zum Nachweis bzw. Ausschluss der vermuteten Grunderkrankung.

- Diät, Ausdauertraining
- Medikamentös Cholesterinspiegel senken
- In schweren Fällen LDL-Apherese.

Therapie

Ziel der Therapie ist es, folgende Blutwerte zu erreichen:

- Gesamtcholesterin $\leq$ 200 mg/dl
- HDL-Cholesterin $\geq$ 35 mg/dl, optimal $\geq$ 45 mg/dl
- LDL/HDL-Quotient $\leq$ 4,0, bei weiteren Risikofaktoren einer Arteriosklerose < 3,0 bzw. < 2,0
- LDL-Cholesterin $\leq$ 160 mg/dl, bei weiteren Risikofaktoren einer Arteriosklerose < 130 mg/dl bzw. < 100 mg/dl
- Triglyzeride $\leq$ 200 mg/dl.

Dafür muss nach Möglichkeit die Ursache sekundärer Hyperlipoproteinämien beseitigt werden.

Diät

Wichtig ist eine cholesterin- und triglyzeridarme Diät, die, konsequent eingehalten, den Cholesterinspiegel um etwa 10% senkt. Besonders cholesterinreiche und damit zu meidende Lebensmittel sind Hühnerei (besonders Eigelb), tierische Fette und Öle, Fleisch (v.a. Innereien und Hirn) u.a. Dagegen sind Obst-, Gemüse- und Getreideprodukte nahezu cholesterinfrei.

Regelmäßiges Ausdauertraining wirkt sich ebenso positiv auf die Senkung der Blutfette aus.

Medikamente

Wenn Diät und Lebensstiländerungen zu keiner erniedrigten Lipidkonzentration führen, stehen folgende Medikamente zur Verfügung:

- **Cholesterin-Synthese-Enzymhemmer** (CSE-Hemmer, HMG-CoA-Reduktasehemmer, z.B. Simvastatin) sind am stärksten wirksam, sie senken den LDL-Cholesterinspiegel um 20–60%
- **Gallensäure-bindende Ionenaustauscher** (Anionenaustauscherharze, z.B. Colestyramin, Colestipol) entziehen dem Organismus Gallensäuren und senken nachfolgend das LDL-Cholesterin um bis zu 30%
- **Cholesterinabsorptionshemmer** (z.B. Ezetimib) senken das LDL-Cholesterin um bis zu 20%
- **Fibrate** (Bezafibrat) senken das LDL-Cholesterin um 20%
- **Nikotinsäure** (z.B. Niconacid®).

In schweren Fällen ist 2–4-mal pro Monat eine LDL-Apherese indiziert. Dabei wird durch ein extrakorporales Verfahren LDL aus dem Plasma entfernt. Diese Methode senkt den Gesamt- und LDL-Cholesterinspiegel um über 60–80%.

 Pflege

Sollen Blutfette bestimmt werden, muss der Patient vor der Blutabnahme 12 Stunden nüchtern gewesen sein.

> Ab Cholesterinspiegeln > 350 mg/dl.

9.3 Hyperurikämie und Gicht

Bei der Hyperurikämie ist der Harnsäurespiegel im Blut auf ≥ 6,4 mg/dl erhöht. **Harnsäure** fällt beim Abbau von Purinen, die Bestandteil der DNS sind, an. Sie kann vom Körper nicht weiter verwertet werden und wird über die Nieren und den Darm ausgeschieden. Bei einer Hyperurikämie fallen Harnsäurekristalle aus und lagern sich im Gewebe, den Gelenken und in den Harnwegen ab. Hyperurikämie ist prädisponierend für eine Gicht: Es kann ein akuter Gichtanfall oder, bei fehlender Therapie, eine

> Harnsäure ≥ 6,4 mg/dl.
> - Abbauprodukt von Purinen
> - Ablagerung in Geweben.

9

chronische Gicht auftreten. Männer sind weitaus häufiger betroffen als Frauen.

Ursachen

❷ Man unterscheidet eine primäre von einer sekundären Gicht bzw. Hyperurikämie.

Die **primäre Form** ist erblich bedingt und manifestiert sich bei purinreicher Ernährung und Übergewicht. Sie ist mit mehr als 95% die weitaus häufigere Form. Meist ist dabei die Ausscheidung von Harnsäure über die Nieren gestört.

Die **sekundäre Form** tritt auf, wenn vermehrt Zellen untergehen und so mehr Harnsäure anfällt, z. B. bei einer Zytostatika-Therapie oder Leukämien. Zur sekundären Form kommt es außerdem bei mangelnder Ausscheidung von Harnsäure über die Nieren, z. B. aufgrund einer erworbenen Nierenerkrankung oder einer Laktat- oder Ketoazidose. Hyperurikämie bzw. Gicht gehören zum metabolischen Syndrom.

Symptome

Es werden vier Stadien nach Symptomen unterschieden (☞ Tab. 9.2).

Eine Hyperurikämie bzw. ein Gichtanfall kann in jedem Stadium aufgrund der gesteigerten Harnsäureausscheidung Symptome an den Nieren hervorrufen:

- Harnsteine
- Nierenentzündung

Marginalien:

- Primäre Form: erblich, Manifestation bei purinreicher Ernährung, Übergewicht

- Sekundäre Form: Zelluntergang ↑, Nierenerkrankung, Laktat-, Ketoazidose.

Stadieneinteilung nach Symptomen:
- Gichtanfall mit typischen Symptomen
- Häufig Nierenschädigungen.

Tab. 9.2 Vier Stadien der Hyperurikämie.

Stadium	Symptome
I	Harnsäurespiegel ist erhöht ohne Symptome
II	Akuter Gichtanfall: Aus voller Gesundheit kommt es plötzlich zu heftigen Schmerzen in *einem* Gelenk (Monarthritis). Meist ist das Großzehengrundgelenk betroffen, dann liegt eine sog. Podagra vor. Das Gelenk zeigt die typischen Entzündungszeichen, es ist überwärmt, geschwollen, die Haut gerötet. Die Patienten haben Fieber. Meist klingt der akute Gichtanfall nach einigen Tagen bis spätestens drei Wochen ab
III	Symptomlose Zeit zwischen zwei Gichtanfällen
IV	Chronische Gicht: Harnsäurekristalle lagern sich als sog. Gichttophi (kleine, harte, manchmal gelbliche Knötchen auf geröteter Haut) in den Weichteilen (v. a. Ohrmuschel, Ferse) und Knochen (ossäre Gichtknochen) ab. Sie sind von außen z. T. sichtbar. Außerdem treten bleibende Gelenkveränderungen auf. Aufgrund der Therapiemöglichkeiten der Gicht sind sie sehr selten geworden.

■ Akutes Nierenversagen, wenn plötzlich große Mengen Harnsäure anfallen und die Nierentubuli verstopfen.

Diagnostik

Der Harnsäurespiegel im Blut ist erhöht. Ein akuter Gichtanfall wird anhand der Symptome diagnostiziert, es liegt eine Leukozytose und eine erhöhte BSG vor.

Harnsäure ↑, Leukozyten ↑, BSG ↑.

Therapie

Der akute Gichtanfall wird medikamentös mit nichtsteroidalen Antiphlogistika (Diclofenac®) und Kälteanwendung behandelt. In seltenen Fällen kann auch Colchicin (Colchicum dispert®) gegeben werden. Da Colchicin rasch und spezifisch beim akuten Gichtanfall wirkt, kann es in unklaren Fällen auch zur Diagnosefindung eingesetzt werden.

Langfristig sollen die Patienten Gewicht reduzieren, viel trinken und eine purinarme Diät einhalten: Wenig Fleisch, keine Innereien, keinen Alkohol, Kaffeekonsum einschränken. Wenn die Harnsäure trotz Diät auf Werte ≥ 9 mg/dl ansteigt oder eine chronische Gicht vorliegt, wird entweder die Harnsäureproduktion medikamentös durch Urikostatika (Allopurinol als Zyloric®) reduziert oder die Harnsäureausscheidung durch Urikosurika (z.B. Probenecid als Probenecid®) gesteigert.

■ Akuter Gichtanfall: Colchicin, nichtsteroidale Antiphlogistika
■ Chronische Gicht:
– Allopurinol
– Purinarme Diät.

9.4 Vitaminmangelkrankheiten

Bei einer ausgewogenen Ernährung kommt es bei Gesunden zu keinem Vitaminmangel. In den Industrieländern sind Vitaminmangelkrankheiten deshalb selten geworden.

In den Industrieländern eher selten.

Ursachen

Vitaminmangelkrankheiten können unter folgenden Umständen auftreten:
■ Fehlernährung, z.B. bei Alkoholismus, Drogenabhängigkeit
■ Schwangerschaft und Stillzeit, in der der Vitaminbedarf erhöht ist
■ Resorptionsstörungen
– Bei chronischer Gastritis (Mangel an Vitamin B_{12} → perniziöse Anämie)
– Nach Magen-Darm-Operationen
– Bei schweren Darmentzündungen, z.B. M. Crohn
– Bei langfristiger parenteraler Ernährung.

❸ bis ❼ **Tab. 9.3** Wichtige Vitamine.

Vitamin	Funktion	Vorkommen	Mangelerscheinungen
Vitamin A (Retinol)	Einfluss auf den Sehvorgang, Wachstumsfaktor für Epithelzellen	Karotten, Kohl, Spinat, Milch und Milchprodukte, Eier, Butter	Nachtblindheit, Hautschäden
Vitamin B_1 (Thiamin)	Einfluss auf Kohlenhydratabbau, Herzfunktion und Nerventätigkeit	Hefe, Vollkornprodukte, Fleisch, Leber, Kartoffeln	Leistungsminderung, Gewichtsverlust, Muskelschwund, Beri-Beri
Vitamin B_6 (Pyridoxin)	Einfluss auf den Aminosäurestoffwechsel	Hefe, Vollkornprodukte, Hühner- und Schweinefleisch, Fisch, grünes Gemüse, Kartoffeln, Bananen	Neurologische Störungen, Hautentzündungen
Vitamin B_{12} (Cobalamin)	Bildung der Erythro-, Leuko- und Thrombozyten	Tierische Lebensmittel	Perniziöse Anämie
Folsäure	Aufbau von Nukleinsäuren und Erythrozyten	Vollkornprodukte, Fleisch, Leber, Milch (-produkte), Eier, Kohl, Spinat u. a. Gemüse	Megaloblastäre Anämie
Vitamin C (Ascorbinsäure)	Beteiligung am Aufbau von Bindegewebe (Knochen, Wundheilung) und Hormonen	Frisches Obst und Gemüse, Tomaten, Kartoffeln	Infektanfälligkeit, Skorbut
Vitamin D (Calcitriol)	Knochenbildung, Immunregulation	(fette) Fische, Lebertran, Bier, Leber, bei ausreichender UV-Strahlung (Sonnenlicht) Synthese in der Haut aus Vorstufen möglich	Osteomalazie, Rachitis
Vitamin E (Tokopherol)	Schutz der Nahrungs- und Körperfette	Getreidekeime, Vollkornprodukte, Pflanzenöle, Blattgemüse	Nicht genau bekannt
Vitamin K	Bildung der Gerinnungsfaktoren	Grüne Gemüse, Fleisch, Milch(-produkte), Eier, Getreide, außerdem Bildung durch Darmbakterien	Blutgerinnungsstörungen

Symptome

Die Symptome bei Vitaminmangelkrankheiten sind vielfältig, da häufig nicht nur ein einzelnes Vitamin, sondern aufgrund einer Fehlernährung oder Darmerkrankung mehrere Vitamine fehlen. Folgende Mangelerscheinungen können im klinischen Alltag beobachtet werden:

- **Vitamin D-Mangel:** Osteomalazie (mangelnde Mineralisierung des Knochens), Rachitis (gestörte Mineralisierung der Wachstumsfuge des Knochens beim Kind)
- **Vitamin K-Mangel:** Blutgerinnungsstörungen
- **Vitamin B$_6$-Mangel:** Anämie
- **Vitamin B$_{12}$-Mangel:** Perniziöse Anämie, neurologische und gastroenterologische Störungen
- **Folsäure-Mangel:** Megaloblastäre Anämie.

Diagnostik und Therapie

Viele Vitamine oder ihre Metaboliten (Abbauprodukte) können direkt im Blut nachgewiesen werden. Ein bestehender Vitaminmangel lässt sich durch orale oder intravenöse Gabe des Vitamins beheben. Wenn möglich, sollte die Ursache des Vitaminmangels beseitigt werden.

? Übungsfragen

❶ Definieren Sie »Adipositas« und nennen Sie Risikofaktoren!

❷ Nennen Sie die generelle Ursache der Gicht und die Symptome eines akuten Anfalls!

❸ Welche Symptome bestehen bei Vitamin-C-Mangel?

❹ Welches Vitamin ist für die Synthese von Gerinnungsfaktoren in der Leber erforderlich?

❺ Worin besteht die medikamentöse Rachitis-Prophylaxe?

❻ Der Mangel welchen Vitamins führt zu einer Störung der Blutbildung mit megaloblastärer Anämie und zu einer Störung des Nervensystems?

❼ Welches Vitamin fehlt dem Körper bei der perniziösen Anämie?

9

10 Erkrankungen des Bewegungsapparates und des Bindegewebes

10.1 Leitsymptome

Typische Symptome bei Erkrankungen des Bewegungsapparates und des Bindegewebes (Kollagenosen) sind Gelenkschmerzen und -schwellungen sowie Hautveränderungen.

10.1.1 Gelenkschmerzen

Gelenkschmerzen (Arthralgien) treten bei nahezu allen Erkrankungen der Gelenke auf. Es werden unterschieden:

- Belastungsschmerz, der nur bei Belastung des Gelenkes, z.B. beim Gehen, auftritt. Häufig ist der Schmerz zu Beginn einer Bewegung stark, nimmt nach kurzer Zeit ab und verstärkt sich erneut, wenn das Gelenk lange belastet wird
- Ruheschmerz, der bereits in Ruhe vorhanden ist und bei Belastung des Gelenkes in der Regel weiter zunimmt.

10.1.2 Gelenkschwellung

Eine Gelenkschwellung wird meist durch einen **Gelenkerguss** hervorgerufen. Die Haut über dem Gelenk ist gespannt, erwärmt und gerötet.

Ursachen
Ein Gelenkerguss tritt häufig auf, wenn die Gelenkinnenhaut (Synovia) entzündet ist und ein Sekret produziert, das sich im Gelenkinneren ansammelt. In der Folge kommt es zur schmerzhaften Spannung der Gelenkkapsel, das Gelenk ist in seiner Beweglichkeit eingeschränkt. Häufig sind auch die umgebenden Weichteile (Schleimbeutel, Sehnenansätze) entzündlich verdickt.

Entzündung der Gelenkinnenhaut → Sekretproduktion bis zum Gelenkerguss.

Merke

Eine Gelenkschwellung kann »vorgetäuscht« werden durch eine Deformierung des Gelenkes, die häufig bei längeren oder sich wiederholenden Entzündungen sowie bei Arthrose auftritt.

Diagnostik

Um eine bakterielle Gelenkinfektion von einer entzündlich-rheumatischen Erkrankung abzugrenzen, wird ein Gelenkerguss punktiert. Bei einem bakteriellen Erguss werden Leukozyten und evtl. der auslösende Erreger in der Gelenkflüssigkeit nachgewiesen, während der Erguss bei einer entzündlich-rheumatischen Erkrankung nur wenige Leukozyten enthält. Evtl. kann der Rheumafaktor in der Ergussflüssigkeit nachgewiesen werden. Eine Punktion wird ebenfalls durchgeführt, um das Gelenk zu entlasten.

> Punktion des Gelenkergusses und zytologische Untersuchung des Sekretes.

0.1.3 Hautveränderungen

Es gibt eine Reihe von Hautveränderungen, die oft in Zusammenhang mit bestimmten Erkrankungen des Bewegungsapparates bzw. Bindegewebes auftreten. Sie sind nicht beweisend für diese Krankheiten, deuten aber darauf hin und sollten ggf. zu einer gezielten Diagnostik Anlass geben:

- Schmetterlingsförmiges Erythem (Hautrötung) im Gesicht: Systemischer Lupus erythematodes
- Lilafarbenes Erythem im Gesicht: Dermatomyositis
- Derb-atrophische Haut an den Fingern und im Gesicht mit Lippenverschmälerung: Sklerodermie
- Trockene Schleimhäute: Sjögren-Syndrom
- Umschriebene schuppende Erytheme in Kombination mit Gelenkveränderungen: Psoriasis-Arthritis
- Erythema nodosum (druckschmerzhafte, derbe Knoten, bevorzugt an den Streckseiten der Unterschenkel) in Kombination mit Gelenkentzündungen: z. B. Löfgren-Syndrom, Yersinien-Infektion, Colitis ulcerosa, M. Crohn
- Rheumaknoten (subkutane Knoten über Knochenvorsprüngen bzw. Gelenken): Rheumatoide Arthritis
- Tophi (kleine, harte, manchmal gelbliche Knötchen auf geröteter Haut): Gicht.

> Hautveränderungen können auf Erkrankungen des Bewegungsapparates bzw. des Bindegewebes hinweisen.

0.2 Entzündlich-rheumatische Gelenkerkrankungen

0.2.1 Rheumatoide Arthritis

❶ Die rheumatoide Arthritis, auch als **chronische Polyarthritis** (CP) bezeichnet, ist eine entzündlich-rheumatische Erkrankung, die zu den Autoimmunerkrankungen zählt. Sie manifestiert sich an Synovia (Innenhaut von Gelenken), Schleimbeuteln und Sehnenscheiden. Eine **Synovialitis** (Entzündung der Synovia) führt dann zur Arthritis. Die Krankheit verläuft chronisch, meist schub-

> - Chronisch, schubweise verlaufende Autoimmunerkrankung
> - Synovialitis
>   → Arthritis.

10

weise. Von der rheumatoiden Arthritis sind 1–2% der Bevölkerung betroffen, Frauen viermal häufiger als Männer.

Ursachen

Die rheumatoide Arthritis tritt familiär gehäuft auf. Unbekannte Faktoren (virale, bakterielle Infekte?) lösen eine Autoimmunreaktion aus, bei der Autoantikörper gegen einen Bestandteil des Immunglobulin G (IgG) gebildet werden. Diese Immunkomplexe werden **Rheumafaktoren** genannt. Sie lösen entzündliche Gewebsreaktionen aus, in deren Verlauf knorpelaggressive Enzyme freigesetzt werden. Der Gelenkknorpel wird zunehmend zerstört. Die Gelenke verformen sich, und ihre Beweglichkeit nimmt ab – u. U. bis zur völligen Versteifung.

 ### Symptome

- Allgemeinsymptome wie Abgeschlagenheit, Schwitzen, Muskelschmerzen
- Symmetrischer Gelenkbefall beider Körperhälften: Zuerst meist die kleinen Gelenke der Finger oder Zehen
- Frühsymptom ist die Morgensteifigkeit der Fingergrund- und -mittelgelenke über mindestens eine Stunde. Die Gelenke sind geschwollen, überwärmt und druckschmerzhaft, typisch ist der schmerzhafte Händedruck
- Später erkranken oft auch große Gelenke wie Ellbogen-, Schulter-, Knie- bzw. Hüftgelenke. Es kommt zu charakteristischen Gelenkdeformitäten an den Händen. Das Endstadium stellen Gelenkzerstörung und Versteifung dar
- Ist die Halswirbelsäule betroffen, besteht die Gefahr von Verrenkungen mit Kompression des Rückenmarks, thorakale und sakrale Wirbelkörper sind in der Regel nicht betroffen

Randspalte:

Plasmazellen produzieren Antikörper gegen körpereigenes Gewebe (Autoantikörper).

- Auslöser unbekannt
- Rheumafaktoren
- Knorpelaggressive Enzyme zerstören Gelenkknorpel.

Abb. 10.1
Typische Deformierung der Hände bei rheumatoider Arthritis: Die Finger knicken in Richtung Kleinfinger ab (Ulnardeviation). Außerdem sind die Fingermittelgelenke überstreckt, während gleichzeitig die Endgelenke gebeugt sind (Schwanenhalsdeformation). [L157]

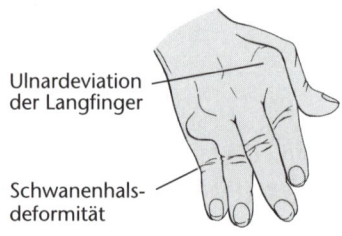

Ulnardeviation der Langfinger

Schwanenhalsdeformität

- Rheumaknoten: unter der Haut oder in den Sehnen gelegene Knötchen, besonders an den Streckseiten der Gelenke, die aber harmlos sind
- Entzündungen von Sehnenscheiden (Tendovaginitis) und Schleimbeuteln (Bursitis)

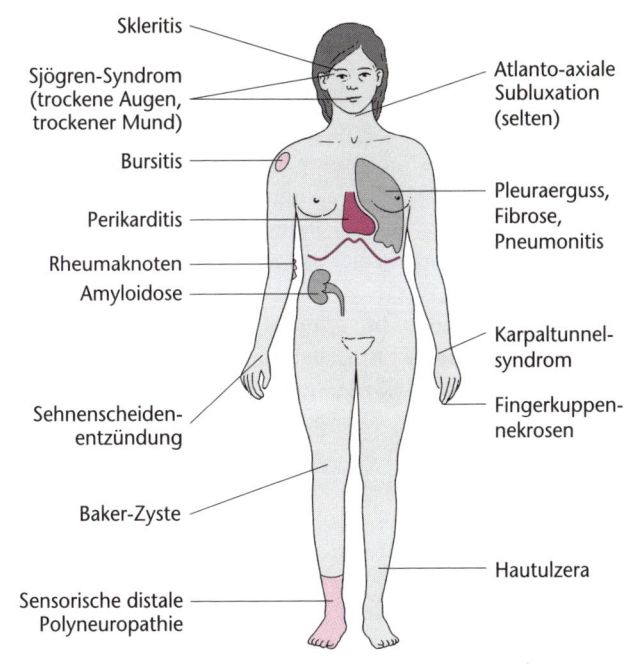

Skleritis

Sjögren-Syndrom (trockene Augen, trockener Mund)

Bursitis

Perikarditis

Rheumaknoten

Amyloidose

Sehnenscheiden-entzündung

Baker-Zyste

Sensorische distale Polyneuropathie

Atlanto-axiale Subluxation (selten)

Pleuraerguss, Fibrose, Pneumonitis

Karpaltunnel-syndrom

Fingerkuppen-nekrosen

Hautulzera

Abb. 10.2
Mögliche extra-artikuläre Symptome der rheumatoidem Arthritis. [L157]

- Mögliche Symptome, die nicht die Gelenke betreffen: Perikarditis, Herzklappenveränderungen, Pleuritis, Lungenfibrose, Vaskulitis, Leberenzymerhöhung, Karpaltunnelsyndrom (Kompression des N. medianus am Handgelenk), Amyloidose, Skleritis (Entzündung der Lederhaut des Auges), Baker-Zyste (Hernie der Kniegelenkskapsel, die in der Kniekehle zu tasten ist).

Diagnostik

Die Anamnese und der klinische Befund erhärten die Verdachtsdiagnose. Bei 70–80 % der Patienten ist im Blut der Rheumafaktor nachweisbar (seropositive rheumatoide Arthritis); seltener finden sich Antikörper gegen Bestandteile der körpereigenen Zellkerne, sog. antinukleäre Antikörper (ANA). BSG und CRP sind als Entzündungsparameter erhöht.

Knorpel- und Gelenkveränderungen lassen sich im Röntgenbild, in der Gelenksonographie und im MRT nachweisen. Die Gelenkentzündung wird am sichersten mittels einer Weichteilszintigraphie mit ^{99m}Technetium-Phosphonat beurteilt. Während einer Mini-Arthroskopie kann die Synovia biopsiert und anschließend analysiert werden.

- Rheumafaktor, ANA, BSG ↑, CRP ↑
- Röntgen, Gelenksonographie, MRT
- Weichteilszintigraphie
- Arthroskopie mit Biopsie.

10

Bewegungstherapie, um die Funktion der Gelenke zu erhalten.

- Nichtsteroidale Antirheumatika
- Basistherapeutika
- Kortikosteroide.

Therapie

Physikalische Therapie

Jede Immobilität und Ruhigstellung der Gelenke muss vermieden werden, da die Gelenkkapseln schrumpfen, und die Muskeln atrophieren.

- Täglich aktive und passive Bewegungstherapie
- Kälteanwendung bei akut entzündeten Gelenken, Wärmeanwendung zwischen entzündlichen Schüben
- Massage-, Hydro-, Elektrotherapie.

Medikamentöse Therapie

- **Nichtsteroidale Antirheumatika** (NSAR, nichtsteroidale Antiphlogistika) wirken über eine Hemmung der Cyclooxygenase 1 und 2 (COX 1 und 2) entzündungshemmend (antiphlogistisch), schmerzlindernd (analgetisch) und fiebersenkend (antipyretisch). Zur Gruppe der NSAR gehören Acetylsalicylsäure (z.B. Aspirin®), Diclofenac (z.B. Voltaren®), Ibuprofen (z.B. Brufen®), Indometacin (z.B. Amuno®) selektive COX-2-Inhibitoren (Celebrex®) u.a. Zahlreiche Nebenwirkungen, vor allem von Seiten des Magen-Darm-Traktes, können zum Absetzen zwingen
- **Kortikosteroide** können kurzfristig bis zum Wirkungseintritt der Basistherapeutika gegeben werden oder in niedriger Dosierung auch längerfristig bei einem hochaktiven Krankheitsverlauf
- **Basistherapeutika** sind langwirksame Antirheumatika. Sie sind bei 50–70 % der Patienten wirksam, ohne dass der genaue Wirkmechanismus bekannt ist. Da sie einer Gelenkzerstörung entgegenwirken, sollten sie frühzeitig eingesetzt werden. Vielfältige Nebenwirkungen machen regelmäßige klinische Kontrollen und Laboruntersuchungen erforderlich. Folgende Basistherapeutika werden unterschieden:
  - Methotrexat (MTX): Folsäureantagonist mit immunsuppressiver Wirkung, wirksamstes Basistherapeutikum
  - Weitere Immunsuppressiva und Zytostatika (Azathioprin, Cyclosporin A, Cyclophosphamid)
  - Sulfasalazin (z.B. Azulfidine RA®)
  - Hydroxychloroquin (Quensyl®)
  - Biologicals als monoklonale Antikörper gegen Tumornekrosefaktor-α (TNF-α) (Infliximab, Adalimumab) oder Etanercept (Enbrel®).

Chirurgische Therapie

- Synovektomie: Arthroskopisch oder chirurgisch wird die Gelenkinnenhaut entfernt
- Prothetischer Gelenkersatz.

Komplikationen
- Im Verlauf der Erkrankung kann sich eine sog. **maligne chronische Polyarthritis** mit schnell fortschreitenden Gelenkveränderungen, massiven Entzündungszeichen und Organbeteiligung (Herz, Lunge oder Augen) entwickeln
- Bei etwa 5% der Patienten tritt eine sekundäre Amyloidose auf
- Weitere Komplikationen sind Nebenwirkungen der antirheumatischen Therapie: z.B. Magen- und Duodenalulzera, Nierenschäden, Blutbildveränderungen.

- Maligne CP
- Sekundäre Amyloidose
- Medikamentennebenwirkungen.

0.2.2 Seronegative Spondylarthritiden

Seronegative Spondylarthritiden (SPA) sind chronische Entzündungen der Gelenke, bei denen im Serum *kein* Rheumafaktor nachweisbar ist (seronegativ). Es ist vorwiegend die Wirbelsäule betroffen. Zu den SPA gehören:
- M. Bechterew (ankylosierende Spondylitis)
- M. Reiter
- Psoriasis-Arthritis (Arthritis psoriatica)
- Arthritis bei chronisch-entzündlichen Darmerkrankungen, z.B. M. Crohn, Colitis ulcerosa, M. Whipple
- Undifferenzierte Spondylarthritis.

Sie treten familiär gehäuft auf.

Chronische Gelenkentzündung ohne Nachweis des Rheumafaktors.

Symptome
Die verschiedenen seronegativen Arthritiden haben folgende Symptome gemeinsam:
- Rückenschmerzen aufgrund einer Sakroiliitis (Entzündung der Kreuz-Darmbeingelenke) und Befall der Wirbelsäule
- Asymmetrischer Befall weniger Gelenke, häufig Kniegelenk
- Entzündung der Sehnenansätze und Bänder
- Iritis oder Iridozyklitis (Entzündung der Regenbogenhaut bzw. des Ziliarkörpers im Auge)
- HLA-B27 positiv: HLA (human leucocyte antigen, Histokompatibilitätsantigene) befinden sich auf allen kernhaltigen Körperzellen eines Individuums. Sie verändern sich im Laufe des Lebens nicht. Bestimmte Histokompatibilitätsantigene werden bei bestimmten Erkrankungen häufiger nachgewiesen, wie das HLA-B27 bei seronegativen Arthritiden.

Daneben entwickelt jede SPA ihre eigenen Symptome:

- Sakroiliitis
- Asymmetrischer Befall der Gelenke
- Entzündung der Sehnenansätze und Bänder
- Iritis oder Iridozyklitis
- HLA-B27 positiv.

10

M. Bechterew
❷ Männer erkranken dreimal so häufig an einen M. Bechterew (ankylosierende Spondylitis) wie Frauen. Erste Symptome treten

- Beginn im jungen Erwachsenenalter, vorwiegend Männer

■ Langsame
Versteifung der
Wirbelsäule.

■ V. a. Männer
■ Nach urogenitalem
oder gastrointesti-
nalem bakteriellem
Infekt → Arthritis,
Urethritis, Kon-
junktivitis, Haut-
veränderungen
■ Prognose gut.

Arthritis bei gleich-
zeitiger Psoriasis.

Bei gleichzeitiger
chronisch-ent-
zündlicher Darm-
erkrankung.

■ Physikalische
Therapie
■ NSAR, evtl.
Kortikosteroide
■ Chronischer/
schwerer Verlauf:
Sulfasalazin, Im-
munsuppressiva.

meist im jungen Erwachsenenalter auf. Die Erkrankung betrifft hauptsächlich die Wirbelsäule und führt im Endstadium häufig zu ihrer Versteifung (Ankylose), sog. »Bambusstab«-Wirbelsäule. Die Brustwirbelsäule ist dabei in ausgeprägter Beugestellung (Kyphose) fixiert, so dass die Atmung behindert wird.

M. Reiter
Die Erkrankung tritt meist zwei bis sechs Wochen nach einem akuten urogenitalen oder gastrointestinalen bakteriellen Infekt auf. Typischerweise kommt es zu Arthritis, Urethritis (Entzündung der Harnröhre), Konjunktivitis (Entzündung der Augenbindehaut) und Hautveränderungen (Reiter-Dermatose). Die Prognose ist gut; nur 20 % der Fälle gehen in eine chronische Verlaufsform über.

Psoriasis-Arthritis
10 – 20% der Patienten mit einer Psoriasis (Schuppenflechte) leiden unter einer langsam fortschreitenden Arthritis. Es werden verschiedene Formen des Gelenkbefalls unterschieden (symmetrische Polyarthritis, asymmetrische Oligoarthritis, Spondylarthritis mit Sakroiliitis). Typisch ist auch der Befall aller drei Gelenke eines Fingers (sog. Strahlbefall) oder aller Fingermittelgelenke einer Hand (sog. Transversalbefall).

Enteropathische Arthritis
Arthritis, die bei einer chronisch-entzündlichen Darmerkrankung (☞ 5.4.5) auftritt.

Therapie
Die Behandlung besteht aus physikalischer Therapie, nichtsteroidalen Antirheumatika, im akuten Schub vorübergehend Kortikosteroiden. Bei chronischem Verlauf können Sulfasalazin (z. B. Azulfidine RA®) und bei schweren Verläufen auch Immunsuppressiva (Methotrexat, Cyclosporin A) eingesetzt werden. Beim M. Reiter werden nachgewiesene Erreger gezielt antibiotisch behandelt.

Pflege
Im Umgang mit dem Patienten steht eine aktivierende Pflege im Vordergrund. Fähigkeiten und Ressourcen des Patienten müssen erkannt und gezielt gefördert werden, z.B. mit entsprechenden Hilfsmitteln und angemessener Unterstützung. Dabei spielt auch die Zusammenarbeit mit Ergotherapeuten und Krankengymnasten eine Rolle. Selbst wenn die Patienten für manche Verrichtungen länger benötigen, sollten sie zeitlich nicht gedrängt werden. Dies schränkt die Eigenständigkeit und die Beweglichkeit des Patienten auf Dauer ein.

10.3 Kollagenosen

Kollagenosen sind Erkrankungen des Bindegewebes. Meist handelt es sich um Entzündungen, die den gesamten Organismus betreffen, sog. **Systemerkrankungen,** deren Ursache nicht-organspezifische Autoantikörper sind. Dementsprechend kommen Überlappungen zwischen den klinischen Symptomen verschiedener Kollagenosen vor. Die Kollagenose zählen zu den Autoimmunerkrankungen. Frauen erkranken wesentlich häufiger als Männer.

- Systemerkrankungen des Bindegewebes
- Frauen erkranken häufiger.

0.3.1 Lupus erythematodes

Der Lupus erythematodes ist eine Autoimmunerkrankung, die die Haut und das Bindegewebe zahlreicher Blutgefäße in Form einer Vaskulitis betrifft.

- Autoimmunerkrankung
- Bindegewebe der Blutgefäße betroffen
- Kutaner Lupus erythematodes auf Haut beschränkt.

Ursachen

Der Lupus erythematodes ist genetisch veranlagt. Auslöser ist wahrscheinlich ein Virusinfekt. Aufgrund einer Störung der Immunregulation werden von den B-Lymphozyten vielfältige Autoantikörper produziert. Es bilden sich Immunkomplexe bestehend aus DNS, Fibrin u. a., die sich im Gewebe zahlreicher Organe ablagern.
Aber auch Medikamente können einen Lupus erythematodes hervorrufen, z. B. Antiepileptika (Phenytoin), Neuroleptika oder Procainamid. Diese Form verschwindet, wenn die auslösenden Medikamente abgesetzt werden.

- Genetische Veranlagung
- Auslöser: vermutlich Virusinfekt
- Immunkomplexe lagern sich im Bindegewebe ab.

Symptome und Einteilung

Es werden drei Verlaufsformen unterschieden:
- **Diskoider Lupus erythematodes (DLE):** Er befällt nur die Haut und hat eine günstige Prognose.
  - Scheibenförmige gerötete und schuppende Plaques, die von ihrer Mitte aus nach außen wachsen (zentrifugal), zentral finden sich Hautatrophien
- **Subakuter kutaner Lupus erythematodes:** Zwischenform des diskoiden und systemischen Lupus erythematodes hinsichtlich der Beschwerden und der Prognose
- **Systemischer Lupus erythematodes (SLE):** Es finden sich Krankheitssymptome an fast allen Organen
  - Allgemeinsymptome wie Fieber, Schwäche, Gewichtsverlust, Lymphknotenschwellungen
  - Schmetterlingserythem mit Rötung des Nasenrückens und der Wangen, Empfindlichkeit der Haut gegenüber UV-Licht
  - Geschwüre im Mund und Nase

- Allgemeinsymptome
- Hauterscheinungen
- Arthritis
- Perikarditis, Pleuritis
- Glomerulonephritis
- Neurologische Symptome
- Blutbild-Veränderungen.

10

- – Diskoider Lupus erythematodes
- – Myositis (Muskelentzündung) mit Muskelschwäche
- – Perikarditis, Pleuritis
- – Lupusnephritis, die sich u. a. äußern kann als nephrotisches Syndrom, rapid progressive Glomerulonephritis, chronische Niereninsuffizienz, Hämaturie/Proteinurie
- – Neurologische Symptome wie epileptische Anfälle, Kopfschmerzen, Depressionen, Hirninfarkt oder Verläufe ähnlich Multipler Sklerose.

Für die Prognose ist vor allem das Ausmaß der Nierenbeteiligung maßgebend.

Diagnostik

Immunologische Befunde wegweisend.

Die Diagnose eines diskoiden Lupus erythematodes wird mithilfe einer Hautbiopsie bestätigt.

Für die Diagnose eines systemischen Lupus erythematodes sind neben den klinischen Symptomen immunologische Befunde wegweisend:

- Autoantikörper gegen Bestandteile der Zellkerne (antinukleäre Antikörper = ANA), spezifischer sind Antikörper gegen doppelsträngige DNS und gegen ein Glykoprotein der Zellkerne (Sm-Antigen), Antiphospholipid-Antikörper (APA)
- Blutbildveränderungen aufgrund von Autoantikörpern: Anämie, Leukopenie, Thrombopenie
- Zirkulierende Immunkomplexe
- BSG ↑, CRP ↑ (unspezifisch).

Therapie

- Leichter Verlauf: NSAR und Chloroquin
- Schwerer Verlauf: Kortikosteroide, Immunsuppressiva.

Beim diskoiden Lupus erythematodes werden starke Lichtschutzpräparate, lokale Kortikosteroide und bei ausgedehntem Befall niedrigdosiert, systemisch Hydroxychloroquin eingesetzt.

Eine ursächliche Behandlung des systemischen Lupus erythematodes existiert nicht. Ziel ist es, die Entzündung so weit wie möglich einzudämmen und damit einer Organzerstörung entgegenzuwirken. Dabei richtet sich die Therapie nach der Schwere des Krankheitsbildes. In leichten Fällen ohne Beteiligung innerer Organe werden nichtsteroidale Antirheumatika evtl. in Kombination mit Hydroxychloroquin und niedrigdosierten Kortikosteroiden gegeben. Bei Beteiligung lebenswichtiger Organe bzw. im akuten Schub werden Kortikosteroide hochdosiert evtl. in Kombination mit Immunsuppressiva (Azathioprin, Cyclophosphamid) eingesetzt. Eine optimale Therapie eines evtl. bestehenden Bluthochdruckes ist für den Erhalt der Nierenfunktion wichtig.

0.3.2 Progressive systemische Sklerose

Die progressive systemische Sklerose (PSS) oder **systemische Sklerodermie** ist eine seltene Erkrankung des Bindegewebes, die durch Fibrosen und nachfolgende Schrumpfungsprozesse gekennzeichnet ist. Sie kann den gesamten Körper betreffen. Eine auf die Haut beschränkte Verlaufsform ohne Beteiligung anderer Organe ist die **zirkumskripte Sklerodermie.** Die PSS tritt viermal häufiger bei Frauen als bei Männern auf.

- Fibrose und Schrumpfungsprozesse des Bindegewebes
- Zirkumskripte Sklerodermie auf Haut beschränkt.

Ursachen

Patienten mit PSS besitzen eine genetische Veranlagung zu dieser Erkrankung, die genauen Ursachen sind jedoch nicht bekannt. Die Symptome beruhen einerseits auf der übermäßigen Produktion von Kollagen durch die Bindegewebszellen (Fibroblasten), andererseits auf Gefäßverschlüssen mit Durchblutungsstörungen und Organinfarkten.

- Genetisch bedingt
- Fibroblasten produzieren überschießend Kollagen
- Gefäßverschlüsse.

Symptome

Der Verlauf der PSS ist sehr variabel. Sie beginnt mit Hautsymptomen, bevor die inneren Organe befallen werden:

- 90 % der Patienten entwickeln ein **Raynaud-Syndrom** (sprich: »räno«), d. h. anfallsartige Durchblutungsstörungen der Finger. Diese blassen durch Gefäßspasmen zuerst ab, verfärben sich dann bläulich und später rot. Im Krankheitsverlauf wird die Haut zunehmend straff und gespannt. An den Fingerspitzen können Nekrosen (sog. Rattenbissnekrosen) und Ulzera auftreten. Das Raynaud-Syndrom kann bei Gesunden auch durch Kälte ausgelöst werden. Dann ist es harmlos, und es treten keine bleibenden Hautveränderungen auf
- Verkleinerung der Mundöffnung (Mikrostomie) mit Auftreten von Falten um den Mund (Tabaksbeutelmund), einer Verkürzung des Zungenbändchens und Ausdrucksarmut des Gesichtes
- Arthralgien: Mit fortschreitender Hautschrumpfung treten auf Grund der eingeschränkten Beweglichkeit Gelenkbeschwerden auf
- Durch Wandstarre des Ösophagus kommt es zu Schluckstörungen und Refluxösophagitis
- Lungenfibrose mit restriktiver Atemstörung und Rechtsherzbelastung, u. U. bis hin zum Cor pulmonale
- Die Nierenbeteiligung beruht auf Durchblutungsstörungen und äußert sich in Niereninfarkten und renaler Hypertonie.

10

Diagnostik

Die Diagnose einer PSS wird anhand der klinischen Symptome, insbesondere der Hautveränderungen gestellt. Im Blut können Autoantikörper gegen Zellkernbestandteile (ANA, anticentromere Antikörper = ACA) nachweisbar sein. Die Kapillaren des

- Autoantikörper, Rheuma-Faktor positiv
- γ-Globuline $\uparrow$

- Kapillarmikro-
skopie.

Nagelfalzes lassen sich mit einem Lichtmikroskop beurteilen (Kapillarmikroskopie). Sie zeigen bei der PSS typische Veränderungen, die vom Verlauf der Erkrankung abhängig sind. Um die Beteiligung innerer Organe zu beurteilen werden entsprechende Untersuchungen durchgeführt.

Therapie

Eine ursächliche Behandlung der PSS existiert nicht. Verschiedene Medikamente können jedoch die Fibrosierung der Haut und der inneren Organe zumindest teilweise verhindern. Im Frühstadium werden Kortikosteroide gegeben, bei schwereren Verläufen Immunsuppressiva.

Wichtig ist die physikalische Therapie, um Gelenkkontrakturen vorzubeugen. Ein Raynaud-Syndrom wird mit Kalziumantagonisten, Nitroglyzerin oder Prostaglandinanaloga (Iloprost, Alprostadil) behandelt. Bei Gelenkschmerzen kommen nichtsteroidale Antirheumatika zum Einsatz. Ein erhöhter Blutdruck kann mit ACE-Hemmern gesenkt werden, die gleichzeitig nephroprotektiv wirken.

- Physikalische
Therapie
- Raynaud-Syndrom:
Kalziumantagonis-
ten, Nitroglyzerin,
Prostaglandin-
analoga
- Kortikosteroide,
Immunsuppressiva
- Heilung nicht
möglich.

10.3.3 Polymyositis und Dermatomyositis

Die Polymyositis ist eine entzündliche Systemerkrankung der Skelettmuskulatur. Ist zusätzlich die Haut betroffen, liegt eine Dermatomyositis vor. Beide Krankheiten sind sehr selten.

Es treten Formen auf, deren Ursachen nicht bekannt sind, sog. idiopathische Poly- bzw. Dermatomyositis. Beide Erkrankungen können jedoch auch im Zusammenhang mit einem malignen Tumor oder einer anderen Kollagenose auftreten.

- Polymyositis:
Entzündliche Sys-
temerkrankung der
Muskulatur
- Dermatomyositis:
Zusätzlicher
Hautbefall.

Symptome
- Muskelschwäche und -schmerzen vor allem im Schulter- und Beckengürtel, den Patienten fällt es schwer, aufzustehen oder die Arme über den Kopf zu heben wie z. B. beim Kämmen
- Beteiligung innerer Organe: Z. B. Befall des Ösophagus mit Schluckstörungen, Myokarditis mit Herzrhythmusstörungen
- Bei der Dermatomyositis treten zusätzlich Hautveränderungen auf: Schwellungen und lilafarbene Verfärbung um die Augen, blassrosa Papeln an den Fingerstreckseiten

Diagnostik

Die Diagnose wird anhand der klinischen Symptome gestellt. Im Blut sind die Muskelenzyme CK, LDH sowie unspezifische Entzündungsparameter erhöht. Häufig lassen sich Autoantikörper nachweisen. Das Elektromyogramm (EMG, Ableitung der elektrischen Potenziale des Muskels) und eine Muskelbiopsie zeigen pathologische Veränderungen des Muskels.

- CK ↑, LDH ↑,
BSG ↑, Leuko-
zyten ↑, ANA ↑
- Elektromyogramm
- Muskelbiopsie

Da Poly- und Dermatomyositis auch im Zusammenhang mit malignen Tumoren auftreten, muss das Vorliegen eines solchen immer definitiv abgeklärt werden.

- Ausschluss eines malignen Tumors.

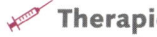
Therapie

Es werden hochdosiert Kortikosteroide eingesetzt. Schlägt diese Therapie nicht an, werden zusätzlich Immunsuppressiva verordnet. Bei der tumorassoziierten Form bessert sich die Symptomatik häufig nach Entfernung des Tumors.

- Kortikosteroide
- Immunsuppressiva.

0.3.4 Sharp-Syndrom

Das Sharp-Syndrom wird synonym auch als Mixed connective tissue disease (MCTD, gemischte Kollagenose) bezeichnet: Es zeigt sowohl Symptome des systemischen Lupus erythematodes, der progressiven systemischen Sklerose, der Polymyositis als auch der rheumatoiden Arthritis, lässt sich jedoch keinem dieser Krankheitsbilder exakt zuordnen. Da eine Beteiligung von Nieren, Herz und ZNS sehr selten ist, hat das Sharp-Syndrom meist einen gutartigen Verlauf. Es wird mit nichtsteroidalen Antirheumatika oder Kortikosteroiden therapiert, typisch ist das gute Ansprechen bereits auf niedrige Dosen.

- Gemischte Kollagenose mit Symptomen des SLE, der PSS, der Polymyositis und der RA
- Meist gutartiger Verlauf
- Therapie: NSAR, Kortikosteroide.

0.3.5 Sjögren-Syndrom

Hierbei handelt es sich um eine chronische Entzündung der Tränen- und Speicheldrüsen, die meist bei Frauen nach dem Klimakterium auftritt. Dementsprechend sind folgende Symptome kennzeichnend für das Sjögren-Syndrom:
- Trockene Augen, da zu wenig Tränenflüssigkeit produziert wird (Keratokonjunktivitis sicca), dadurch Gefahr von Hornhautulzerationen
- Trockener Mund auf Grund mangelnder Speichelproduktion (Xerostomie)
- Selten sind andere exokrine Drüsen und innere Organe betroffen.

- Chronische Entzündung der Tränen- und Speicheldrüsen
- Tritt primär sowie sekundär bei Kollagenosen oder rheumatoider Arthritis auf
- Therapie: Künstlicher Speichel und Augentropfen.

Das Sjögren-Syndrom kann allein (primär) auftreten oder im Zusammenhang mit einer rheumatoiden Arthritis, einer Kollagenose, einer Hepatitis C oder einer primär biliären Leberzirrhose (sekundär). Im Blut sind bei 50 % der Patienten der Rheumafaktor sowie verschiedene Autoantikörper nachweisbar.
Die Therapie ist symptomatisch, solange sich die Erkrankung auf die Drüsen beschränkt: Den Patienten werden künstlicher Speichel und Augentropfen verordnet. Bei einem sekundären Sjögren-Syndrom wird die Grundkrankheit behandelt.

10.4 Degenerative Knochen- und Gelenkerkrankungen

10.4.1 Osteoporose

Knochen verliert an Masse, Struktur und Funktion.

Bei der Osteoporose schwinden allmählich Masse und Struktur des Knochens, der dadurch an Stabilität verliert.

Ursachen

Es wird die primäre von der sekundären Osteoporose unterschieden. Die primäre Osteoporose tritt mit 95% weitaus häufiger auf als die sekundäre Osteoporose (5%). Etwa 85% der Fälle betreffen Frauen nach den Wechseljahren. Folgende Faktoren fördern die **primäre Osteoporose:**

- Primäre Form: meist Frauen nach den Wechseljahren
- Sekundäre Form: z. B. M. Cushing, Hypothyreose, Kalziummangel, Immobilisation.

- Altersbedingte Abnahme der Knochenmasse (senile Osteoporose)
- Primär geringere Knochenmasse bei Frauen, die nach den Wechseljahren auf Grund des Östrogenmangels nochmals deutlich abnimmt (postmenopausale Osteoporose)
- Idiopathisch bei jungen Menschen.

Die **sekundäre Osteoporose** entwickelt sich immer als Folge einer anderen Grunderkrankung:

- M. Cushing, Hyperthyreose
- Langzeittherapie mit Kortikosteroiden, Heparin
- Malabsorption mit Mangel an Kalzium und Vitamin D
- Immobilisation.

Symptome

❸ Bei einer Osteoporose treten Knochenschmerzen vor allem im Rücken auf. Aufgrund der abnehmenden Knochenmasse und -festigkeit ist die Frakturneigung erhöht: Bereits bei minimalen Belastungen oder auch spontan kann es zu Frakturen kommen, von denen insbesondere der Oberschenkelhals, der Unterarm (Radius) und die Wirbelkörper betroffen sind. Brechen Wirbelkörper ein, entsteht ein Rundrücken, und die Patienten werden durch Rumpfverkürzung kleiner (sog. »Witwenbuckel«).

- Frakturen nach minimalen Belastungen: v. a. Oberschenkelhals, Unterarm, Wirbelkörper
- Knochenschmerzen
- Rundrücken, Rumpfverkürzung.

Diagnostik

Im Röntgenbild zeigt sich eine Osteoporose erst, wenn die Knochenmasse bereits um 30% verringert ist. Früher erkannt werden kann eine Osteoporose über die **Knochendichtemessung** (Densitometrie), die Informationen über den Mineralgehalt des Knochens und über die Knochenmasse gibt.

Eine primäre Osteoporose darf erst diagnostiziert werden, wenn alle anderen in Frage kommenden Krankheiten sicher ausgeschlossen worden sind (Ausschlussdiagnose).

- Röntgenbild
- Densitometrie
- Primäre Osteoporose: Ausschlussdiagnose.

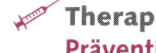

Therapie
Prävention

Gefährdete Patienten müssen auf kalziumreiche Kost (v.a. Milch-produkte) achten und regelmäßig Sport treiben (Schwimmen, Gymnastik, Wandern, jedoch keine verletzungsträchtigen Sport-arten), da durch Belastung der Knochenabbau verlangsamt wird. Unterstützend kann Kalzium substituiert werden.

- Kalziumreiche Kost
- Viel Bewegung.

Symptomatische Therapie

Ist eine Osteoporose diagnostiziert, müssen weiterer Knochen-abbau und Knochenbrüche verhindert werden. Therapiert wird mit Kalzium und Vitamin D_3. Zusätzlich kommen Biphospho-nate (z.B. Alendronsäure als Fosamax®) oder das Antiöstrogen Raloxifen (Evista®) zum Einsatz. Unter Umständen können auch Kalzitonin oder Fluoride gegeben werden. Alle genannten Medi-kamente fördern entweder die Knochenbildung oder hemmen den Knochenabbau. Schmerzen werden z.B. mit nichtsteroidalen Antirheumatika behandelt.

- Biphosphonate
- Kalzitonin, Fluoride
- Kalzium, Vitamin D
- Antiöstrogene.

0.4.2 Arthrose

Die Arthrose ist eine degenerative Erkrankung eines oder mehre-rer Gelenke, die durch vermehrte Abnutzung hervorgerufen wird. Sie beginnt mit der allmählichen Zerstörung des Gelenkknorpels. Im weiteren Verlauf verändert sich die Knochenstruktur, und Gelenke deformieren. Nachfolgend kann es zu einer Entzündung des geschädigten Gelenkes kommen, einer **aktivierten Arthrose.** Häufig betroffen sind Hüftgelenk (Coxarthrose) und Kniegelenk (Gonarthrose).

- Zerstörung des Gelenkknorpels
- Knochen-veränderungen
- Gelenk-deformierungen
  → Arthritis.

Ursachen

❹ Die Arthrose ist ein natürlicher Alterungsprozess. Sie wird be-günstigt durch Fehl- und Überbelastungen eines Gelenkes, z.B. durch:
- Knochenfehlstellungen wie X-, O-Beine
- Bestimmte Sportarten oder Berufe, z.B. Überlastung des Kniegelenks bei Fußballspielern und Fliesenlegern
- Übergewicht
- Frakturfolgen.

Im Alter vermindert sich zusätzlich der Wassergehalt des Knor-pels, er wird rau und reißt ein. Da Knorpel kaum stoffwechsel-aktiv ist, können Knorpeldefekte nicht repariert werden, und der Gelenkspalt verschmälert sich.

10

Steifigkeitsgefühl
→ Belastungsschmerz
→ Ruheschmerz
→ Funktionseinbußen.

Röntgen: Gelenkspalt verschmälert, Osteophyten, Zysten.

Ziel:
- Gelenkfunktion erhalten
- Schmerztherapie.

Symptome und Diagnostik

Die Arthrose beginnt mit einem Steifigkeitsgefühl und Schmerzen in dem betroffenen Gelenk. Die Schmerzen nehmen bei Belastung des Gelenkes zu und im Ruhezustand ab. Ruheschmerzen, nächtliche Schmerzen und Muskelschmerzen weisen auf ein fortgeschrittenes Stadium der Erkrankung hin. Dann kommt es auch zu Funktionseinbußen, Deformierungen und Instabilität des Gelenkes. Bei einer aktivierten Arthrose ist das Gelenk schmerzhaft und überwärmt.

Im Röntgenbild ist der Gelenkspalt verschmälert und evtl. sklerosiert, es zeigen sich Knochenausziehungen, sog. Osteophyten, und im fortgeschrittenen Stadium auch Zysten im angrenzenden Knochen. Bei einer Entzündung lässt sich in der Sonographie zusätzlich ein Gelenkerguss nachweisen.

Therapie

Ziel der Therapie ist es, die Funktion des Gelenkes zu erhalten und die Schmerzen zu lindern:

- Überlastung des betroffenen Gelenkes vermeiden, z. B. durch Abbau von Übergewicht, Verzicht auf bestimmte Sportarten
- Physikalische Therapie: Isometrisches Muskeltraining, Gehschule, Wärmeanwendungen, bei Entzündungen jedoch Kältebehandlung
- Orthopädie-Technik: Schuhe mit Pufferabsätzen, Abrollhilfen usw.
- Gabe von nichtsteroidalen Antirheumatika (Voltaren®, Felden®) als Gel (nur bei kleinen Gelenken sinnvoll) bzw. Tabletten (möglichst niedrig dosiert) zur Schmerzbehandlung, jedoch nicht als Dauertherapie
- Zur Entzündungshemmung bei aktivierter Arthrose können Kortikosteroide in den Gelenkspalt gespritzt werden
- Bleiben diese Maßnahmen erfolglos, können eine Reihe von Gelenken operativ durch künstliche Gelenke (Endoprothesen) ersetzt werden.

? Übungsfragen

❶ Definieren Sie den Begriff rheumatoide Arthritis (chronische Polyarthritis)!

❷ Was ist ein M. Bechterew und welches sind seine Symptome?

❸ Welche Symptome zeigt ein Patient mit Osteoporose?

❹ Was sind die häufigsten Ursachen einer Arthrose?

11 Infektionskrankheiten

Eine Infektion (Entzündung) ist die Reaktion des Organismus auf eine lokale Gewebeschädigung.

Ursachen
- Infektiöse Erreger, wie Bakterien, Viren, Pilze
- Physikalische Reize durch z.B. Temperatur, mechanische Schädigung
- Chemische Reize durch z.B. Laugen, Säuren
- Allergene
- Fremdkörper, z.B. Dorn.

Verlauf
In den Grundzügen läuft eine Entzündung unabhängig von dem betroffenen Organ und der Ursache gleich ab. Auf die Gewebeschädigung folgt eine Zunahme der Durchblutung des entzündeten Gewebes, welches sich durch Rötung und Erwärmung zeigt. Gleichzeitig ist die Durchlässigkeit der Gefäßwände erhöht, so dass intravasale Flüssigkeit in das Gewebe austreten kann. Es kommt zur Schwellung. Leukozyten wandern in das Gewebe und nehmen dort Gewebstrümmer und Bakterien in ihr Zytoplasma auf und bauen sie ab (Phagozytose). Die Entzündung bildet sich zurück.

Je nach Ursache einer Entzündung und Abwehrlage des Organismus kann eine Entzündung unterschiedlich verlaufen:
- **Perakut:** Sehr kurzer Krankheitsverlauf, führt häufig zum Tod
- **Akut:** Oft dramatischer Beginn, führt, wenn keine Komplikationen auftreten, nach sehr kurzer Zeit zur Heilung
- **Chronisch:** Kann aus einer akuten Entzündung hervorgehen, deren Heilungsverlauf unterbrochen wird
- **Primär chronisch:** Kann schleichend ohne wahrnehmbare akute Entzündung beginnen und schubweise fortschreiten, ohne dass eine Ausheilung auftritt.

Symptome
Kardinalsymptome, die bei jeder Entzündung in mehr oder weniger stark ausgeprägter Form auftreten, sind:
- Rötung = Rubor
- Überwärmung = Calor
- Schmerz = Dolor
- Schwellung = Tumor
- Bewegungseinschränkung = Functio laesa.

Einteilung
Bei vielen Entzündungen tritt Gefäßinhalt durch die entzündlich veränderte Gefäßwand in das umliegende Gewebe aus. Je nach

Art dieser Ausschwitzung (Exsudat) werden folgende Entzündungsformen unterschieden:

- **Serös:** Serum tritt aus, z. B. bei Virusinfekten
- **Fibrinös:** Serum mit Fibrinogen tritt aus, z. B. an serösen Häuten wie Pleura, Perikard
- **Eitrig:** Abgestorbene Leukozyten und Zelltrümmer treten aus, z. B. bei bakteriellen Entzündungen
- **Hämorrhagisch:** Blut tritt durch Gefäßeinrisse aus, z. B. bei schweren Virusinfekten.

11.1 Leitsymptome

Zu den Leitsymptomen von Infektionskrankheiten gehören Fieber und Lymphknotenschwellungen.

11.1.1 Fieber

- Körperkerntemperatur schwankt im Tagesverlauf
- Werte abhängig vom Messort
- Subfebril ≤ 38 °C
- Febril ≥ 38 °C.

Die Temperatur im Körperinneren des menschlichen Organismus (Körperkerntemperatur) schwankt im Tagesverlauf um 1 – 1,5 °C mit einem Minimum am Morgen und einem Maximum am Nachmittag. Die Normalwerte der Morgen- bzw. Nachmittagstemperatur sind:

- Axillar (in der Achselhöhle): 36,0 °C bzw. 37,3 °C
- Oral (im Mund): 36,2 °C bzw. 37,5 °C
- Rektal (im Enddarm): 36,5 °C bzw. 37,8 °C.

Werte ≤ 38 °C werden als **subfebril** bezeichnet, > 38 °C als **febril,** also als Fieber. Fieber wird durch fiebererzeugende Stoffe, die **Pyrogene,** hervorgerufen. Diese können Bestandteile von Bakterien, Viren oder Pilzen, aber auch körpereigene Stoffe wie z. B. Prostaglandine sein. In Tabelle 11.1 ist die Bezeichnung verschiedener Temperaturwerte aufgeführt.

11.1.2 Lymphknotenschwellung

- Lymphknoten filtern Keime, Zelltrümmer, Toxine aus den Lymphbahnen
- Hinweis auf Krankheitsgeschehen.

Lymphknoten *(Nodi lymphatici)* spielen eine wichtige Rolle bei der Infektabwehr. Sie sind in die Lymphbahnen eingeschaltet und filtern Keime, Zelltrümmer und Toxine aus dem Lymphstrom. Sie sind etwa 5 mm groß und nicht tastbar. Sind Lymphknoten vergrößert, ist dies ein Hinweis auf einen Krankheitsprozess:

- Lokalinfektionen: Lymphknoten in der Nähe eines Entzündungsherdes schwellen an, z. B. Halslymphknoten bei einer Angina, Leistenlymphknoten bei einer Entzündung am Bein
- Allgemeininfektionen, z. B. infektiöse Mononukleose

- Maligne Lymphome
- Metastasen.

42,6 °C	Eiweißgerinnung im menschlichen Körper → Tod
≥ 40,0 °C	Sehr hohes Fieber
39,1–39,9 °C	Hohes Fieber
38,6–39,0 °C	Mäßiges Fieber
38,1–38,5 °C	Leichtes Fieber
37,5–38,0 °C	Subfebrile Temperatur
36,3–37,4 °C	Normaltemperatur
≤ 36,2 °C	Untertemperatur
< 29,0 °C	Kritischer Bereich
ca. 25,0 °C	Unterste Grenze → Tod

Tab. 11.1
Bezeichnung verschiedener Körpertemperaturen.

Entzündlich vergrößerte Lymphknoten sind weich bis mäßig derb, gut verschiebbar und in der Regel druckschmerzhaft. Tumorös vergrößerte Lymphknoten hingegen sind hart, nicht schmerzhaft und oft mit ihrer Umgebung verwachsen (nicht verschiebbar).

Tastbefund gibt Hinweis auf Entzündung oder Tumor.

11.2 Virale Infektionen

Viren benötigen aufgrund ihrer Zellstruktur und des fehlenden Stoffwechsels einen Wirt, um sich zu vermehren. Nach ihren Eigenschaften und ihrer Bauweise werden Viren in Familien eingeteilt. Eine für den Menschen bedeutende Viren-Familie ist die Herpes-Familie, zu der u.a. das Herpes-simplex-Virus, Varizella-zoster-Virus, Epstein-Barr-Virus und das Zytomegalie-Virus gehören.
Weitere Virusinfektionen werden in den jeweiligen Organkapiteln besprochen: Influenza ☞ 4.2.1, Hepatitis ☞ 6.2.1.

Herpes-Viren:
- Herpes-simplex
- Varizella-Zoster
- Epstein-Barr
- Zytomegalie.

1.2.1 Herpes-simplex-Infektionen

Beim **Herpes-simplex-Virus** werden die Typen **HSV-1** und **HSV-2** unterschieden. Die Primärinfektion verläuft bei beiden

- HSV-1: orale Übertragung → Herpes labialis
- HSV-2: sexuelle Übertragung → Herpes genitalis.

Typen für den Patienten meist unbemerkt und wird entweder oral (HSV-1) oder sexuell (HSV-2) übertragen. Beide Viren können jedoch in den regionalen Nervenganglien lebenslang persistieren und erneut aktiviert werden, z.B. durch Infektionen, Sonnenbestrahlung, Immunschwäche oder hormonelle Veränderungen, wie in der Schwangerschaft. Das HSV-1 ruft bei Reaktivierung das Krankheitsbild **Herpes labialis** hervor, das HSV-2 **Herpes genitalis.** Etwa $1/3$ der Bevölkerung leidet unter Herpes labialis.

Symptome und Diagnostik

Herpes-simplex-Viren rufen Hauterkrankungen mit gruppierten Bläschen hervor, die hochinfektiös sind:

Gruppierte Bläschen an Mund oder Genital- und Analregion.

Herpes labialis beginnt mit Juckreiz in der Umgebung des Mundes (perioral). Anschließend treten die typischen Bläschen auf. Diese verschorfen und heilen nach 5–10 Tagen ohne Narben ab. Beim **Herpes genitalis** bilden sich Bläschen in der Genital- und Analregion. Manche Patienten haben leichtes Fieber.

Die Diagnose wird anhand der klinischen Symptome gestellt. Das Virus kann im Bläscheninhalt nachgewiesen werden.

Therapie

Aciclovir lokal oder systemisch.

Bei unkomplizierter Herpes-Infektion erfolgt eine antiseptische und austrocknende Lokaltherapie, Aciclovir (z.B. Zovirax® Creme) kann auf die betroffene Haut aufgetragen werden. Bei generalisierten Infektionen oder Komplikationen wird Aciclovir systemisch verabreicht.

Komplikationen

- Herpes-Enzephalitis mit einer Mortalität von > 80%
- Herpetische Keratokonjunktivitis (Entzündung von Horn- und Bindehaut des Auges)
- Generalisierte Herpes-Infektion bei immungeschwächten Patienten
- Bei Patienten mit atopischer Dermatitis kann eine großflächige Superinfektion des Ekzems auftreten (Ekzema herpeticatum)
- Herpes-Sepsis bei Neugeborenen durch direkten Kontakt des Kindes mit einem Herpes genitalis der Mutter während der Geburt.

11.2.2 Varizella-zoster-Infektionen

Varizella-Zoster-Virus:
- Varizellen
- Herpes zoster.

Varizellen (Windpocken) und Herpes zoster (Gürtelrose) sind verschiedene Erkrankungen, die durch das gleiche Virus, das **Varizella-zoster-Virus** (VZV), hervorgerufen werden.

Varizellen

Varizellen treten meist bei Kindern unter 10 Jahren auf. Sie sind hochinfektiös und werden durch Tröpfchen von Kind zu Kind übertragen. Die Infektiosität (Gefahr der Ansteckung) besteht einen Tag vor bis eine Woche nach Auftreten der letzten Bläschen. *Inkubationszeit:* 2–3 Wochen.

Symptome

❶ Die Kinder haben anfangs meist leichtes bis mäßiges Fieber. Schubweise zeigt sich ein Exanthem an Haut, behaartem Kopf und angrenzenden Schleimhäuten, meist unter Aussparung von Handtellern und Fußsohlen. Das typische Bild zeigt Effloreszenzen (Hauterscheinungen) in verschiedenen Stadien und wird daher »Sternenhimmel« genannt: Zuerst bilden sich Roseolen (linsengroße, rötliche Flecken), die über Papeln in Bläschen übergehen und als letztes Stadium Krusten zeigen. Roseolen → Papeln → Bläschen → Krusten.

Die Patienten leiden unter Juckreiz, sind in ihrem Allgemeinbefinden jedoch wenig beeinträchtigt. Narben entstehen nur bei bakterieller Superinfektion von Bläschen oder bei ständigem Aufkratzen.

Selten kommt es zu einer Kleinhirnentzündung, einer Pneumonie oder Mittelohrentzündung. Bei Erwachsenen ist der Verlauf meist schwerer als bei Kindern.

Bei der Infektion einer Schwangeren vor der 20. Schwangerschaftswoche kann eine Embryopathie auftreten.

- Fieber
- Hauteffloreszenzen in verschiedenen Stadien
- Juckreiz.

Therapie

Die Abheilung der Bläschen wird gefördert durch lokale Pinselung mit Gerbstoffen (z. B. Tannosynt® Lotio). Gegen den Juckreiz können Antihistaminika verordnet werden. Bei Komplikationen wird systemisch mit Aciclovir behandelt.

Bei immunsupprimierten Kindern können schwere Verläufe mit Beteiligung der inneren Organe auftreten. Hier ist eine passive Impfung angezeigt.

Eine aktive Impfung mit einem abgeschwächten Lebendimpfstoff gehört zur Standardimpfung für alle Kinder im Alter von 12 bis 15 Monaten. Daneben sollten alle seronegativen gefährdeten Personen geimpft werden, z. B. Frauen im gebärfähigen Alter, Patienten mit malignen Tumoren, atopischer Dermatits oder vor Organtransplantation.

- Lokal: Gerbstoffe
- Antihistaminika
- Bei Komplikationen Aciclovir lokal oder systemisch
- Aktive und passive Impfung.

Herpes zoster

❷ ❸ Die Varizella-zoster-Viren verbleiben nach einer Varizellen-Erkrankung in den Spinalganglien nahe am Rückenmark. Werden sie erneut aktiviert, tritt ein Herpes zoster auf: Die Viren wandern entlang der Spinalnerven zu dem dazugehörigen sen-

- Folgeerkrankung nach Varizellen
- Meist Thorakalnerven, seltener N. trigeminus betroffen.

sibel innervierten Hautbezirk (Dermatom). Meist sind die Thorakalnerven betroffen, deren Dermatome von der Wirbelsäule gürtelförmig bis zur Mittellinie des Brustkorbes reichen, sog. **Gürtelrose.** Ist der N. trigeminus (sensibler Gesichtsnerv) betroffen, wird von **Gesichtsrose** gesprochen.

Symptome und Diagnostik

Der Herpes zoster tritt meist bei älteren oder immunsupprimierten Patienten auf. Sonne und Stress wirken begünstigend. Er beginnt mit allgemeinem Krankheitsgefühl, manchmal auch mit Fieber. Im Bereich des betroffenen Dermatoms treten stärkste, brennende, wochenlang anhaltende Schmerzen auf. Wenig später sind auf geröteter Haut Bläschen zu sehen. Betroffen sind meist ein bis drei Dermatome auf einer Seite (unilateral), selten auf beiden Seiten (bilateral).

Die Diagnose eines Herpes zosters wird klinisch gestellt.

Therapie

Lokal wird mit austrocknenden Lotionen (Lotio alba) gepinselt. Systemisch werden Aciclovir oder andere antivirale Substanzen gegeben. Bei schweren Verläufen können auch Hyperimmunglobulin oder Interferon-beta gegeben werden. Postzosterische Neuralgien werden mit Analgetika und ggf. mit Carbamazepin therapiert.

Komplikationen

- Postzosterische Neuralgien: Noch Wochen nach Abheilen der Bläschen können in dem betroffenen Hautareal starke Schmerzen bestehen
- *Zoster ophthalmicus*: Ein Befall des Augenastes (Ramus ophthalmicus) des N. trigeminus birgt die Gefahr von Hornhautulzerationen und nachfolgender Hornhauttrübung
- *Zoster oticus*: Bei Befall des Ohres besteht die Gefahr eines Übergreifens auf den motorischen Gesichtsnerven (N. facialis) mit Gesichtsmuskellähmungen (Fazialisparese) oder auf den Hörnerven (N. statoacusticus) mit Hörverlust
- *Zoster generalisatus*: Ein generalisierter Zoster, der auch die inneren Organe betrifft, kommt insbesondere bei immungeschwächten Patienten vor.

11.2.3 Infektiöse Mononukleose

Das **Epstein-Barr-Virus** (EBV) ruft die infektiöse Mononukleose (Pfeiffersches Drüsenfieber) hervor. Da das Virus durch Speichel übertragen wird, wird die Erkrankung auch »kissing disease« (Kusskrankheit) genannt. In erster Linie sind junge Erwachsene betroffen. Die *Inkubationszeit* beträgt 10–20 Tage.

Marginalien (linke Spalte):

- Starke Schmerzen im Bereich des betroffenen Dermatoms
- Bläschen.

- Aciclovir
- Analgetika.

- Neuralgien
- Zoster ophthalmicus
- Zoster oticus
- Zoster generalisatus.

- Erreger: Epstein-Barr-Virus
- Übertragung durch Speichel: »kissing disease«.

Symptome und Diagnostik

- Allgemeinsymptome wie Müdigkeit, Appetitlosigkeit, Schlaflosigkeit
- Pharyngitis (Rachenentzündung), Angina tonsillaris (Mandelentzündung) mit starken Halsschmerzen
- Fieber, das drei Wochen und länger anhalten kann
- Lymphknotenschwellungen
- Hepatosplenomegalie (Milz- und Lebervergrößerung)
- Exanthem (selten).

Die Diagnose wird über das klinische Bild und die Laborwerte gestellt. Im Blut findet sich eine Leukozytose mit atypischen Lymphozyten, den sog. Virozyten oder Pfeiffer-Zellen. Weiterhin können entsprechende Antikörper nachgewiesen werden.

Therapie

Die Therapie ist symptomatisch. Die Patienten sollen Bettruhe einhalten und erhalten schmerz- und fiebersenkende Medikamente.

Komplikationen

- Meningoenzephalitis (Entzündung von Hirnhäuten und Gehirn)
- Blutbildveränderungen: Granulopenie, Thrombopenie
- Bei ausgeprägter Hepatosplenomegalie besteht die Gefahr der Milzruptur
- Myokarditis
- Übergang in eine chronische Verlaufsform mit persistierender Schwäche, Gewichtsverlust, leichtem Fieber, Milz-, Leber- und Lymphknotenschwellungen
- AIDS-Patienten und andere immungeschwächte Personen erkranken im Zusammenhang mit dem EBV häufiger an B-Zell-Lymphomen
- In Tumorzellen des Nasopharynxkarzinoms und des Burkitt-Lymphoms findet sich das EBV.

1.2.4 Zytomegalie

Das Zytomegalievirus (CMV) wird durch Schmierinfektion, Bluttransfusionen und sexuellen Kontakt übertragen. Diaplazentar (über die Plazenta) kann es von der Mutter auf den Fetus übergehen. Nach der Erstinfektion persistiert es im Körper und kann bei einer Abwehrschwäche wieder aktiviert werden. Die Zytomegalie (Einschlusskörperchenkrankheit) ist eine häufige Infektion mit sehr unterschiedlichem Krankheitsverlauf. Die *Inkubationszeit* ist nicht sicher bekannt, wahrscheinlich 3–6 Wochen.

- Allgemeinsymptome
- Pharyngitis
- Fieber
- Lymphknotenschwellung
- Hepatosplenomegalie
- Exanthem.

- Leukozytose
- Virozyten
- Antikörpernachweis.

- Symptomatisch
- Bettruhe
- Analgetika
- Antipyretika.

- CMV-Infektion
- Übertragung:
  - Schmierinfektion
  - Blut
  - Sexuell
  - Diaplazentar.

- Bei Gesunden meist nur wenig Symptome
- Bei Immungeschwächten schwere Verläufe
- Bei Ungeborenen neurologische Schäden und Hörverlust.

Antikörpernachweis möglich.

Bei schwerem Verlauf Ganciclovir und CMV-Immunglobulin.

Symptome und Diagnostik

Bei gesunden Personen verläuft eine CMV-Infektion in ≥ 90% der Fälle unbemerkt. Evtl. kommt es zu einer leichten Lymphknotenschwellung und/oder einer Hepatitis mit Grippe- bzw. Mononukleose-ähnlichen Beschwerden. Bei immungeschwächten Patienten kann die Zytomegalie sehr viel schwerer verlaufen: ZNS-Befall, Retinitis (Netzhautentzündung), interstitielle Pneumonie oder Ulzerationen des Magen-Darm-Traktes. Die **konnatale Zytomegalie** (vorgeburtlich erworben) führt oft zu bleibenden Schäden wie neurologischen Störungen oder Hörverlust.

Die Diagnose wird anhand der Symptome gestellt. Im Blut des Patienten können Antikörper gegen CMV nachgewiesen werden, in Blut, Urin und bronchoalveolärer Lavage Antigene des CMV.

Therapie

Medikamentös werden nur Patienten mit schweren Verläufen therapiert. Sie erhalten systemisch Ganciclovir (Cymeven®) und CMV-Immunglobulin.

11.2.5 Tollwut

Tollwut (Rabies) ist eine Infektion des ZNS durch das Tollwut-Virus.

Übertragung: Speichel infizierter Tiere.

Ursachen

Das Tollwut-Virus wird mit dem Speichel infizierter Tiere (z.B. Hund, Katze, Fuchs) übertragen. Der Mensch infiziert sich durch den Biss eines erkrankten Tieres. Die Viren wandern entlang der Nerven zum Gehirn und rufen dort eine akute Entzündung hervor. Die *Inkubationszeit* beträgt zwischen 10 Tagen und 10 Monaten (meist 1 – 3 Monate).

- Allgemeinsymptome
- Abnorme Reizbarkeit
- Krämpfe, Schluckkrämpfe
- Lähmungen, Koma.

Symptome

Tollwut beginnt mit unspezifischen Allgemeinsymptomen wie leichtem Fieber, Kopfschmerzen, Abgeschlagenheit und Übelkeit. Der Patient ist abnorm reizbar, extrem licht- und geräuschempfindlich und neigt zu Krämpfen. Er leidet unter Speichelfluss und schmerzhaften Schluckkrämpfen beim Versuch zu trinken. Später treten Lähmungen und Bewusstseinsverlust auf.

Diagnostik

Das verdächtige Tier sollte beobachtet werden. Stirbt es innerhalb von 10 Tagen nicht, ist das Vorliegen von Tollwut unwahrscheinlich. Beim Tod des Tieres wird sein Gehirn histologisch auf Tollwut untersucht.

Therapie

Bei Verdacht auf eine Infektion mit dem Tollwut-Virus (Biss durch ein verdächtiges Tier) wird der Patient mehrfach aktiv und zusätzlich am ersten Tag passiv mit Hyperimmunglobulin geimpft (postexpositionelle Prophylaxe). Die Erkrankung selbst kann lediglich symptomatisch therapiert werden mit Sedierung, parenteraler Ernährung und ggf. künstlicher Beatmung. Der postexpositionellen Impfprophylaxe kommt größte Bedeutung zu, da eine manifeste Tollwut in der Regel tödlich endet.

- Aktive und passive Impfung schon bei Verdacht
- Symptomatisch bei Ausbruch der Erkrankung, hohe Sterblichkeit.

.2.6 HIV-Infektion und AIDS

AIDS (**a**cquired **i**mmune **d**eficiency **s**yndrome = erworbenes Immundefektsyndrom) wird durch eine Infektion mit **HIV** (**h**uman **i**mmunodeficiency **v**irus) hervorgerufen. Das Virus ist ein RNS-haltiges Retrovirus, von dem verschiedene Typen und Subtypen bekannt sind. Ende 2004 waren weltweit 45 Millionen Menschen mit dem Virus infiziert, davon ca. 70% in Afrika. *Meldepflichtig* sind die Erkrankung und der Tod ohne Namensangabe des Betroffenen. Die *Inkubationszeit* liegt im Mittel beim Erwachsenen bei 10 Jahren, d.h. 50% der Infizierten sind nach 10 Jahren an AIDS erkrankt.

- HIV = Erreger
- AIDS = Vollbild der Erkrankung.

Ursachen

❹ Das Virus wird über Körpersekrete (Blut, Sperma, Urin, Stuhl, Erbrochenes, Sputum, Muttermilch) von Infizierten übertragen (Prozentangaben beziehen sich auf Europa):

- Sexuell: Homo- und bisexuelle Männer (ca. 50%), heterosexuelle Personen (ca. 20%, Anzahl steigend)
- Parenteral:
    - I. v.-Drogenmissbrauch (ca. 10%), bei gemeinsamem Gebrauch von Nadeln
    - Therapie mit Blut-/produkten, z.B. bei Hämophilie-Patienten. Neuinfektionen auf diesem Weg sind inzwischen sehr selten, da seit 1985 alle Blutprodukte durch einen HIV-Antikörpertest überprüft werden
    - Verletzungen im medizinischen Bereich (sehr selten)
- Prä-/perinatal: Von einer HIV-infizierten Mutter auf das Kind (≤ 1%). Das Übertragungsrisiko liegt unbehandelt bei 15–20%, unter antiretroviraler Therapie bei ca. 2%.

Übertragung: Kontakt mit infizierten Körpersekreten.

Krankheitsentstehung

HI-Viren bauen ihre Erbsubstanz hauptsächlich in die CD4+-Lymphozyten (auch T_4-Lymphozyten oder T-Helferzellen genannt), Monozyten, Makrophagen, Langerhans-Zellen der Epidermis und Mikroglia des Infizierten ein. Der Körper bildet zwar Antikörper gegen die Viren, kann sie jedoch nicht erfolgreich be-

Erbsubstanz der Viren wird in Zellen des Immunsystems eingebaut und kann nicht eliminiert werden → Immunschwäche.

kämpfen. Nach einer meist jahrelangen Latenzzeit sinkt die Zahl der CD4$^+$-Lymphozyten. Die daraus resultierende Immunschwäche führt zu folgenden Krankheitsbildern:

- Allgemeinsymptome, AIDS-Related Complex
- Infektionen mit opportunistischen, d.h. für Gesunde wenig gefährlichen Keimen, z.B. Zytomegalie-Viren oder Toxoplasmen
- Tumoren, z.B. dem Kaposi-Sarkom
- Neurologische Krankheitsbilder, die direkt durch den HIV-Befall hervorgerufen werden.

Symptome und Einteilung

Die HIV-Infektion wird anhand ihrer klinischen Symptome in drei Kategorien eingeteilt. Sie verläuft langsam fortschreitend.

Kategorie A

- Bei ca. 30% aller Infizierten entwickelt sich eine akute HIV-Erkrankung: Mononukleose-ähnliches Bild mit Fieber, Hautausschlag, Lymphknotenschwellungen, Splenomegalie, Myalgien und Pharyngitis
- Asymptomatische HIV-Infektion (Latenzphase) über Monate bis > 10 Jahre. Im lymphatischen Gewebe findet eine Virusvermehrung statt
- Persistierende generalisierte Lymphadenopathie (LAS): Lymphknotenschwellung an zwei extrainguinalen Stellen länger als drei Monate, 30% der Patienten entwickeln eine seborrhoische Dermatitis.

Kategorie B

- Erkrankungen, die der HIV-Infektion ursächlich zuzuordnen sind oder auf eine Störung der zellulären Immunabwehr hinweisen und nicht der Kategorie C angehören:
  - Oropharyngeale und vulvovaginale Candida-Infektion
  - Orale Haarleukoplakie (weißliche, nicht abstreifbare Beläge am Zungenrand)
  - Herpes zoster mit Befall mehrerer Dermatome
  - Subfebrile Temperaturen oder chronische Diarrhoe
  - HIV-assoziierte periphere Neuropathie
  - Listeriose (Infektion mit Listeria monocytogenes).

Kategorie C

❺ AIDS (»Vollbild«) als letztes Stadium der HIV-Erkrankung: Die zelluläre Immunabwehr versagt und opportunistische Infektionen und Tumorerkrankungen treten auf.

- Opportunistische Infektionen, die AIDS definieren:
  - Infektionen mit Protozoen, z.B. Toxoplasmose-Enzephalitis, Kryptosporidiose
  - Infektionen durch Pilze, z.B. Pneumocystis carinii-Pneu-

Einteilung nach Stadien (A, B, C, D) anhand der Krankheitssymptome und des immunologischen Status.

monie (PCP), Kryptokokkose, Candida-Infektion mit Befall von Ösophagus, Bronchien, Trachea oder Lungen, Histoplasmose
- Bakterielle Infektionen: Tbc, disseminierte oder extrapulmonale Infektionen mit atypischen Mykobakterien, rezidivierende Salmonellen-Septikämien
- Virale Infektionen, z.B. CMV-Infektion, chronische Herpes simplex-Ulzera sowie Herpes-Bronchitis, -Pneumonie oder -Ösophagitis
- Malignome: Kaposi-Sarkom (violette Makulae oder Tumorknoten, bevorzugt in den Spaltlinien der Haut oder an den Beinen; es können auch Gastrointestinaltrakt, Lunge oder Lymphknoten betroffen sein), Non-Hodgkin-Lymphome (z.B. Burkitt-Lymphom), ZNS-Lymphome, invasives Zervix-Karzinom
- HIV-Enzephalopathie
- Wasting-Syndrom (Gewichtsverlust > 10% des Ausgangsgewichtes) und chronische Diarrhoe oder Fieber.

Immunologischer Status
Nach dem immunologischen Status (Anzahl der $CD4^+$-Lymphozyten) erfolgt eine weitere Unterteilung der Stadien A, B und C:
- Kategorie 1: $\geq$ 500/µl
- Kategorie 2: 200 – 499/µl
- Kategorie 3: < 200/µl.

Danach ergeben sich die Stadien A1, A2, A3, B1, B2, B3, C1, C2, C3. Beispiel: Ein Patient mit Kaposi-Sarkom und 362 $CD4^+$-Lymphozyten befindet sich im Stadium C2.

Diagnostik
- Bestimmung der HIV-Antikörper: Können im Blut des Patienten etwa 6 Wochen nach der Infektion nachgewiesen werden, erst dann hat eine sog. Serokonversion stattgefunden. Antikörper werden z.B. mittels ELISA nachgewiesen. Der Betroffene muss dazu sein Einverständnis geben. Fällt der Test positiv aus, wird das Ergebnis mit einer zweiten Methode (Westernblot-Test) überprüft, um ein falsch positives Ergebnis sicher auszuschließen
- Nachweis von Virusbestandteilen (Nukleinsäurenachweis-Test, NAT): Nach 11 Tagen kann mittels Polymerase chain reaction (PCR) in Lymphozyten DNA des HI-Virus nachgewiesen werden
- Virusquantifizierung: Es werden die Virusäquivalente/ml Plasma bestimmt. Ihre Zahl ist ein Prognoseparameter und dient der Therapie- und Verlaufskontrolle
- HIV-Assoziierte Erkrankungen und Infektionen werden durch weitergehende Untersuchungen nachgewiesen.

- HIV-Antikörper im Blut nach 1–3 Monaten nachweisbar
- Verlaufsparameter: Verhältnis von $CD4^+$- zu $CD8^+$-Lymphozyten.

- Antivirale Substanzen, die den Verlauf von AIDS verzögern, das Virus jedoch nicht eliminieren.

Therapie

Nach derzeitigem Stand der Forschung gibt es keine erfolgreiche Therapie gegen eine HIV-Infektion. Zurzeit existieren lediglich Medikamente, die den Verlauf einer HIV-Infektion verzögern, indem sie die Vermehrung der HI-Viren hemmen, ohne sie allerdings zu eliminieren. Um Resistenzen vorzubeugen und die Viruslast zu reduzieren sollten mindestens drei Substanzen miteinander kombiniert werden (**h**ochaktive **anti**retrovirale Therapie, **HAART**). Folgende Substanzklassen stehen zur Verfügung:

- Nukleosidanaloga (NRTI = Nuklosidische Reverse-Transkriptase-Hemmer): z. B. Zidovudin als Retrovir®, Zalcitabin als Hivid®, Didanosin als Videx®
- Nukleotidanaloge Reverse Transkriptase-Inhibitoren (NtRTI): z. B. Tenofovir als Viread®
- Nicht-nukleosidische Reverse-Transkriptase-Hemmer (NNRTI): Nevirapin als Viramune®
- Protease-Hemmer (Protese-Inhibitoren, PI): z. B. Saquinavir als Invirase®, Indinavir als Crixivan®.

Als Nebenwirkungen treten Veränderungen des Blutbildes, periphere Nervenschädigungen, Pankreatitiden, Myositiden u. a. auf. Langzeitnebenwirkungen wie das Lipodystrophiesyndrom (Fettumverteilung mit magerem Gesicht und Extremitäten sowie intraabdomineller Fettansammlung), Fettstoffwechselstörungen erhalten zunehmend Bedeutung.

Um den Ausbruch der Erkrankung hinauszuschieben, sollten die Infizierten eine gesunde Lebensführung einhalten: Wenig Alkohol und Drogen, ausreichende Versorgung mit Vitaminen und Nährstoffen.

HIV-Assoziierte Infektionen und Erkrankungen werden erregerspezifisch behandelt, andere assoziierte Erkrankungen wie Enzephalopathie oder Wasting-Syndrom symptomatisch.

- Spezifische Therapie HIV-assoziierter Erkrankungen.

Prophylaxe

- Aufklärung der Bevölkerung über Infektionswege
- Gebrauch von Kondomen beim Geschlechtsverkehr
- Eigenblutspende bei planbaren Operationen
- Screening von Blutspendern auf HIV-Infektion (obligat)
- Medizinisches Personal: Tragen von Latexhandschuhen (u. U. auch Mundschutz und Schutzbrille) beim Arbeiten mit Körperflüssigkeiten, sichere Entsorgung gebrauchter Kanülen
- Die Impfstoffentwicklung ist aufgrund zahlreicher Mutationen des Virus erschwert.

- Eigenschutz: Sorgfältiger Umgang mit Körperflüssigkeiten
- Screening
- Kondome.

? Übungsfragen

❶ Beschreiben Sie das Exanthem bei Windpocken!

❷ Durch welchen Erreger wird ein Zoster hervorgerufen?

❸ Nennen Sie Symptome der Gürtelrose! Welche meist bei Kindern auftretende Erkrankung hat einen identischen Erreger?

❹ Nennen Sie Infektionserkrankungen, die vorwiegend über den Blutweg oder durch Geschlechtsverkehr übertragen werden!

❺ AIDS: Erläutern Sie den Begriff »opportunistische Infektionen« und nennen Sie mindestens drei Beispiele!

1.3 Bakterielle Infektionen

Weitere Bakterielle Infektionen werden in den jeweiligen Organkapiteln besprochen: Endokarditis ☞ 1.7.1, Myokarditis ☞ 1.7.2, Tuberkulose ☞ 4.2.4, Pneumonie ☞ 4.2.3.

.3.1 Infektionen durch Staphylokokken und Streptokokken

Staphylokokken und Streptokokken sind grampositive Kugelbakterien. Staphylokokken lagern sich meist in Haufen zusammen, Streptokokken reihen sich oft kettenförmig aneinander. Abhängig vom Bakterium führen Infektionen zu verschiedenen, meist eitrigen Entzündungen.

- Grampositive Kugelbakterien
- Staphylokokken → haufenförmig
- Streptokokken → kettenförmig.

Symptome
Staphylokokken

❶ Staphylokokken können fast jedes Organ oder Gewebe befallen. Werden sie in die Blutbahn eingeschwemmt, kommt es zur Sepsis und evtl. zur Endokarditis (☞ 1.7.1). Besonders gefürchtet ist **Staphylococcus aureus,** der häufig schwer therapierbare Krankenhausinfektionen (nosokomiale Infektionen) hervorruft. Oft handelt es sich um abgekapselte Prozesse verbunden mit Eiterbildung. Folgende Krankheitsbilder werden beispielsweise durch Staphylokokken verursacht:

- Follikulitis, Furunkel, Karbunkel: Entzündungen der Haarfollikel mit unterschiedlicher Tiefenausdehnung, häufig betroffen sind die Bartgegend, Oberschenkel und Gesäß. Therapeutisch werden sie eröffnet, es folgt eine Behandlung lokal mit Antiseptika und evtl. mit Antibiotika
- Impetigo contagiosa: Eitrige Hautentzündung mit Bläschen

- Infektionen der Haut
- Lebensmittelvergiftung
- Osteomyelitis
- Staph. aureus ruft gefürchtete Krankenhausinfektionen hervor.

Abb. 11.2
Furunkel-Karbunkel-
Schema. [A400-190]

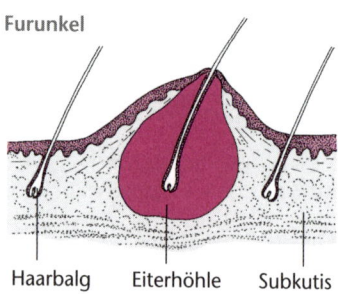

Furunkel

Haarbalg   Eiterhöhle   Subkutis

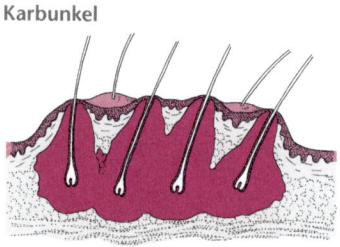

Karbunkel

Abb. 11.2
Furunkel-Karbunkel-
Schema. [A400-190]

und Pusteln, die platzen und eine goldgelbe Kruste bilden. Betroffen ist meist das Gesicht, v. a. bei Kindern. Mangelnde Hygiene begünstigt die Infektion. Therapeutisch werden die Krusten entfernt und äußerliche Antibiotika sowie desinfizierende und austrocknende Farbstoffe aufgetragen. In schwereren Fällen werden systemisch Antibiotika verabreicht

- Syndrom der verbrühten Haut (staphylogenes Lyell-Syndrom)
- Mastitis puerperalis: Entzündung der Brustdrüse in der Stillzeit
- Osteomyelitis: Knochenmarkentzündung
- Lebensmittelvergiftung durch Staphylokokkentoxin.

Streptokokken

Auch Streptokokken rufen verschiedene Krankheitsbilder hervor. Nach ihrer Fähigkeit, Hämoglobin aufzulösen, werden sie in drei Gruppen eingeteilt: α-, β- und γ-hämolysierende Streptokokken. 95% aller Erkrankungen werden durch β-hämolysierende Streptokokken hervorgerufen. Zu den Streptokokkenerkrankungen gehören u. a.:

- Angina tonsillaris: Akute Gaumenmandelentzündung
- Scharlach (☞ 11.3.2)
- Erysipel: Erreger gelangen über kleine Hautdefekte in die Lymphspalten der Haut, an denen entlang sie sich flächenhaft ausbreiten und eine Entzündung der Kutis verursachen. Es treten Fieber mit Schüttelfrost und schwerem Krankheitsge-

Drei Gruppen:
α-, β-, γ-hämolysie-
rende Streptokokken.

fühl auf. Die Haut ist gerötet, geschwollen und druckschmerzhaft. Die regionalen Lymphknoten sind vergrößert. Therapeutisch werden feuchte antiseptische Umschläge gemacht, Antibiotika gegeben und die Eintrittspforte saniert

- Phlegmone: Abszedierender Entzündungsprozess der tieferen Hautschichten, der sich entlang der Sehnen und Faszien ausbreitet und nicht an Haarfollikel gebunden ist. Die Haut ist bläulich verfärbt, geschwollen und äußerst druckschmerzhaft. Eine Phlegmone muss chirurgisch gespalten werden
- Pneumonie durch Streptococcus pneumoniae (☞ 4.2.3)
- Bakterielle Endokarditis, rheumatisches Fieber (☞ 1.7.1)
- Akute Glomerulonephritis (☞ 7.2.1).

Diagnostik

Staphylokokken und Streptokokken können je nach Erkrankung im Rachenabstrich, in der Sputum- oder Blutkultur bakteriologisch nachgewiesen werden. Wegen Resistenzentwicklungen muss über ein Antibiogramm die individuelle Empfindlichkeit der Erreger gegen verschiedene Antibiotika getestet werden.

Erregernachweis in infizierten Körpersekreten mit Antibiogramm.

Therapie

Staphylokokkeninfekte werden mit speziellen Staphylokokkenpenicillinen (z.B. Stapenor®, Staphylex®) oder staphylokokkengeeigneten Cephalosporinen behandelt. Streptokokkeninfekte sprechen meist gut auf Penicillin an.

- (Staphylokokken-) Penicilline
- Cephalosporine.

.3.2 Scharlach

❷ β-hämolysierende Streptokokken produzieren ein Toxin, welches für die Krankheitssymptome des Scharlachs verantwortlich ist. Die Erreger werden durch Tröpfcheninfektion übertragen. Im Gegensatz zu den meisten anderen Kinderkrankheiten sind Mehrfacherkrankungen nicht selten. Die *Inkubationszeit* beträgt 2–4 Tage.

- Erreger: β-hämolysierende Streptokokken, Toxinproduktion
- Übertragung: Tröpfcheninfektion
- Mehrfacherkrankungen möglich.

Symptome

Scharlach beginnt plötzlich mit Halsschmerzen, Husten, hohem Fieber, Erbrechen, Kopf- und Leibschmerzen. Es entwickeln sich eine Pharyngitis (Rachenentzündung) und eine Angina tonsillaris (Mandelentzündung). Die Zunge ist anfangs belegt, ab dem 4. Tag findet sich die typische himbeerfarbene Zunge. Am 2.–3. Tag tritt ein feinfleckiges Exanthem beginnend in Achseln und Leisten auf, das sich über den Körper ausbreitet. Die Wangen sind gerötet, während die Mundregion blass ist. Das Exanthem heilt später unter Schuppung an Händen und Füßen ab.

- Fieber, Erbrechen, Kopf-, Leibschmerzen
- Pharyngitis, Angina tonsillaris
- Himbeerfarbene Zunge
- Feinfleckiges Exanthem.

11

- Nasen-Rachen-Abstrich
- Rumpel-Leede-Test
- Blut: Leukozyten ↑, Eosinophilie, Antistreptolysin-Titer ↑.

Therapie: Penizillin, evtl. Cephalosporin, Ausschluss einer akuten Glomerulonephritis.

Streptokokken → allergische Folgereaktionen!

Diagnostik und Therapie

Das klinische Bild ist typisch. Im Nasen-Rachen-Abstrich lassen sich meist β-hämolysierende Streptokokken nachweisen. Der Rumpel-Leede-Test ist positiv: Wird eine Blutdruckmanschette für 5 Minuten über den diastolischen Druck aufgepumpt, treten am Unterarm kleinste Hautblutungen, sog. Petechien, auf. Im Blut findet sich eine Leukozytose, eine Eosinophilie sowie der Anstieg des Antistreptolysin-Titers.

Therapeutisch wird Penicillin, ggf. Cephalosporine verordnet. Nach zwei Wochen muss der Urin auf eine Hämaturie geprüft werden, um den Beginn einer akuten Glomerulonephritis (☞ 7.2.1) als Folgeerkrankung auszuschließen.

Komplikationen

- ❸ Gefürchtet sind streptokokkenallergische Folgereaktionen: Rheumatisches Fieber, Endokarditis (☞ 1.7.1), akute Glomerulonephritis (☞ 7.2.1)
- Otitis, die im ungünstigsten Fall zu einer Hirnvenenthrombose (Sinusthrombose) führen kann
- Septischer Verlauf mit Meningitis
- Toxischer Verlauf mit Kreislaufversagen, Krämpfen und Benommenheit.

11.3.3 Borreliose

- Erreger: Borrelia burgdorferi

- Übertragung: Zeckenbiss.

Verlauf in 3 Stadien.

Die Borreliose (Lyme-Krankheit) wird durch Borrelia burgdorferi verursacht, ein Bakterium, das zu den Spirochäten gehört.

Ursachen

Borrelien werden durch den Biss einer infizierten Zecke übertragen. Besonders gefährdet sind Personen, die sich viel im Wald aufhalten. Häufig tritt die Borreliose in den Monaten Juli und August auf. Die *Inkubationszeit* beträgt für das 1. Stadium der Erkrankung 1–6 Wochen.

Symptome und Einteilung

Es lassen sich drei Stadien der Borreliose unterscheiden, wobei nicht jedes Stadium durchlaufen werden muss. Die Erkrankung kann sich zu jedem Zeitpunkt bemerkbar machen.

1. Stadium: Grippe-ähnliche Symptome und ein Erythema chronicum migrans, ein Hautausschlag, der sich ringförmig um den Zeckenbiss ausbreitet und zur Mitte hin langsam abblasst. Die Infektion kann ohne Behandlung abheilen, die Borrelien können aber auch im Körper überdauern und andere Hautareale oder Organe befallen.

2. Stadium: Meningoradikulitis Bannwarth (Entzündung der Hirnhäute und der Nervenwurzeln am Rückenmark mit starken brennenden Schmerzen) mit Fazialisparese (Schädigung des VII. Hirnnerven mit Lähmung der Gesichtsmuskeln), Meningoenzephalitis, Myokarditis, Lyme-Arthritis insbesondere des Sprung- und Kniegelenkes.

3. Stadium: Acrodermatitis chronica atrophicans (»Pergamenthaut«), die durch Rötung, Atrophie und zigarettenpapierartige Fältelung der Haut – häufig an den Streckseiten der Arm- und Beingelenke – gekennzeichnet ist. Selten kommt es zu einer chronischen Neuroborreliose mit Enzephalomyelitis (Entzündung von Gehirn und Rückenmark), Polyneuropathie oder zerebraler Vaskulitis.

Diagnostik

Hinweise auf eine Borreliose geben ein Zeckenbiss sowie das Erythema chronicum migrans. Im Blut können meist Antikörper gegen die Borrelien nachgewiesen werden. Die Diagnose Borreliose sollte nur gestellt werden, wenn IgM positiv sind oder ein Titeranstieg nachgewiesen werden kann. In späteren Stadien wird Borrelien-DNS auch im Urin und in der Synovia von Gelenken gefunden.

Antikörpernachweis im Blut, Borrelien-DNS in Liquor und Gelenkflüssigkeit.

Therapie und Prophylaxe

Die Zecke muss im Ganzen entfernt werden, weil verbleibende Reste zu Infektionen führen. Es wird mit Antibiotika therapiert, im 1. Stadium der Erkrankung wird Doxycyclin oder Amoxicillin gegeben, in späteren Stadien Ceftriaxon i.v. (Rocephin®).

Nach einem Zeckenbiss kann zur Prophylaxe einmalig Doxycyclin eingenommen werden.

FSME

Ebenfalls durch den Biss einer infizierten Zecke wird das **FSME-Virus** übertragen, das die FSME (Frühsommer-Meningoenzephalitis) hervorruft. Gefährdete Gebiete in Deutschland sind insbesondere Bayern und Baden-Württemberg.

70–90% der Infizierten entwickeln keinerlei Beschwerden. Bei 10–30% kommt es zu grippeähnlichen Symptomen. Es folgt eine fieberfreie Woche, danach treten bei 10% der Erkrankten Meningitis, Meningoenzephalitis, Myelitis oder Radikulitis auf. Die Diagnose wird durch den Nachweis von Antikörpern oder des Erregers im Blut gestellt. Die Therapie kann nur symptomatisch erfolgen.

Eine Prophylaxe ist durch aktive Schutzimpfung oder ggf. nach einem Zeckenbiss durch passive Impfung mit Hyperimmunglobulinen möglich.

- Übertragung: Zeckenbiss
- Bei 10 % neurologische Symptome.

Prophylaxe: Haut durch Kleidung bedeckt halten, Schutzimpfung in betroffenen Gebieten.

Merke

> Um sich vor einem **Zeckenbiss** zu schützen, sollte in gefährdeten Gebieten Kleidung getragen werden, die einen möglichst großen Teil der Hautoberfläche bedeckt. Zecken verweilen nicht nur auf Bäumen, sondern auch im Gebüsch und Gras. Nach Spaziergängen sollte man die Kleidung wechseln, ausschütteln und seinen Körper auf Zeckenbisse inspizieren. Hat doch eine Zecke Erfolg gehabt, muss sie ohne Quetschen im Ganzen aus der Haut entfernt werden. Manipulationen mit Öl oder Klebstoff fördern nur die Entleerung des infektiösen Darminhaltes der Zecke. Abschließend wird die Bissstelle desinfiziert.

11.3.4 Tetanus

- Erreger: Clostridium tetani
- Blockade von Neurotransmittern durch Toxin.

Tetanus (Wundstarrkrampf) wird ausgelöst durch das Toxin Tetanospasmin des anaeroben Bakteriums Clostridium tetani. Dieser Erreger ist ubiquitär (überall vorkommend) und gelangt meist über verschmutzte Wunden in den Körper. Das Toxin gelangt durch retrograden axonalen Transport zu den Vorderhornzellen des Rückenmarks und blockiert dort bestimmte Neurotransmitter. Folge sind unkontrollierte Muskelkontraktionen.

Symptome
❹ Nach unspezifischen Prodomi wie Kopfschmerzen, Mattigkeit und Schwitzen zeigen sich unterschiedlich lokalisierte Muskelkrämpfe, die durch äußere Reize wie Licht und Lärm ausgelöst werden:
- Trismus (Kieferklemme) und typischer Risus sardonicus (»teuflisches Grinsen«) durch Verkrampfung der mimischen Muskulatur
- Streckkrampf der Extremitäten mit Opisthotonus (extreme Beugung ins Hohlkreuz)
- Generalistion der Musklespasmen bei erhaltenem Bewusstsein
- Atemlähmung möglich.

Diagnostik
Im EMG (Elektromyogramm) zeigen sich typische Aktivitätsmuster, die durch akustische oder taktile Reize verstärkt werden. Ein Toxinnachweis gelingt mittels Tierversuch.

Therapie und Prophylaxe
Der Patient muss intensivmedizinisch betreut werden:
- Gabe von Antitoxin (Antikörper gegen Tetanospasmin, Tetagam®)

- Chirurgische Sanierung der Eintrittspforte
- Reizabschirmung mit Sedierung und Muskelrelaxation.

❺ Eine aktive Immunisierung mit Tetanustoxoid (Tetanol®) verhindert die Erkrankung. Bei unvollständigem Impfschutz wird bei Verletzungen zusätzlich passiv mit Antitoxin geimpft.

- Aktive Immunisierung.

.3.5 Salmonellen-Gastroenteritis

Die akute Salmonellen-Gastroenteritis ist eine der häufigsten Darminfektionen. Sie wird durch verschiedene Salmonellenarten hervorgerufen, z. B. Salmonella enteritidis, Salmonella typhimurium. *Meldepflichtig* ist die Erkrankung. Die *Inkubationszeit* beträgt 5–72 Stunden.

Erkrankung des Darmes durch verschiedene Salmonellenarten.

Ursachen
Salmonellen werden über kontaminierte (verunreinigte) Nahrung (v. a. Tierprodukte wie Eier, Geflügel, Muscheln, rohes Schweinefleisch) aufgenommen. Die Patienten scheiden Salmonellen während der Infektion mit dem Stuhl aus. In seltenen Fällen kann es zur dauerhaften Ausscheidung ohne weitere Krankheitssymptome kommen.

Übertragung: Infizierte Nahrung.

Symptome und Komplikationen
Salmonellen produzieren Toxine, die im Dünndarm des Menschen eine Entzündung hervorrufen. Es kommt zu heftigen Brechdurchfällen, Bauchkrämpfen, Fieber und Kopfschmerzen. Die Erkrankung dauert im Durchschnitt drei Tage.
Durch den massiven Flüssigkeitsverlust kann es vor allem bei alten Menschen oder Kleinkindern zur Exsikkose mit Kreislaufkollaps kommen. Immungeschwächte Patienten sind durch eine Salmonellensepsis gefährdet.
Salmonellen-Dauerausscheider, die die Erreger länger als 10 Wochen aus der Gallenblase oder dem Dünndarm ausscheiden, sind sehr selten.

- Brechdurchfälle, Bauchkrämpfe
- Fieber, Kopfschmerzen über 3 Tage.

Komplikationen:
- Exsikkose Salmonellensepsis
- Selten Dauerausscheidung.

Diagnostik
Stuhl und nach Möglichkeit die verdächtigen Speisereste und ggf. Erbrochenes des Patienten werden auf Salmonellen untersucht.

Stuhluntersuchung.

Therapie
Wasser- und Elektrolythaushalt der Patienten müssen ausgeglichen werden. Antibiotika werden nur in schweren Fällen verordnet, da sie die Dauerausscheidung von Salmonellen begünstigen.

- Ersatz von Wasser- und Elektrolytverlusten
- Ggf. Antibiotika.

Prophylaxe

- Wichtig ist eine konsequente Lebensmittelhygiene mit ausreichendem Erhitzen von Geflügel, Eiern, Eiprodukten u.ä. Zubereitete Speisen sollten kühl gelagert und bald verzehrt werden
- Personen, die in der Lebensmittelverarbeitung tätig sind, werden über die gesundheitlichen Anforderungen belehrt.

11.3.6 Typhus und Paratyphus

- Erreger: Salmonella typhi und paratyphi

Typhus wird durch Salmonella typhi, Paratyphus durch Salmonella paratyphi hervorgerufen. In Deutschland sind diese Erkrankungen sehr selten und werden meist aus sub-/tropischen Ländern eingeschleppt. *Meldepflichtig* sind Erkrankungsverdacht, Erkrankung und Tod. Die *Inkubationszeit* beträgt 1 – 3 Wochen. Je mehr Bakterien aufgenommen werden, desto kürzer ist die Inkubationszeit.

Ursachen

- Infektionsquelle: Dauerausscheider
- Übertragung: Schmierinfektion, Nahrungsmittel.

Wichtigste Infektionsquelle sind scheinbar gesunde Patienten, die die Typhusbakterien mit dem Stuhl ausscheiden, sog. Dauerausscheider. Die Bakterien werden entweder direkt vom Anus zum Mund übertragen oder über kontaminierte Lebensmittel bzw. Trinkwasser aufgenommen. Im Gegensatz zur Salmonellen-Gastroenteritis genügt schon eine geringe Keimzahl zur Auslösung einer Erkrankung.

Symptome und Komplikationen

- Fieber bei relativer Bradykardie
- Splenomegalie
- Roseolen
- Verdauungsstörungen.

❻ Typhus und Paratyphus zeigen meist gleichartige Symptome, wobei Paratyphus in der Regel etwas milder und kürzer verläuft als Typhus. Typhus beginnt langsam mit Benommenheit, Fieber bis 40 °C bei relativer Bradykardie, Bauch- und Kopfschmerzen. Die Milz ist vergrößert, auf der Bauchhaut finden sich Roseolen (linsengroße rötliche Flecken). Zu Beginn fällt eine Obstipation auf, bevor nach etwa einer Woche erbsenbreiartiger Durchfall auftritt.

Komplikationen:
- Kreislaufversagen
- Meningitis
- Darmblutungen, -perforationen
- Myokarditis
- Thrombosen,
- Abszesse.

Da die Bakterien aus dem Darm in alle Organe gelangen können, sind vielfältige Komplikationen möglich: Kreislaufversagen, Meningitis, Darmblutungen und -perforationen, Myokarditis, Thrombosen, Abszesse in Knochen und Gelenken.

Etwa 2% aller Patienten werden zu Dauerausscheidern, die die Salmonellen länger als 10 Wochen aus der Gallenblase oder dem Dünndarm ausscheiden.

Diagnostik

In der ersten Woche der Erkrankung kann der Erreger im Blut nachgewiesen werden, ab der zweiten Woche in Stuhl oder Urin. Weiterhin liegen – für eine bakterielle Infektion ungewöhnlich – eine Leukopenie sowie eine Eosinophilie vor. Die Patienten haben eine typische Reiseanamnese.

- Erregernachweis
- Leukozyten ↓, Eosinophilie.

Therapie

Die Therapie erfolgt mit Ciprofloxacin, alternativ mit Cephalosporinenn (z. B. Cefotaxim). Reisende in gefährdete Länder können aktiv geimpft werden (Typhoral L®).

- Antibiotika
- Aktive Impfung.

1.3.7 Shigellose

Verschiedene Shigellenarten verursachen die Shigellose (bakterielle Ruhr). Sie tritt unter schlechten hygienischen Verhältnissen auf und wird über infiziertes Wasser und Nahrungsmittel übertragen. *Meldepflichtig* sind Erkrankungsverdacht, Erkrankung, Tod und Ausscheidung. Die *Inkubationszeit* beträgt 2–7 Tage.

- Erreger: Shigellen
- Übertragung: Trinkwasser, Nahrung.

Symptome und Komplikationen

Leitsymptom der Shigellose ist blutig-schleimig-eitriger Durchfall. Weiterhin treten Fieber und Darmkrämpfe auf. Die Stuhlentleerungen sind schmerzhaft. Es kann zu Darmblutungen und -perforationen kommen.

- Blutig-schleimiger Durchfall, Darmkrämpfe, Fieber
- Gefahr: Darmblutungen, -perforationen.

Diagnostik und Therapie

Der Erreger wird durch einen Rektalabstrich nachgewiesen. Die Stuhlprobe muss auf einem Spezialnährboden noch warm ins Labor gebracht werden.
Therapeutisch müssen der Wasser- und Elektrolythaushalt ausgeglichen sowie Chinolone oder Ampicillin gegeben werden.

Rektalabstrich.

Therapie:
- Cotrimoxazol
- Ampicillin.

1.3.8 Andere infektiöse Durchfallerkrankungen

Weitere infektiöse Durchfallerkrankungen werden u. a. von Viren (Rotaviren, Noroviren) sowie von Bakterien aus der Gruppe der Staphylokokken, Campylobacter, Yersinien und Escherichia coli ausgelöst. Weniger häufig kommen Infektionen mit Protozoen (Giardia lamblia, Entamoeba histolytica, Kryptosporidien) und Pilzen (Candida, Aspergillus) vor.

Staphylococcus aureus

Staphylococcus aureus produziert ein Toxin, das über verdorbene Nahrungsmittel aufgenommen wird und zu einer Lebensmittel-

11

- Lebensmittelvergiftung durch Toxin
- Inkubationszeit: 1–6 Std.

vergiftung führt. Das Toxin wird selbst durch 30minütiges Erhitzen auf 100 °C nicht zerstört. Nach nur 1–6 Stunden treten Durchfall, Übelkeit, Erbrechen und Bauchschmerzen auf. Meist erkranken mehrere Personen gleichzeitig (z. B. Besucher einer Kantine oder Bewohner in Heimen). Die Diagnose wird anhand des klinischen Bildes gestellt. Das Toxin kann ggf. in Lebensmittelresten nachgewiesen werden. Therapeutisch werden Wasser- und Elektrolytverluste ausgeglichen. Die Symptome verschwinden meist nach 1–2 Tagen.

Auch Toxine anderer Bakterien wie Clostridium perfringens oder Bacillus cereus rufen Lebensmittelvergiftungen hervor.

Campylobacter jejuni

- Übertragung: Nahrung
- Inkubationszeit: 2–5 Tage.

Campylobacter jejuni wird über kontaminierte Lebensmittel (v. a. Rohmilch und Geflügel) übertragen. Nach einer *Inkubationszeit* von 2–5 Tagen kommt es zu wässrigem, oft auch blutigem Durchfall mit Bauchschmerzen, Übelkeit, Fieber, Kopf- und Gliederschmerzen. Der Erreger ist im Stuhl nachweisbar. Bei den Patienten werden Wasser- und Elektrolytverluste ausgeglichen, lediglich bei sehr schweren Verläufen wird ein Makrolid-Antibiotikum verordnet.

Yersinia enterocolitica

- Übertragung: Nahrung, Tierkontakte, Blut
- Durchfall, kolikartige Unterbauchschmerzen, Arthritis, Erythema nodosum.

Yersinia enterocolitica wird über infizierte tierische Lebensmittel und Tiere, selten durch Bluttransfusionen übertragen und ruft eine **Yersiniose** hervor. Nach einer *Inkubationszeit* von 10 Tagen tritt Durchfall mit kolikartigen Unterbauchschmerzen auf. Nachfolgend kann sich eine Arthritis oder auch ein Erythema nodosum entwickeln. Der Erreger lässt sich im Stuhl nachweisen. Therapeutisch werden Wasser- und Elektrolytverluste oral ersetzt.

Zur gleichen Bakterien-Familie gehören auch Yersinia pseudotuberculosis, die eine Entzündung der Lymphknoten des Bauchraumes mit Durchfall hervorruft, die sog. **Pseudotuberkulose**, und Yersinia pestis, der Erreger der **Pest**.

Escherichia coli

- Reisediarrhoe
- Toxine schädigen Darmwand.

Escherichia coli (E. coli) existiert in zahlreichen verschiedenen Typen, die z. T. in der normalen Darmflora des Menschen vorkommen. Enterohämorrhagische E. coli (EHEC) bilden Shigatoxin. Es kommt zu blutig-wässrigen Durchfällen. Zahlreiche Komplikationen wie das hämolytisch-urämische Syndrom, zerebrale Krampfanfälle, Niereninsuffizien u. a. können auftreten. Die Therapie besteht aus Flüssigkeits- und Elektrolytersatz. Es werden keine Antibiotika gegeben. *Meldepflichtig* sind Erkrankungsverdacht, Erkrankung und Tod.

.3.9 Brucellose

Die Brucellose wird durch stäbchenförmige Bakterien, die Brucellen, verursacht.

Brucella melitensis
→ Maltafieber.

Ursachen

Der Mensch steckt sich über kontaminierte Tierprodukte (nichtpasteurisierte Milchprodukte von Schafen, Kühen und Ziegen) oder durch direkten Kontakt mit den Tieren an. Dabei gelangen die Erreger über kleinste Verletzungen der Haut oder über die Schleimhäute in den menschlichen Organismus. Gefährdet sind vorwiegend Landwirte, Schäfer und Tierärzte. Der Viehbestand in Deutschland gilt jedoch als brucellosefrei, so dass die Erkrankung meist aus dem Ausland eingeführt wird. *Meldepflichtig* ist die Infektion. Die *Inkubationszeit* beträgt 5–60 Tage.

Übertragung: Tierprodukte, Tiere.

Symptome und Diagnostik

90% aller Infektionen verlaufen nahezu symptomlos. Die symptomatische Brucellose beginnt mit unspezifischen Beschwerden, es folgen Fieber bei verlangsamtem Puls und Schweißausbrüche. Leber und Milz sind vergrößert, Lymphknoten geschwollen. Es kommt zu Kopf-, Muskel- und Gelenkschmerzen. Jedes Organ kann betroffen sein.
Die Diagnose wird anhand der Anamnese und der klinischen Symptome gestellt. Der Erreger kann im Blut und anderen Körperflüssigkeiten sowie durch Knochenmark- oder Lymphknotenbiopsie nachgewiesen werden.

- Hepatosplenomegalie, Lymphknotenschwellung
- Kopf-, Muskel- und Gelenkschmerzen.

Diagnostik:
- Erregernachweis
- Knochenmark-, Lymphknotenbiopsie.

Therapie

Therapiert wird über 6–12 Wochen mit Doxycyclin und Rifampicin.

Tetrazyklin und Aminoglykosid.

Komplikationen

Möglich sind schwerwiegende Komplikationen wie Endokarditis, Osteomyelitis oder Enzephalomyelitis. Es kann zu chronischen Verläufen kommen, bei denen die Brucellose auch noch nach Jahren immer wieder aufflammt.

- Endokarditis
- Osteomyelitis
- Enzephalomyelitis
- Chron. Verlauf.

? Übungsfragen

❶ Nennen Sie Erkrankungen mit ihren Symptomen, die durch Staphylokokken oder Streptokokken hervorgerufen werden!

❷ Wie lang ist die Inkubationszeit beim Scharlach?

❸ Nennen Sie Folgeerkrankungen eines Scharlachs!

❹ Welche Symptome treten beim Tetanus auf?

❺ Was bewirkt Tetanustoxoid nach i. m.-Injektion?

❻ Welche Symptome treten bei einer Typhus-Erkrankung auf?

11.4 Infektionen durch Pilze

❶ Drei Gruppen pathogener Pilze, die auch zu **Systemmykosen** (systemische Pilzinfektionen) führen können, sind in Europa klinisch von Bedeutung:

- **Dermatophyten:** Sie befallen die Haut und deren Anhangsgebilde und rufen dort z.B. Fußpilz- oder Nagelpilzerkrankungen hervor
- **Hefepilze** (Sprosspilze): Z.B. Candida-Arten → Candidiasis, Cryptococcus neoformans → Kryptokokkose
- **Schimmelpilze:** Z.B. Aspergillus-Arten → Aspergillose.

Aus außereuropäischen Ländern können u.a. folgende Systemmykosen eingeschleppt werden: Histoplasmose, Blastomykose, Kokzidioidomykose.

11.4.1 Tinea pedis

Erreger: Dermatophyten.

Erreger des Fußpilzes, der Tinea pedis, sind verschiedene Dermatophytenarten, die eine feucht-warme Umgebung bevorzugen. Die Übertragung erfolgt v. a. in Schwimmbädern und öffentlichen Duschen.

Symptome

Zehenzwischenräume
- Rötung
- Juckreiz
- Aufgequollene Haut
- Bläschen.

Die Symptome beginnen meist in den Zehenzwischenräumen mit Rötung und starkem Juckreiz. Im weiteren Verlauf verdickt die Haut und quillt aufgrund der feuchten Umgebung auf. Dadurch erscheint sie weißlich und teigig. Weiterhin entstehen Schuppen und Bläschen. Wenn sich die aufgequollene Haut auflöst oder die Bläschen platzen, entstehen schmerzende Rhagaden.

Therapie

- Antimykotika.

Die betroffenen Hautareale werden lokal mit Antimykotika behandelt. Zusätzlich können Leinenläppchen in den Zwischenzehenräumen platziert werden, um zu vermeiden, dass die erkrankten Hautstellen gegeneinander reiben.

.4.2 Nagelmykose

Voraussetzung einer Nagelmykose (Onychomykose) ist eine Störung des Nagelwachstums, z. B. durch einengendes Schuhwerk oder eine Mangelernährung des Nagels bei Durchblutungsstörungen. Besiedeln zusätzlich Pilze wie Epidermophyten oder Spross- und Schimmelpilze den Bereich, kommt es zur Nagelmykose.

Erreger: Epidemophyten, Spross-, Schimmelpilze.

Symptome

Die Nägel sind verformt und verdickt. In der Nagelplatte bildet sich ein weißliches Netz, sie erscheint trübe und lockert sich auf. Darunter lagern sich bröckelige Nagelreste ab.

■ Verdickter, verformter Nagel.

Therapie

Da Antimykotika nicht tief genug in den Nagel eindringen, wird zuerst die erkrankte Nagelplatte abgefeilt. Danach werden Antimykotika auf den nachwachsenden Nagel aufgetragen. Alternativ dazu können zuerst nagelauflösende Salben und anschließend lokale Antimykotika aufgetragen werden.

■ Antimykotika.

.4.3 Candidiasis

Die Candidiasis oder Candidose wird in 80% der Fälle durch den Hefepilz **Candida albicans** hervorgerufen. Es gibt jedoch auch eine Vielzahl weiterer Candida-Arten, die pathogen sein können.

■ Erreger: 80 % Candida albicans

Ursachen

❷ Candida-Pilze kommen physiologisch in geringen Konzentrationen auf der Haut, im Mund-Rachen-Raum, der Vagina und im Stuhl vor. Krankheitswert erhalten sie erst, wenn die Abwehrlage des Patienten geschwächt ist, z. B. bei Diabetes mellitus, Langzeittherapie mit Kortikosteroiden oder Zytostatika, Leukämien oder bei AIDS.

■ Erkrankungen bei Immungeschwächten.

Symptome

Je nach Lokalisation sind die Symptome typisch:
■ Haut: Scharf begrenzte flächige Rötung, häufig in den Körperfalten
■ Schleimhaut: Weißliche Beläge, die beim Abstreifen eine blutende Schleimhautwunde hinterlassen
■ Ösophagus: Dysphagie
■ Harnwege: Symptome eines Harnwegsinfektes, ggf. mit weißlichen Belägen um die Harnwege
■ Vagina: Scheidenausfluss, Juckreiz im Genitalbereich. Der Vaginalsoor tritt oft auch auf, wenn keine allgemeine Abwehrschwäche vorliegt, sondern das Schiedenmilieu verän-

Symptome abhängig vom befallenen Areal.

dert ist, z. B. während einer Schwangerschaft oder bei Einnahme von Kontrazeptiva (»Pille«).

Diagnostik

Candida wird in Abstrichen der erkrankten Haut, Schleimhaut oder im Urin nachgewiesen. Bei systemischem Befall ist der Keim auch im Blut nachweisbar und der Antikörpertiter um mindestens das Vierfache erhöht.

- Abstrich
- Nachweis des Erregers im Urin oder Blut
- Antikörper ↑.

Therapie

Die Grunderkrankung muss nach Möglichkeit therapiert werden. Bei einer lokalen Candidiasis werden örtlich Antimykotika eingesetzt (z. B. Nystatin als Moronal®). Tritt eine Candida-Sepsis mit Befall der inneren Organe auf, werden Amphotericin B (Amphotericin B®) und Flucytosin (Ancotil®) kombiniert.

Antimykotika.

Komplikationen

Insbesondere Patienten mit vorbestehender Granulozytopenie oder längerer immunsuppressiver Therapie sind durch eine Candida-Sepsis mit Befall von Darm, Nieren, Endokard, Lungen und/oder Augenhintergrund gefährdet.

Candida-Sepsis.

Pflege

Bei gefährdeten Patienten ist eine sorgfältige Hautbeobachtung und -pflege Voraussetzung, die Besiedelung mit Candida zu verhindern bzw. den Beginn der Infektion frühzeitig zu erkennen. Eine rechtzeitige Therapie kann so das Ausmaß der Infektion eindämmen. Wache und mobile Patienten sollten die Beobachtung und Pflege selbstständig übernehmen:

- Gefährdete Körperstellen (Leistengegend, unter den Brüsten, ggf. Bauchfalten bei Adipösen, Zehenzwischenräume) täglich inspizieren, z. B. auch beim Lagern des Patienten. Hautbefund dokumentieren
- Nach dem Waschen Haut sorgfältig abtrocknen; evtl. in die genannten Stellen Kompressen legen, um Haut-auf-Haut-Kontakt und feuchte Kammern zu vermeiden
- Trockene Hautstellen eincremen, um Rissen und Verletzungen vorzubeugen
- Mundschleimhaut und Wangentaschen bei der Mundpflege inspizieren.

11.4.4 Aspergillose

Die Aspergillose wird durch den Schimmelpilz Aspergillus fumigatus verursacht, dessen Sporen mit der Luft eingeatmet werden.

- Erreger: Aspergillus fumigatus
- Übertragung: Einatmung.

Symptome

Eine Erkrankung durch Aspergillus tritt bei Patienten mit entsprechenden Vorerkrankungen auf und betrifft in erster Linie die Lunge:

- Aspergillus-Pneumonie bei immungeschwächten Patienten
- Aspergillom: Die Sporen besiedeln eine vorbestehende Lungenkaverne, z.B. nach einer Tuberkulose. Die Patienten husten häufig Blut, können jedoch auch symptomfrei sein
- Allergische bronchopulmonale Aspergillose (ABPA) mit Asthma bronchiale, exogen allergischer Alveolitis ☞ 4.4.1, Bronchiektasen.

Extrapulmonale Manifestationen sind in Form einer Sinusitis (Nasennebenhöhlenentzündung), Keratitis (Entzündung der Hornhaut des Auges) oder Endokarditis möglich.

Diagnostik

Aspergillus fumigatus wird im Blut, Sputum oder Bronchialsekret nachgewiesen. Die Aspergillus-Pneumonie zeigt sich im Röntgenbild des Thorax mit fleckförmigen Verschattungen ähnlich einer Bronchopneumonie anderer Ursache. Ebenfalls im Röntgenbild wird das Aspergillom nachgewiesen, das einen Rundherd, gelegentlich mit einer Luftsichel, bildet.

- Erregernachweis im Sputum, Bronchialsekret
- Röntgen-Thorax.

Therapie

Therapiert wird mit Antimykotika (Caspofungin und Itraconazol). Besteht eine allergisch bronchopulmonale Aspergillose kommen Kortikosteroide zur Anwendung.

- Antimykotika.

11.5 Infektionen durch Würmer

11.5.1 Infektionen durch Bandwürmer

Bandwürmer durchlaufen einen Entwicklungszyklus, an dem der Mensch und verschiedene Tiere beteiligt sind. Zu unterscheiden sind dabei **Endwirte,** in deren Darm die Würmer leben, von **Zwischenwirten,** in deren Gewebe sich bestimmte Entwicklungsformen ansiedeln. Zwischenwirte erkranken durchweg schwerer als Endwirte.

Übertragung: Verzehr von rohem, finnenhaltigem Fleisch.

Schweine-, Rinder- und Fischbandwurmbefall

Für Schweine-, Rinder- und Fischbandwurm (Taenia solium, Taenia saginata und Diphyllobothrium latum) ist der Mensch Endwirt. Gelangen Finnen (Larvenstadium des Bandwurmes) in den Darm des Menschen, wachsen dort geschlechtsreife Würmer

- Endwirt: Mensch → Ausscheidung eierhaltiger Proglottiden

Zwischenwirt: Schwein, Rind oder Fisch, Aufnahme der Eier → Larven im Blut → Finnen im Gewebe.

heran. Mit dem Stuhl scheidet der Mensch eierhaltige Bandwurmglieder (Proglottiden) aus. Die Eier gelangen mit dem Abwasser auf Weiden und in Gewässer, wo sie von Schwein, Rind oder Fisch aufgenommen werden. Im Darm des Wirtstieres, des Zwischenwirtes, schlüpfen aus den Wurmeiern Larven. Sie wandern über den Blutweg in die Muskulatur, wo sie sich zu Finnen entwickeln. Bei Verzehr von rohem, finnenhaltigem Fleisch infiziert sich der Mensch. Damit ist der Entwicklungszyklus des Bandwurmes geschlossen.

Der Mensch dient aber auch dem Schweinebandwurm als Zwischenwirt: Gelangen die aus den Wurmeiern entstehenden Larven ins Gefäßsystem und damit in Organe des Menschen (statt des Schweins, Rindes, Fisches) entwickeln sich dort Finnen, es kommt zur **Zystizerkose.**

Zystizerkose: Mensch ist Zwischenwirt, Finnen in verschiedenen Organen.

Symptome

Der Bandwurmbefall des Darms ruft meist nur geringe Symptome wie Oberbauchbeschwerden und Gewichtsverlust, manchmal mit gesteigertem Appetit hervor. Anders ist es bei der Zystizerkose: Abhängig von der Lokalisation der Finnen treten Muskelbeschwerden durch Finnen in der Muskulatur, Sehstörungen durch Finnen im Auge, Krampfanfälle und erhöhter Hirndruck durch Finnen im Gehirn auf.

- Oberbauchbeschwerden, Gewichtsverlust
- Zystizerkose: Symptome abhängig von Lokalisation der Finnen.

Diagnostik und Therapie

Diagnostisch können die Eier des Bandwurmes im Stuhl nachgewiesen werden, die sich z. T. in den Proglottiden befinden. Therapiert wird mit Antihelminthika wie Niclosamid (Yomesan®) oder Praziquantel (Celsol®). Finnen müssen oft operativ entfernt werden.

- Nachweis von Proglottiden im Stuhl
- Antihelminthika.

Echinokokkose

❸ Die Echinokokkose wird durch den Hundebandwurm (Echinococcus granulosus) oder Fuchsbandwurm (Echinococcus multilocularis) hervorgerufen. Für beide stellt der Mensch den Zwischenwirt dar. Hunde bzw. Füchse als Endwirte scheiden die eihaltigen Proglottiden mit dem Kot aus. Der Mensch nimmt die Eier dann z. B. über ungewaschene Waldbeeren auf. Die im Darm geschlüpften Larven dringen in alle Organe ein und bilden dort Zysten, die schwere Krankheitserscheinungen hervorrufen. Dieser Befall wird Echinokokkose genannt. Echinokokkus granulosus bildet dabei größere Blasen, Echinococcus multilocularis hingegen meist kleinblasige Konglomerate, die tumorähnlich infiltrierend ins Gewebe eindringen und operativ sehr schwer zu entfernen sind. Die *Inkubationszeit* beträgt 10 bis 20 Jahre.

Übertragung:
- Erreger: Hundebandwurm, Fuchsbandwurm
- Zwischenwirt: Mensch, Aufnahme von Eiern → Larven bilden Zysten in Organen.

Symptome

- Leber: Flüssigkeitsgefüllte Zysten, die zu Druckgefühl oder Schmerzen führen, werden Gallenwege komprimiert, tritt ein Ikterus auf
- Lunge: Husten
- ZNS: Krampfanfälle, erhöhter Hirndruck mit Kopfschmerzen.

Diagnostik und Therapie

Die Zysten sind in Sonographie und CT zu erkennen. Meist lassen sich auch spezifische Antikörper bestimmen.

Große Zysten, meist die des Hundebandwurms, werden operativ reseziert. Kleinblasige Herde in der Leber lassen sich u. U. durch Teilresektion der Leber entfernen. Es folgt eine Dauertherapie mit Albendazol (Eskazole®). Die Prognose der Erkrankung ist schlecht, wenn nicht alle Zysten komplett entfernt werden können.

- Ultraschall, CT
- Blut: Antikörper.

Therapie:
- OP bei großen Zysten
- Mebendazol, Albendazol, wenn OP nicht möglich.

11.6 Infektionen durch Protozoen

Protozoen sind tierische Einzeller, sog. »Urtierchen«. Zu den durch Protozoen verursachten Krankheiten zählen u. a. Toxoplasmose und Malaria.

1.6.1 Toxoplasmose

Die Toxoplasmose wird durch Toxoplasma gondii hervorgerufen.

- Erreger: Toxoplasma gondii

Ursachen

Der Mensch steckt sich an, wenn er rohes Fleisch von Schwein, Rind oder Schaf isst, in dem sich infektiöse Zysten befinden (Schweinemett ist bis zu 25 % mit Zysten infiziert). Weiterhin werden Zysten von Katzen mit dem Kot ausgeschieden. Am Fell haftende Zysten gelangen beim Streicheln des Tieres an die Hände und können bei mangelndem Händewaschen in den Mund gelangen. Die *Inkubationszeit* beträgt Tage bis Wochen.

- Übertragung: Verzehr von rohem Fleisch
- Kontakt mit Katzenkot
- Diaplazentar.

Symptome

Beim Gesunden verläuft die Infektion meist asymptomatisch. Gelegentlich kommt es zu Lymphknotenschwellungen, Fieber, Kopf- und Muskelschmerzen. Schwerer verläuft die Toxoplasmose bei Immunsupprimierten und bei AIDS-Patienten. Hier kommt es zu chronischen Verläufen mit Durchfällen, Kopfschmerzen oder Meningoenzephalitis, Hepatitis und Pneumonie.

- Lymphknotenschwellung, Fieber, Kopf-und Muskelschmerzen
- Selten chronischer Verlauf

- Schwerer Verlauf
  bei Immun-
  suppression
- Intrauterine Infek-
  tion → Abort,
  Schäden von Auge
  und Gehirn.

- Blut: Antikörper
- CT, MRT des
  Gehirns.

Bei schwerem Verlauf
und Schwangeren
→ Antibiotika.

- Erreger: Plasmo-
  dien, 4 Arten
- Übertragung:
  Anophelesmücke.

Plasmodien-Eier →
Sporozoiten →
Leber →
Merozoiten →
zerstören Erythro-
zyten →
Fieber.

Bei der Infektion einer Schwangeren besteht die Gefahr, dass die Toxoplasmen diaplazentar übertragen werden. In ca. 50% der Fälle führt dies zur Infektion des Feten, wobei jedoch nur 10% symptomatisch werden. Folgen sind in der Frühschwangerschaft meist ein Abort, später schwere bleibende Schäden des Kindes wie Hirnverkalkung, Hydrozephalus und Erblindung. Die Infektion ist für die Mutter meist symptomlos.

Diagnostik
Erreger und Antikörper können im Blut nachgewiesen werden. Bei Verdacht auf eine Beteiligung des Gehirns wird ein CT bzw. MRT durchgeführt, in dem sich ringförmige Strukturen zeigen.

Therapie
Die leichte Toxoplasmose mit Lymphknotenschwellung heilt meist ohne Therapie aus. Auch chronische Toxoplasmenträger werden nicht behandelt. Schwangere und immunsupprimierte Patienten erhalten eine antibiotische Kombinationstherapie.

11.6.2 Malaria

Erreger der Malaria (Wechselfieber) sind Plasmodien, die durch die Anophelesmücke auf den Menschen übertragen werden. Malaria gehört zu den häufigsten Erkrankungen der tropischen Regionen in Asien, Afrika und Amerika. Durch zunehmende Reiselust kommen jährlich über 1000 Infektionen in Deutschland vor.

Ursachen
❹ Plasmodien durchlaufen in der Anophelesmücke eine geschlechtliche Vermehrung: Aus den Eiern schlüpfen Sporozoiten, die durch den Mückenstich auf den Menschen übertragen werden. Die Sporozoiten erreichen auf dem Blutweg die Leber des Menschen und wandeln sich dort in Merozoiten um. Dieses Krankheitsstadium ist asymptomatisch und dauert Tage bis Monate (*Inkubationszeit*). Die Merozoiten dringen in Erythrozyten ein, vermehren sich dort ungeschlechtlich und zerstören sie. Es kommt zur Anämie. Je nach Dauer des Vermehrungszyklus kommt es zu rhythmischen Fieberanfällen (intermittierendes Fieber), wenn die Merozoiten die zerstörten Erythrozyten verlassen.
Erreger der Malaria sind vier verschiedene Arten von Plasmodien:

- Plasmodium malariae ruft die relativ gutartige **Malaria quartana** hervor mit Fieber an jedem 3. Tag. *Inkubationszeit:* 21 – 42 Tage

- Plasmodium vivax und Plasmodium ovale sind die Erreger der ebenfalls relativ gutartigen **Malaria tertiana** mit Fieber an jedem 2. Tag. *Inkubationszeit*: 10–21 Tage
- Plasmodium falciparum verursacht die bösartige **Malaria tropica** ohne regelmäßigen Fieberrhythmus. *Inkubationszeit*: 7–20 Tage.

Symptome
- Uncharakteristischer Beginn wie bei einem grippalen Infekt
- Fieberschübe bis 40 °C, nicht immer mit dem jeweils typischen Fieberrhythmus
- Kopf- und Gliederschmerzen
- Übelkeit, Erbrechen, Durchfall
- Leber- und Milzvergrößerung
- Hämolytische Anämie, Leuko- und Thrombopenie.

Diagnostik
Bei einem fiebernden Patienten mit entsprechender Auslandsanamnese muss immer an Malaria gedacht werden. Die Plasmodien können im Blutausstrich und im »dicken Tropfen« unter dem Mikroskop mit Hilfe der Giemsa-Färbung in den Erythrozyten erkannt werden. Für die sichere Diagnose muss ggf. zweimal täglich an zwei aufeinander folgenden Tagen Blut untersucht werden.

Die Malaria tropica kann durch Nachweis von Plasmodium falciparum-histidinreichem Protein-2 (PfHRP-2) diagnostiziert werden. Mittels PCR kann Plasmodien-DNA nachgewiesen werden.

Therapie
Die Malaria tertiana und Malaria quartana werden zu Beginn mit Chloroquin (Resochin®) und im Anschluss daran mit Primaquin (Primaquin®) therapiert, um mögliche Rezidive zu verhindern.

Die Behandlung der Malaria tropica ist weitaus komplizierter, da mehr und mehr Resistenzen von Plasmodium falciparum gegen die Chemotherapeutika auftreten. Es empfiehlt sich grundsätzlich eine Beratung durch ein tropenmedizinisches Institut. Je nach Region, in der der Patient sich infiziert hat werden Atovaquon kombiniert mit Proguanil (Malarone®) oder Mefloquin (Lariam®) sowie Chinin kombiniert mit Doxycyclin angewandt. Zudem müssen Herz-Kreislauffunktion sowie Wasser- und Elektrolythaushalt überwacht, ggf. unterstützt und ausgeglichen werden.

Komplikationen
Komplikationen sind hauptsächlich bei der Malaria tropica zu befürchten. Diese sind bedingt durch den ausgeprägten Erythro-

Gefürchtet: Malaria tropica.

Erregernachweis in den Erythrozyten über »dicken Tropfen«.

Auf Grund von zunehmenden Resistenzen schwierige Therapie.

Meist bei Malaria tropica.

11

zytenbefall durch die Plasmodien, durch Zirkulationsstörungen in den kleinen Blutgefäßen und nachfolgende Ischämien:

- Zerebrale Malaria: Bewusstseinsstörungen, Verwirrtheit, Koma
- Lungenödem
- Kreislaufschock
- Akutes Nierenversagen
- Ikterus
- Schwere Anämie.

Prophylaxe

- Hautbedeckende Kleidung
- Insektenabweisende Mittel
- Chemotherapeutika.

Zum Schutz vor der Anophelesmücke sollte man hautbedeckende Kleidung tragen, unbedeckte Körperstellen mit einem insektenabweisenden Mittel einreiben und nachts unter einem Moskitonetz schlafen. Der Aufenthalt im Freien während der Dämmerung und nachts sollte vermieden werden, da die Mücken v. a. zu dieser Zeit stechen.

Vor Antritt einer Reise in betroffene Gebiete sollte eine Prophylaxe mit Chemotherapeutika erfolgen. Aktuelle Informationen zu Verbreitung und entsprechenden Medikamenten erteilt jedes tropenmedizinische Institut.

11.7 Sepsis

Man unterscheidet:

- Sepsis: Vermehrung von Infektionserregern im Blut → schwere Allgemeininfektion.
- Bakteriämie: Infektionserreger im Blut werden vom Immunsystem erfolgreich beseitigt.

- Streuherde: lokalisierte Infektion von z. B. Urogenitaltrakt, Lunge oder infizierte i. v.-Zugänge
- Abwehrschwäche.

❺ Gelangen Bakterien oder – seltener – Pilze in die Blutbahn, die sich dort vermehren und eine lebensbedrohliche Allgemeininfektion auslösen, liegt eine **Sepsis** vor. Von der Sepsis zu unterscheiden ist eine **Bakteriämie,** bei der sich zwar Infektionserreger in der Blutbahn befinden, von den Abwehrkräften des Patienten jedoch erfolgreich bekämpft werden, so dass es zu keinen systemischen Krankheitssymptomen kommt.

Ursachen

Eine Sepsis entwickelt sich meistens auf dem Boden einer lokalen Infektion. Begünstigt wird sie durch eine Abwehrschwäche des Patienten, z. B. bei Immunsuppression, Tumor- oder AIDS-Patienten, nach Polytrauma und schweren Verletzungen oder hohem Alter des Patienten. Ausgangsort für eine bakterielle Streuung sind häufig der Urogenitaltrakt (u. a. durch Blasenverweilkatheter), Atemwegsinfektionen (Pneumonie, Mandel-, Nasennebenhöhlenentzündungen), Wundinfektionen sowie periphere oder zentrale Venenzugänge. Von hier werden die Erreger ins Blut geschwemmt und zu anderen Organen transportiert. Wenn sie sich dort absiedeln und verschiedene Krankheitssymptome hervorrufen, spricht man von **septischen Metastasen.**

Symptome

❻ Typisches Symptom einer Sepsis ist hohes Fieber mit Schüttelfrost, das schnell ansteigt, meistens innerhalb von 24 Stunden wieder abfällt und dann erneut auftritt, sog. intermittierendes Fieber. Hinzu kommen Tachykardie, Tachypnoe, oft auch Bewusstseinstrübung und Blutdruckabfall. Die Patienten sind schwer krank und wirken apathisch. Leber und Milz sind vergrößert, Petechien können auftreten. Zusätzlich finden sich Symptome des eigentlichen Krankheitsherdes (z. B. Pneumonie, Harnwegsinfektion).

Diagnostik

Der Verdacht einer Sepsis ergibt sich aus dem klinischen Bild. Bewiesen wird sie durch den Erregernachweis in der Blutkultur, der jedoch oft schwierig ist. Weiterhin sind folgende diagnostische Maßnahmen erforderlich, um den Ausgangspunkt der Sepsis zu finden und den Zustand des Patienten einschätzen zu können:

- Urinstatus und -kultur
- Sonographie des Abdomens: Harnstau? Abszesse? Gallenblasenentzündung?
- Röntgen-Thorax: Lungenentzündung? Abszess?
- Blutuntersuchungen einschließlich Gerinnungsdiagnostik.

Therapie

- Alle i. v.- und arteriellen Zugänge sowie ggf. ein Blasenkatheter müssen entfernt werden. Die Eintrittsspitzen werden mikrobiologisch auf Erreger untersucht. Bei bekannter Eintrittspforte muss diese saniert werden (z. B. durch Drainage eines Harnstaus)
- Die Antibiotikatherapie beginnt sofort nach der Abnahme mehrerer Blutkulturen. Mit Eintreffen des Ergebnisses wird die Behandlung dann ggf. gezielt umgestellt
- Großzügige Volumengabe
- Medikamente wie Noradrenalin, Dopamin und Diuretika dienen der Aufrechterhaltung von Blutdruck und Nierenfunktion
- Mit Heparin wird einer disseminierten intravasalen Gerinnung vorgebeugt
- Wichtig ist die engmaschige Kontrolle aller Vitalfunktionen und Laborparameter, um Komplikationen frühzeitig zu erkennen.

Komplikationen

- Disseminierte intravasale Gerinnung
- Akutes Nierenversagen
- Akutes Lungenversagen

- Hohes intermittierendes Fieber, Schüttelfrost
- Tachykardie, Blutdruckabfall
- Tachypnoe
- Bewusstseinstrübung
- Hepatosplenomegalie
- Petechien.

- Suche nach Infektionsherd
- Blutkulturen.

- Behandlung des Infektionsherdes
- Intensivmedizinische Therapie.

Hohe Komplikationsrate.

- Septische Absiedelungen im Gehirn mit kleinen Eiter- bzw. Bakterienherden (sog. embolische Herdenzephalitis)
- Septischer Schock.

? Übungsfragen

❶ Welche systemischen Pilzinfektionen gibt es in Europa?

❷ Welche Patienten sind durch eine Candida-Infektion gefährdet?

❸ Warum ist eine Echinokokkose wesentlich gefährlicher als ein Rinderbandwurm-Befall?

❹ Welche Malaria-Arten kennen Sie?

❺ Was ist der Unterschied zwischen einer Sepsis und einer Bakteriämie?

❻ Was sind typische Symptome einer Sepsis?

12 Onkologie

Onkologie ist die Lehre von den Tumorerkrankungen (Krebs-erkrankungen). Generell ist ein Tumor eine Geschwulst, die durch Zunahme von Gewebe entsteht. Abhängig von ihrem Wachstumsverhalten werden **maligne** (bösartige) von **benignen** (gutartigen) Tumoren unterschieden. Maligne Tumoren sind nach den Herz-Kreislauf-Erkrankungen die zweithäufigste Todesursache in Deutschland.

12.1 Maligne Tumoren

❶ Maligne Tumoren wachsen meist schnell, infiltrieren ihre Umgebung und zerstören so gesundes Gewebe. Über Blut- und Lymphgefäße gelangen Tumorzellen in andere Organe, wo sie Metastasen (Tochtergeschwülste) bilden können. Abhängig vom Typ und der Lokalisation des Primärtumors finden sich **Metastasen** häufig in Leber, Lunge, Knochen und Gehirn.
Nach ihrem Ursprungsgewebe werden maligne Tumoren eingeteilt in:

- **Karzinome:** Bösartige Tumoren des Epithelgewebes
- **Sarkome:** Bösartige mesenchymale Tumoren, d.h. Geschwülste des Knochen-, Knorpel-, Binde- oder Fettgewebes oder der Muskulatur.

Maligne Tumoren treten bei Frauen und Männern in unterschiedlicher Verteilung auf. Bei Männern findet sich am häufigsten das Prostatakarzinom, gefolgt von Bronchial- und Kolonkarzinom. Bei der Frau ist das Karzinom der Brust am häufigsten, gefolgt von Kolon- und Utreuskarzinom. Auf Grund der steigenden Zahl von Raucherinnen nimmt das Bronchialkarzinom bei der Frau stetig zu.

Ursachen
Eine individuelle genetische Disposition (Krankheitsneigung) spielt für die Entstehung vieler Tumorerkrankungen eine Rolle. Daneben ist von verschiedenen äußeren Einflüssen bekannt, dass sie karzinogen wirken, d.h. bösartige Tumoren auslösen können. Hierzu zählen:

- Nikotin, Alkohol
- Chemische Schadstoffe, z.B. Benzol, Nitrosamine, Asbest
- Ionisierende Strahlen, z.B. Röntgenstrahlen, γ-Strahlen
- Medikamente, z.B. Zytostatika, Immunsuppressiva, Phenacetin

Maligne Tumoren:
- Wachsen schnell und infiltrierend
- Bilden Metastasen.

Abb. 12.1
Neuerkrankungen
maligner Tumoren
in Deutschland,
Stand 2002.

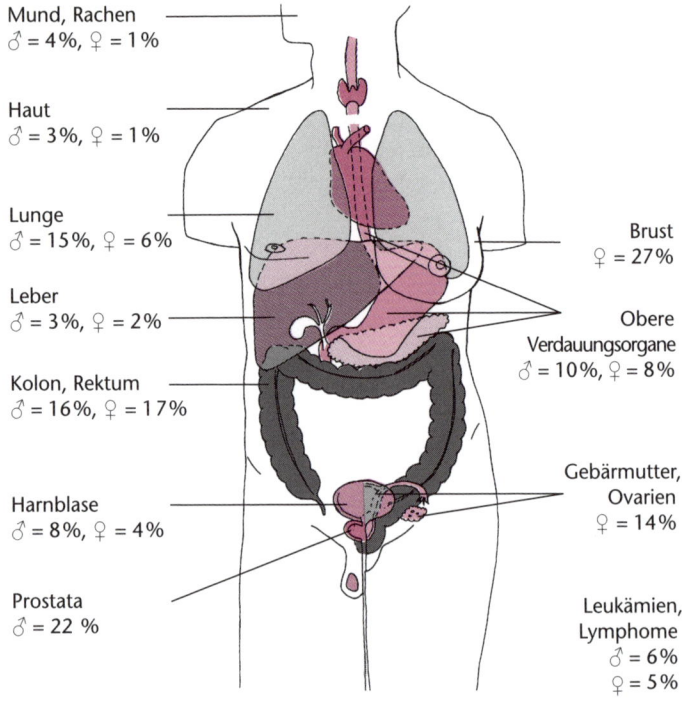

Mund, Rachen
♂ = 4%, ♀ = 1%

Haut
♂ = 3%, ♀ = 1%

Lunge
♂ = 15%, ♀ = 6%

Leber
♂ = 3%, ♀ = 2%

Kolon, Rektum
♂ = 16%, ♀ = 17%

Harnblase
♂ = 8%, ♀ = 4%

Prostata
♂ = 22 %

Brust
♀ = 27%

Obere
Verdauungsorgane
♂ = 10%, ♀ = 8%

Gebärmutter,
Ovarien
♀ = 14%

Leukämien,
Lymphome
♂ = 6%
♀ = 5%

- Bestimmte Viren, z.B. Hepatitis-B-Virus (Leberkarzinom), Humanes Papilloma Virus (Zervixkarzinom).

Ausschlaggebend für die Entstehung eines Malignoms ist eine Schädigung der zellulären Erbsubstanz, die ein unkontrolliertes Wachstum der Zelle ermöglicht. Es müssen in der Regel verschiedene Faktoren zusammentreffen, um die ungehemmte Zellvermehrung eines malignen Tumors zu ermöglichen.
Präkanzerosen sind Gewebeveränderungen, die mit einem erhöhten Risiko der Tumorentstehung einhergehen. Beispielsweise können Adenome des Kolons Vorläufer eines malignen Tumors sein.

 Symptome
❷ Es gibt allgemeine Symptome, die häufig erste klinische Anzeichen für einen malignen Tumor sind:

- Gewichtsverlust, ohne dass der Patient weniger isst
- Leistungsabfall: Der Patient ist nicht mehr belastbar und wird schnell müde
- Nachtschweiß: Der Patient schwitzt nachts stark
- Subfebrile Temperatur (meist ≤ 38,5 °C)
- Tumoranämie (☞ 3.2.1).

Kombination aus
allgemeinen und
lokalen Symptomen
verursacht durch den
Tumor.

Daneben treten Symptome auf, die durch das Wachstum des Tumors hervorgerufen werden (z. B. Darmverschluss beim kolorektalen Karzinom ☞ 5.4.3) oder durch die Zerstörung des umgebenden gesunden Gewebes ausgelöst werden (z. B. Diabetes mellitus durch Zerstörung der insulinproduzierenden Langerhans-Inseln beim Pankreaskarzinom ☞ 6.4.3).

Diagnostik
Grading
❸ Voraussetzung für die gezielte Therapie eines malignen Tumors ist eine Diagnose, die durch eine Gewebeentnahme (Biopsie) gesichert ist. Das Gewebe wird histologisch untersucht und der **Differenzierungsgrad** des Tumors festgelegt, sog. Grading. In der Regel gilt, je besser ein Tumor differenziert ist, desto langsamer ist sein Wachstum und desto besser sind die Heilungsaussichten des Patienten.

Beurteilung des Differenzierungsgrades eines Tumors.

G_1	Gut differenzierter Tumor; die Tumorzellen sind den Zellen des Ausgangsgewebes sehr ähnlich
G_2	Mäßig differenzierter Tumor
G_3	Schlecht differenzierter Tumor
G_4	Undifferenziert
G_X	Differenzierungsgrad kann nicht beurteilt werden

Tab. 12.2 Differenzierungsgrade maligner Tumoren.

Staging
❸ Neben dem Differenzierungsgrad eines Tumors muss seine Ausdehnung beurteilt werden. Um diese einschätzen zu können, werden unter anderem Sonographie, Röntgenaufnahmen, CT, MRT und Knochenszintigraphie eingesetzt. Sie ermöglichen das sog. Staging, z. B. mit dem **TNM-System.** Dies ist eine international erarbeitete Stadieneinteilung bösartiger Tumoren, welche die Größe des Tumors (T), die Anzahl der befallenen Lymphknoten (N) und die vorhandenen Metastasen (M) nach einheitlichen Kriterien beurteilt.

Beurteilung der Ausdehnung eines malignen Tumors über TNM-System.

T: Tumorgröße
N: LK-Anzahl
M: Metastasen.

Beurteilung des Allgemeinzustandes
Von Bedeutung für die Prognose eines Patienten ist auch sein Allgemeinzustand bei Therapiebeginn. Bestimmte Therapien setzen einen guten Allgemeinzustand voraus. Mit Hilfe des **Karnofsky-Indexes** (☞ Tab. 12.4) kann der Allgemeinzustand bestimmt werden.

Krebsfrüherkennung
Die Erfolge bei der Therapie eines Tumors sind umso größer, je früher der Tumor erkannt wird. In Deutschland steht jeder Frau

Tab. 12.3 Staging eines Tumors nach dem TNM-System.

T	Primärtumor
Tis	Nichtinvasives Karzinom (Carcinoma in situ)
T_0	Keine Anhaltspunkte für Primärtumor
T_1, T_2, T_3, T_4	Zunehmende Größe und Ausdehnung des Primärtumors
T_X	Mindesterfordernisse zur Erfassung des Primärtumors nicht erfüllt
N	**Regionale Lymphknoten**
N_0	Keine Anhaltspunkte für regionale Lymphknotenbeteiligung
N_1, N_2, N_3	Befall regionaler Lymphknoten
N_4	Befall nicht-regionaler Lymphknoten
N_X	Mindesterfordernisse zur Erfassung von Lymphknotenbeteiligung nicht erfüllt
M	**Metastasen**
M_0	Keine Anhaltspunkte für Fernmetastasen
M_1	Fernmetastasen vorhanden
M_X	Mindesterfordernisse zur Erfassung von Fernmetastasen nicht erfüllt

über 20 Jahren und jedem Mann über 45 Jahren jedes Jahr eine Krebsvorsorgeuntersuchung zu, deren Kosten von den Krankenkassen übernommen werden.

Bei **Frauen** werden durchgeführt:

- Tastuntersuchung von Scheide, Gebärmutter, Eierstöcken
- Abstrich des Gebärmutterhalses mit zytologischer Untersuchung (Pap-Abstrich)
- Abtasten der Brust und der Achselhöhlen
- Mammographie für Frauen ab 50 Jahren bis einschließlich 69 Jahren alle zwei Jahre
- Betrachtung der gesamten Haut.

Bei **Männern** werden durchgeführt:

- Tastuntersuchung von Prostata vom Enddarm aus, Tastuntersuchung von Hoden, Penis und Lymphknoten der Leisten
- Betrachtung der gesamten Haut.

Ab dem 50. Lebensjahr wird ergänzend bei beiden Geschlechtern durchgeführt:

- Digitale rektale Untersuchung
- Stuhluntersuchung auf verstecktes Blut im Stuhl (Hämokkult-Test).

Ab dem 55. Lebensjahr komplette Koloskopie des Darmes, die bei unauffälligem Befund nach 10 Jahren wiederholt werden kann, bei auffälligem Befund häufiger.

Tab. 12.4 Karnofsky-Index zur Beurteilung des Allgemeinzustandes.

Punkte	Kriterium
100	Normal, keine Beschwerden, keine Krankheitszeichen
90	Patient ist zu normaler Aktivität fähig, zeigt kleinere Krankheitssymptome
80	Normale Aktivitäten, allerdings mit Anstrengung, einige Krankheitssymptome
70	Patient versorgt sich selbst, ist jedoch weder zu normalen Aktivitäten noch zu normaler Arbeit fähig
60	Gelegentliche Unterstützung erforderlich, Patient versorgt sich jedoch weitgehend selbst
50	Erhebliche Unterstützung sowie häufige medizinische Versorgung erforderlich
40	Patient ist behindert, benötigt besondere Versorgung und Unterstützung
30	Schwerbehindert, Krankenhauseinlieferung angezeigt, Patient ist jedoch nicht sterbend
20	Patient ist schwerstkrank, Krankenhauseinlieferung unerlässlich, Intensivbehandlung
10	Sterbend

12.2 Onkologische Therapie

2.2.1 Therapieziele und Krankheitsverlauf

Je nach Art und Krankheitsstadium des malignen Tumors werden unterschiedliche Therapien einzeln oder in Kombination angewendet. Die verschiedenen Behandlungsstrategien verfolgen unterschiedliche Ziele:

- **Kurative Therapie:** Ziel ist, den Patienten von seiner Erkrankung zu heilen
- **Palliative Therapie:** Der Tumor ist so weit fortgeschritten, dass eine Heilung nicht mehr möglich erscheint. Jedoch sollen die Tumorauswirkungen gemildert und die Lebensqualität des Patienten verbessert werden
- **Adjuvante Therapie:** An eine möglicherweise kurative Therapie, z. B. durch Operation, wird eine zusätzliche Behandlung, z. B. eine Chemotherapie, angeschlossen, um Metastasen und ein Rezidiv des Tumors zu verhindern.

❹ Nach Beendigung der Therapie wird ihr Erfolg mit folgenden Begriffen benannt:

- **Komplette Remission:** Der Tumor sowie vorhandene Metastasen sind nicht mehr nachzuweisen. Es müssen weiterhin regelmäßige Verlaufskontrollen durchgeführt werden

Therapieziele:
- Kurativ
- Palliativ
- Adjuvant.

Therapieerfolg:
- Komplette Remission
- Partielle Remission
- Progression
- Rezidiv.

■ **Partielle Remission:** Die Tumormasse ist um mindestens 50% reduziert
■ **Progression:** Die Erkrankung schreitet fort, die Tumormasse und ggf. Metastasen nehmen zu
■ **Rezidiv:** Nach einer kompletten Remission, treten erneut Tumormanifestationen auf.

Tumormarker

Zur Therapie- und Verlaufskontrolle einer Tumorerkrankung werden Tumormarker bestimmt. Tumormarker sind Substanzen, die bei verschiedenen Tumoren im Blut nachweisbar sind. Für die primäre Diagnostik (z. B. Vorsorgeuntersuchungen) sind sie nicht geeignet, da nicht alle Marker tumorspezifisch sind und auch bei gutartigen Tumoren positiv sein können. Je nach Tumor sind unterschiedliche Tumormarker charakteristisch erhöht, z. B.:

■ **CEA** (Carcino-Embryonales-Antigen): Typisch für das kolorektale Karzinom (☞ 5.4.3), aber auch erhöht bei vielen anderen Karzinomen
■ **AFP** (α-Fetoprotein): Typisch für das Leberzellkarzinom (☞ 6.2.4), auch erhöht bei bestimmten bösartigen Tumoren der Keimdrüsen
■ **CA 19-9:** Typisch für das Pankreaskarzinom (☞ 6.4.3), erhöht auch bei anderen Tumoren des Verdauungstrakts
■ **β-HCG** (humanes Choriongonadotropin): Typisch für den Hodentumor, wird auch für die Frühdiagnose einer Schwangerschaft bestimmt.

Bei einer erfolgreichen Behandlung fällt der Tumormarker meist in den Normbereich ab; ein nur teilweiser Abfall bedeutet in der Regel, dass Tumorreste im Körper verblieben sind.

Merke

Ein Wiederanstieg eines Tumormarkers deutet auf ein Tumorrezidiv hin!

Prognose

Die Prognose von Patienten mit einer bestimmten Tumorerkrankung wird durch die **5-Jahres-Überlebensrate** ausgedrückt. Diese gibt den Anteil der Patienten in Prozent an, die an dem betreffenden Tumor erkrankt sind und nach 5 Jahren noch leben. Sie sagt nichts über die Prognose des einzelnen Patienten aus.

12.2.2 Operative Therapie

Der Tumor und das umliegende Gewebe mit den benachbarten Lymphknoten werden operativ entfernt. Die Funktion des operierten Organs wird so gut wie möglich wiederhergestellt. Anschließend folgt oft eine Chemo- oder Strahlentherapie, um noch verbliebene Tumorzellen im Körper zu zerstören oder den Tumor weiter zu verkleinern.

2.2.3 Chemotherapie mit Zytostatika

Die Chemotherapie besteht aus der Behandlung mit **Zytostatika.** Dies sind starke Zellgifte, die über verschiedene Mechanismen die Zellteilung hemmen und damit zum Absterben der Tumorzellen führen. Man unterscheidet verschiedene Substanzklassen:

- **Alkylierende Substanzen** wie Cyclophosphamid (Endoxan®), Busulfan (Myleran®), Cisplatin (Cisplatin®) und Ifosfamid (Holoxan®) verändern die chemische Struktur der DNS in der Zelle
- **Mitosehemmstoffe** wie Vincristin (Vincristin®), Vinblastin (Velbe®), Vindesin (Eldisine®) sowie Taxane (Docetaxel als Taxotere®) und Topoisomerase-Inhibitoren (z. B. Irinotecan als Campto®) hemmen die Zellteilung
- **Antimetabolite** wie Methotrexat (Methotrexat®), Azathioprin (Imurek®) und 5-Fluorouracil (Fluorouracil®) greifen an verschiedenen Stellen in den Stoffwechsel der Nukleinsäuren ein
- **Zytostatische Antibiotika** wie Daunorubicin (Daunoblastin®) und Doxorubicin (Adriblastin®) sind in ihrem Wirkungsmechanismus noch nicht genau erforscht, hemmen jedoch Zellwachstum und Zellteilung
- **Andere Zytostatika** wie Asparaginase (Asparaginase medac®), Hydroxycarbamid (Litalir®), Dacarbazin (Detimedac®).

Die Anwendung von Zytostatika richtet sich nach der Art des Tumors. Meist werden sie i. v. verabreicht und mehrere Substanzen miteinander kombiniert. Da Zytostatika nur auf wachsende Zellen wirken, wird die Therapie in mehreren Zyklen durchgeführt, um möglichst viele Zellen in verschiedenen Wachstumsstadien zu erreichen.

Nebenwirkungen
Da Zytostatika auch gesunde, teilungsaktive Zellen schädigen, treten folgende Nebenwirkungen auf:

- **Übelkeit, Erbrechen:** Tritt meist einige Stunden nach Zytostatikagabe auf, kann aber durch die prophylaktische Gabe von Antiemetika vermieden oder zumindest deutlich vermindert werden, z. B. mit Metoclopramid als Paspertin® auch in höherer Dosierung i. v., Ondansetron als Zofran® oder Aprepitant als Emend®
- **Thrombopenie, Leukopenie, Erythrozytopenie:** Es kommt zu einer Knochenmarkdepression (Myelosuppression, Schä-

Hemmen Zellteilung in verschiedenen Zellstadien und zerstören so Zellen. Dadurch sind starke Nebenwirkungen zu erklären.

digung der blutbildenden Zellen), da Zytostatika auch die Teilung dieser Zellen hemmen. Folgen sind Infektanfälligkeit, Blutungsneigung und Anämie

- **Haarausfall** (Alopezie): Haarzellen gehören zu den schnellwachsenden Zellen und werden damit auch durch Zytostatika zerstört. Für Frauen besteht meist eine psychische Belastung durch den Haarausfall. Vor Therapiebeginn kann auf Kosten der Krankenkasse eine Perücke angefertigt werden. Nach Abschluss der Chemotherapie wachsen die Haare wieder nach
- **Schleimhautschäden** in Mund, Rachen und Ösophagus, die sehr schmerzhaft sein können
- **Teratogene Wirkung:** Zytostatika können den Embryo ebenso schädigen wie die Keimzellen. Aus diesem Grund soll bis ein Jahr nach Ende der Therapie eine Schwangerschaft sicher verhütet werden
- **Maligne Tumorerkrankungen:** Nach Zytostatikatherapie, insbesondere in Kombination mit einer Strahlentherapie, treten nach einer Latenz von drei bis sieben Jahren vermehrt weitere maligne Tumore auf.

 Pflege

❻ Da Zytostatika selbst karzinogen sind, müssen bei der Zubereitung und beim Umgang mit ihnen spezielle Schutzhandschuhe, Mundschutz und Schutzkittel getragen werden. Infusionsreste und Materialien, die mit Zytostatika in Berührung gekommen sind, müssen als Sondermüll in speziellen Behältern entsorgt werden. Jugendliche und Schwangere dürfen nicht mit Zytostatika arbeiten!

Merke

> Laufen Zytostatika nicht in die Vene des Patienten, sondern in das umgebende Gewebe (paravenös), können schwere Gewebeschäden auftreten. Die Infusion muss sofort gestoppt und der behandelnde Arzt informiert werden!

12.2.4 Strahlentherapie

Ionisierende Strahlen → Zellschäden bis Zelltod.

Bestimmte Tumoren reagieren auch auf ionisierende Strahlen. Die Strahlentherapie oder Radiatio führt zum Zerfall von Molekülen und löst dadurch nachhaltige Zellschäden, insbesondere der DNS, aus. Im Idealfall kommt es zum Zelltod. Der Tumor lässt sich so verkleinern und evtl. zerstören. Die Bestrahlung erfolgt in der Mehrzahl der Fälle perkutan (durch die Haut). Meist wird in vielen Sitzungen – fraktioniert – mit einer Dosis von insgesamt 60–70 Gy (1,8–2 Gy/Tag mit Pausen an den Wochenenden) bestrahlt. Durch die Bestrahlung aus verschiedenen Richtungen wird die Haut geschont.

Bei bestimmten Tumoren, z. B. Gebärmutterkarzinomen, wird die Strahlenquelle auch direkt im Körper des Patienten platziert, das sog. Afterloading. Dabei wird Strahlung mit geringer Reichweite verwendet, um das umliegende gesunde Gewebe nicht zu schädigen.

Je nach Tumorart wird die Strahlentherapie auch mit einer Chemotherapie kombiniert.

Perkutane Applikation oder Afterloading.

Nebenwirkungen

Folgende Nebenwirkungen können bei einer Strahlentherapie auftreten:

- Akute Bestrahlungsreaktion »Strahlenkater«: Kopfschmerzen, Appetitlosigkeit, Übelkeit, Erbrechen und Schwindel
- Knochenmarkdepression mit Thrombopenie und Leukopenie bei ausgedehnter Bestrahlung
- Posttherapeutische Strahlenfolgen (abhängig von der Lokalisation der Bestrahlung):
  - Haut- und Schleimhautschäden (z. B. Stomatitis, Ösophagitis, Enteritis, Zystitis)
  - Pneumonitis mit Reizhusten und Dyspnoe, evtl. Entwicklung einer Lungenfibrose (☞ 4.4.1)
  - Perikarditis mit Perikarderguss (☞ 1.7.3)
  - Sensibilitätsstörungen durch Schädigung von Nervenzellen
  - Andere maligne Erkrankung Jahre später, besonders häufig eine akute myeloische Leukämie (☞ 3.3.3).

Pflege

Nach der Bestrahlung wird dem Patienten Ruhe ermöglicht, da diese am besten gegen Müdigkeit und Übelkeit nach der Bestrahlung hilft.

Das Bestrahlungsfeld wird auf der Haut des Patienten mit wasserfestem Stift markiert, und darf nicht entfernt werden. Dieses Hautareal ist auf Grund der Bestrahlung äußerst empfindlich gegenüber Reizungen. Deshalb darf es nicht mit Wasser, Seife, Deodorants, Pflaster, Sonnenbestrahlung oder Wärme (z. B. Wärmflasche) in Berührung kommen. Zur Hautpflege ist z. B. Azulon®-Puder geeignet. Der Patient sollte keine eng anliegende Kleidung tragen, um Reibung zu vermeiden.

12.2.5 Hormontherapie

Hormone beeinflussen sowohl das Wachstum gesunden Gewebes als auch das einiger Tumoren wie Mamma-, Uterus- und Prostatakarzinom. Voraussetzung dafür ist, dass das Tumorgewebe die dafür notwendigen Hormonrezeptoren besitzt. Diese werden im Einzelfall bestimmt und danach die Therapie festgelegt. Die Hor-

Wachstum bestimmter Tumorarten ist von Hormonen abhängig.

monabhängigkeit von Tumoren kann therapeutisch genutzt werden:

- Durch operative Entfernung oder medikamentöse Stilllegung der Hormondrüse wird das zum Tumorwachstum benötigte Hormon entzogen
- Durch Gabe eines anderen Hormons, welches die Wirkung des tumorstimulierenden Hormons aufhebt
- Durch Blockade der Hormonrezeptoren des Tumorgewebes mit Antihormonen
- Durch Syntheseblockade des tumorstimulierenden Hormons.

12.2.6 Immuntherapie

Stimulation des körpereigenen Abwehrsystems durch verschiedene Immunstimulanzien.

Bei der Immuntherapie wird das körpereigene Abwehrsystem des Patienten stimuliert, so dass dieses das Tumorwachstum bremst und im Idealfall den Tumor zerstört. Voraussetzung für eine Immuntherapie ist, dass der zu behandelnde Tumor sehr klein ist bzw. nur wenige Tumorzellen vorhanden sind, und das Immunsystem des Patienten funktionstüchtig ist. Folgende Möglichkeiten der Immuntherapie bestehen:

- **Monoklonale Antikörper** richten sich gegen Tumorzellantigene, z. B. Bevacizumab (Avastin®), Trastuzumab (Herceptin®)
- **Zytokine** beeinflussen das Wachstum und die Differenzierung von Zellen, insbesondere des Abwehrsystems und der Blutbildung. *Nebenwirkungen:* grippeähnliche Symptome mit Fieber, Muskel- und Kopfschmerzen, Thrombo- und Leukopenie, gastrointestinale Beschwerden. Zu den Zytokinen gehören:
  - Interleukine: aktivieren körpereigene Killer-Lymphozyten, die Tumorgewebe zerstören können
  - Interferone: aktivieren Makrophagen, Killerzellen u. a. und hemmen das Wachstum bestimmter Tumoren, insbesondere des blutbildenden Systems
  - Unspezifische Immunstimulanzien wie z. B. Bakterienextrakte, Levamisol (Ergamisol®).

12.2.7 Gentherapie

Ziel der Gentherapie ist es, Erbinformationen in den Tumor einzuschleusen, welche die Zellen absterben lassen oder sie empfindlicher für eine Chemo- bzw. Strahlentherapie machen. Als so genanntes »Gentaxi« werden Viren verwendet. Diese werden virale Vektoren genannt.

Die Gentherapie befindet sich zurzeit, abgesehen von einigen wenigen klinischen Studien, in der experimentellen Erprobungsphase.

.2.8 Therapie tumorbedingter Komplikationen

Obere Einflussstauung

❼ Bei einer oberen Einflussstauung ist der Bluteinstrom ins rechte Herz behindert. Das Blut staut sich in die Venen des Halses, des Kopfes und der oberen Extremitäten zurück.

Ursachen

Typisch ist der Einbruch eines fortgeschrittenen Bronchialkarzinoms ins Mediastinum. Die Tumormassen komprimieren die V. cava superior und deren Äste oder wachsen in sie ein. Seltener sind auch Tumoren des Mediastinums oder eine Venenthrombose für die Symptome verantwortlich.

Symptome und Diagnostik

Leitsymptome sind Atemnot, gestaute Halsvenen, Zyanose sowie Ödeme im Gesicht und Oberkörper. Der Halsumfang nimmt zu. Die Diagnose wird anhand der klinischen Symptomatik gestellt. Weiterhin wird ein erhöhter Venendruck gemessen. Nach Kontrastmittelinjektion kann die Einflussstauung im Röntgenbild nachgewiesen werden.

- Atemnot
- Deutliche Venen-
  erweiterung
- Zyanose
- Ödeme.

Therapie

- Bestrahlung des Tumors, auch bei relativ strahlenresistenten Tumoren kann eine teilweise Rückbildung die Symptomatik erheblich verbessern
- Kortikosteroide zur Rückbildung eines Ödems
- Systemische Chemotherapie.

Erhöhter Hirndruck

❼ Beim erhöhten Hirndruck liegt ein Hirnödem vor, das zu einer Drucksteigerung im Schädelinneren führt. Bei Tumorpatienten sind häufig Hirnmetastasen, z. B. eines Bronchial- oder Mammakarzinoms, die Ursache des erhöhten Hirndrucks. Hirnmetastasen treten meist multipel auf, was die Prognose erheblich verschlechtert.

Symptome

Leitsymptom sind Kopfschmerzen und psychische Störungen wie Apathie, Bewusstseinseintrübung und Verwirrtheit. Erbrechen besteht anfangs nur morgens, verstärkt sich jedoch mit zuneh-

- Kopfschmerzen
- Psychische
  Störungen
- Erbrechen

- Neurologische Symptome
- Atmung und Kreislauffunktion gestört.

mendem Hirndruck und tritt dann z.B. bereits beim Aufrichten aus dem Liegen auf. Diese Symptome werden durch die ausgedehnte Hirnschwellung hervorgerufen. Wird der Hirndruck nicht therapiert, kommt es zur Verschiebung des Hirngewebes. Die Medulla oblongata kann im Foramen occipitale eingeklemmt werden. Dies führt zu lebensbedrohlichen Störungen von Atmung und Kreislauf.

Durch den Druck von Hirnmetastasen auf umliegendes Hirngewebe kann es zu neurologischen Symptomen wie Hirnnervenausfällen oder zerebralen Krampfanfällen kommen.

Diagnostik

- Augenspiegelung
- CT
- EEG.

Patienten mit Hirndruck zeigen die oben beschriebenen Symptome. Bei der klinischen Untersuchung zeigt sich eine Stauungspapille am Augenhintergrund. Sind Hirnmetastasen die Ursache des Hirndrucks, können diese im CT nachgewiesen werden. Das Elektroenzephalogramm (EEG), mit dem die Hirnströme gemessen werden, ist verändert.

Therapie

- Hochlagerung des Oberkörpers auf 30°
- Infusion hyperosmolarer Substanzen (z.B. Mannit, Sorbit): Durch die erhöhte Osmolarität des Blutes wird dem Hirngewebe Wasser entzogen
- Kortikosteroide
- Liegen Hirnmetastasen vor, sollte das Gehirn auch bei ansonsten strahlenresistentem Primärtumor bestrahlt werden. Eine operative Entfernung ist nur bei einzelnen Metastasen zu erwägen.

Querschnittssyndrom

❼ Das Querschnittssyndrom tritt bei Tumoren auf, die ausgedehnte Knochenmetastasen setzen wie Mamma-, Bronchial- und Nierenzellkarzinom. Je nach Lokalisation treten neurologische Ausfälle wie Sensibilitätsstörungen und Lähmungen in den verschiedenen Körperregionen auf.

Diagnostik

- CT, MRT
- Myelographie.

Wichtiger Grundsatz ist, dass es zu keinen Zeitverlusten auf Grund der Diagnostik kommen darf. Lähmungen, die länger als 12–24 Stunden bestehen, sind kaum noch zu beeinflussen. Zur Diagnosesicherung werden eine Myelographie (Kontrastmitteldarstellung des Rückenmarkkanals), ein CT oder MRT durchgeführt.

Therapie
Je nach Befund werden durchgeführt:

- Operative Entfernung des knöchernen Wirbelbogens auf Höhe des Querschnitts (Laminektomie)
- Kortikosteroide
- Lokale Strahlentherapie.

Weitere Komplikationen maligner Tumore
- Aszites (☞ 6.1.2)
- Hyperkalzämie (☞ 7.3.4)
- Pleuraerguss (☞ 4.9.2).

.2.8 Begleitende Therapiemaßnahmen

Schmerztherapie

❽ 60–90% der Tumorpatienten leiden im Verlauf ihrer Erkrankung unter Schmerzen. Diese Schmerzen können nicht immer durch eine kausale Therapie behoben werden. Um die Lebensqualität der Patienten zu erhalten, kommt der Schmerztherapie daher besondere Bedeutung zu.

Die Weltgesundheitsorganisation (WHO) hat ein Stufenschema zur Schmerztherapie erarbeitet:
- Stufe 1: Nicht-Opioid-Analgetika (z. B. Acetylsalicylsäure als Aspirin®, Paracetamol als Doloreduct®, nichtsteroidale Antirheumatika als Voltaren®, Felden®, Amuno®)
- Stufe 2: Mittelstarke Opioide (z. B. Pethidin als Dolantin®, Tramadol als Tramal®) in Kombination mit Medikamenten der Stufe 1
- Stufe 3: Starke Opioide (z. B. Morphin als MST Mundipharm®, Buprenorphin als Temgesic®) in Kombination mit Medikamenten der Stufe 1.

Die Dosis der Medikamente wird entsprechend den Schmerzen des Patienten ermittelt, indem sie solange erhöht wird bis ein für den Patienten erträgliches Schmerzniveau erreicht ist. Die nächste Dosis wird gegeben *bevor* die Wirkung der ersten Dosis abgeklungen ist. Nur so kann eine dauerhafte Schmerzlinderung erreicht werden. Schmerzmedikamente sollten nach einem festen Zeitplan verabreicht werden. So wird der Verbrauch gesenkt, und der Patient wird nicht zum Bittsteller. Eine orale Medikation ist zu bevorzugen, da diese vom Patienten zu Hause leicht selbstständig weitergeführt werden kann.

Auf jeder Stufe der Schmerztherapie können Co-Analgetika wie Neuroleptika (z. B. Haloperidol als Haldol®) oder Antidepressiva (z. B. Amitriptylin als Saroten®) sowie Begleitmedikamente gegen Obstipation, Übelkeit u. a. gegeben werden. Zusätzliche Maßnahmen wie physikalische Therapie verbessern häufig das körperliche Befinden des Patienten. Im fortgeschrittenen Krank-

---

Bei Lähmungen zügig Therapie einleiten!

- Lebensqualität des Patienten soll verbessert werden
- Stufenschema der WHO sowie Einsatz von Co-Analgetika und Begleitmedikamenten

Wichtig ist die regelmäßige und kontrollierte Einnahme von Analgetika.

heitsstadium benötigt der Patient meist größere Mengen Opioide. Eine psychische Abhängigkeit, die innerhalb von 2–3 Wochen entsteht braucht hierbei nicht berücksichtigt werden. Oberstes Ziel ist, die Lebensqualität des Patienten zu verbessern.

Ernährung

Ausgewogene Ernährung unterstützt die Therapie.

❾ Nach dem derzeitigen Wissensstand gibt es keine Diät, die Tumorpatienten von ihrer Erkrankung heilen kann. Trotzdem ist eine ausgewogene Ernährung wichtig. Ein guter Ernährungszustand bedeutet einen günstigeren Krankheitsverlauf und eine bessere Lebensqualität für den Patienten. Durch den Tumor besteht ein erhöhter Energiebedarf, gleichzeitig leiden die Patienten häufig an Appetitlosigkeit, Übelkeit und Erbrechen.

Leitlinien einer ausgewogenen Ernährung sind:

- Vollwertige Ernährung, vitamin-, eiweiß- und ballaststoffreich, wenig Fett und Zucker
- Häufige kleine Mahlzeiten, nicht hastig essen, gut kauen
- Reichlich trinken
- Mahlzeiten an den Vorlieben des Patienten orientieren
- Nahrungsmittel meiden, die mehrmals schlecht vertragen wurden, dies kann individuell unterschiedlich sein.

Grundsätzlich sollte der Patient solange wie möglich oral ernährt werden. Hochkalorische Flüssignahrung wird nur gezielt eingesetzt, da die Patienten sie häufig nach kurzer Zeit ablehnen.

Psychosoziale Betreuung

Tumorerkrankungen gehen mit starken psychischen Belastungen einher. Neben den Ängsten vor Sterben, Schmerzen und bleibenden Behinderungen kommt es häufig zu Veränderungen im familiären, beruflichen und sonstigen sozialen Umfeld. Diese Situation erfordert einen einfühlsamen Umgang mit dem Patienten.

Aufklärung des Patienten

Das Aufklärungsgespräch ist Aufgabe des Arztes. Wenn nicht schwerwiegende Umstände dagegen sprechen, sollte der Patient erfahren, dass er einen malignen Tumor hat. Der Patient wird wahrhaftig, situationsgerecht und schrittweise über seine Erkrankung informiert. Es dürfen ihm nicht sämtliche Hoffnungen genommen werden. Angaben zur mittleren Überlebenszeit helfen dem Patienten nicht, da niemand die für den individuellen Patienten verbleibende Lebenszeit kennt. Der Umfang der Aufklärung wird in der Krankenakte gut sichtbar dokumentiert, damit alle Mitglieder des therapeutischen Teams darüber informiert sind.

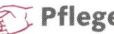 **Pflege**

Die Begleitung von Patienten während einer Tumorerkrankung stellt hohe Anforderungen an die Pflegenden. Die Betreuung erfordert neben der körperlichen Pflege auch Bereitschaft zum Gespräch und Sensibilität für die manchmal unausgesprochenen Fragen und Ängste des Erkrankten. Verdrängungsmechanismen, die der Patient zur Bewältigung seiner Erkrankung benötigt, müssen akzeptiert werden. Dem Patienten kann und soll nicht jeder Wunsch von den Augen abgelesen werden, da dies die betreuenden Personen überfordert und den Patienten seine Eigenständigkeit abspricht.

Die Lebensqualität des Patienten kann durch eine einfühlsame Begleitung erheblich verbessert werden. Die meist als sehr belastend erlebten diagnostischen und therapeutischen Maßnahmen werden so leichter angenommen.

Möglichkeiten, die seelischen Belastungen des Pflegenden bei der Arbeit mit Tumorpatienten zu verarbeiten, bieten Gespräche innerhalb des Pflegeteams, spezielle Fortbildungen oder Balint-Gruppen.

? Übungsfragen

❶ Wodurch sind maligne Tumoren gekennzeichnet?

❷ Welche allgemeinen Symptome treten bei Tumorpatienten auf?

❸ Was versteht man unter Grading und Staging?

❹ Was versteht man unter Remission und Rezidiv?

❺ Nennen Sie Nebenwirkungen der Zytostatika!

❻ Was muss beim Umgang mit Zytostatika beachtet werden?

❼ Nennen Sie tumorbedingte Komplikationen!

❽ Was ist bei der Schmerztherapie zu beachten?

❾ Wie sollte die Ernährung bei Tumorpatienten aussehen?